DIE BEHANDLUNG UND VERHÜTUNG DER RACHITIS UND TETANIE

NEBST BEMERKUNGEN ZU IHRER PATHOGENESE UND ÄTIOLOGIE

VON

PROFESSOR DR. P. GYÖRGY
HEIDELBERG

MIT 31 ABBILDUNGEN

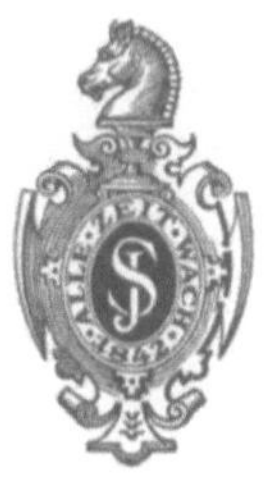

BERLIN
VERLAG VON JULIUS SPRINGER
1929

SONDERAUSGABE
DES GLEICHNAMIGEN BEITRAGES IN:
„ERGEBNISSE DER INNEREN MEDIZIN
UND KINDERHEILKUNDE“ · BAND 36.

ISBN-13: 978-3-642-89785-6 e-ISBN-13: 978-3-642-91642-7
DOI: 10.1007/978-3-642-91642-7

E. MORO

ZUGEEIGNET

Vorwort.

Das deutsche Schrifttum verfügt über keine leicht zugängliche Darstellung der neueren Rachitislehre. Mit der vorliegenden Sonderausgabe eines für die „Ergebnisse der inneren Medizin und Kinderheilkunde“ bestimmten Sammelberichtes sollte diese Lücke nach Möglichkeit ausgefüllt werden.

Das Ziel dieser Abhandlung war jedoch noch weiter gesteckt. Sie sollte jedem, der sich mit der Rachitisfrage befassen will, die umfangreiche zugehörige Literatur vermitteln, weiter aber auch zu den ungelösten Streitfragen kritisch Stellung nehmen, um auf diese Weise möglichst klar vor Augen zu führen, wie weit wir trotz den letzten unbestreitbar großen Erfolgen von einer Lösung des Rachitisrätsels noch entfernt sind.

Heidelberg, im September 1929.

P. György.

Inhaltsverzeichnis.

Literatur.

1. Abels: Über die mechanischen und chemischen Bedingtheiten der Schädelverknöcherung beim Neugeborenen. Mschr. Kinderheilk. **31**, 366 (1925/26).
2. — Über den Kuppenweichschädel beim Neugeborenen (Druckweichschädel). Wien. klin. Wschr. **1926 I**, 653.
3. — und Dora Karplus: Die Bedeutung der angeborenen Ossifikationsschwäche für die Rachitisentstehung. Wien. klin. Wschr. **1927**, Nr 34, 1069.
4. — Die angeborenen Formabweichungen des menschlichen Schädels und ihre Entstehung. Wien. klin. Wschr. **1927**, Nr 39, 1217.
5. — und Dora Karplus: Über die Bedeutung der angeborenen Osteoporose für die Rachitisentstehung. Z. Kinderheilk. **44**, 365 (1927).
6. — Das Entstehen und Vergehen der lokalisierten Schädelerweichungen beim Neugeborenen. Klin. Wschr. **1927**, 2040.
7. Ackerson-Blish-Mussehl: A study of the phosphorus, calcium and alkaline reserve of the blood sera of normal and rachitic chicks. J. of biol. Chem. **63**, 75 (1925).
8. Adam: Über den Wert der Diastasebestimmung im Harn für die Beurteilung der Rachitis. Mschr. Kinderheilk. **27**, 425 (1924).
9. — Über Insulinwirkung bei Spasmophilie des Säuglings. Klin. Wschr. **1925 II**, 1551.
10. — Über Störung und Regulierung des Kohlenhydratstoffwechsels bei Rachitis und Spasmophilie. Jb. Kinderheilk. **113**, 61 (1926).
11. — Inaktivierung des antirachitischen Faktors im Lebertran durch Bestrahlen mit Ultraviolettlicht. Klin. Wschr. **1926**, **1648**.
12. — Ist das antirachitische Vitamin des Lebertrans ein bestrahltes Ergosterin? Klin. Wschr. **1927**, 1289.
13. — Zur Frage der Rachitisprophylaxe. Klin. Wschr. **1928 II**, 1825.
14. Adams-Mc. Collum: A method for biological assay of cod liver oil. J. of biol. Chem. **78**, 495 (1928).
15. Adlersberg: NH_3-Ausscheidung bei der Hungerosteopathie und der chronischen Unterernährung. Biochem. Z. **132**, 2 (1922).
16. — und Porges: Die Behandlung der Tetanie mit Ammonphosphat. Wien. klin. Wschr. **1923 I**, 517.
17. — — Tetanie und Alkalosis. Klin. Wschr. **1923 II**, 2024.
18. — — Die Einwirkung von Säuren und Alkalien auf die Tetaniekrankheit. Z. exper. Med. **42**, 678 (1924).
19. — — Die neurotische Atmungstetanie, eine neue klinische Tetanieform. Wien. Arch. klin. Med. 8, 185 (1924).
20. Aengenendt: Rachitisprophylaxe in der Säuglingsfürsorge. Gesdh.fürs. Kindesalt. **3**, 38 (1928).
21. — Zur Praxis der Vigantolprophylaxe der Rachitis. Münch. med. Wschr. **1928 II**, 1882.
22. Agduhr: Post-natal development under different conditions of nutrition and circumstances of functioning. 1. The changes in the heart through the presence of cod-liver oil (Oleum jecoris Aselli) in the food. Acta paediatr. (Stockh.) **5**, 319 (1926).
23. — Changes in the organism caused by cod-liver oil added to the food. Acta paediatr. (Stockh.) **6**, 165 (1926).
24. — Are the so-called „A" vitamins in cod liver oil the cause of its toxic effect on the organism; and can a basal diet complete as regards the so-called „B" and „C" vitamin contents, prevent this toxic effect. Acta paediatr. (Stockh.) **7**, 289 (1928).
25. Aidin: Irradiated ergosterol in the treatment of rickets. Lancet **214**, 229 (1928).
26. Akiija, Minoru: Klinische und experimentelle Studien über die anorganischen Salze und das Säurebasengleichgewicht im Blut beim Fieber. Z. klin. Med. **109**, 312 (1928).
27. Alwens: Über die Beziehungen der Unterernährung zur Osteoporose und Osteomalacie. Münch. med. Wschr. **1919 I**, 1071.
28. — Zur Therapie der Hungerosteopathien. Ther. Halbmh. **35**, 5 (1921).
29. — Spätrachitis, Osteomalacie, senile Osteoporose, Hungerosteopathie. In Bergmann-Staehelins Handbuch der inneren Medizin. 2. Aufl., Bd. 4, S. 1. Berlin 1926.
30. — und Graßheim: Klinisches und Experimentelles zur Strontiumtherapie. Münch. med. Wschr. **1921 II**, 1344.

31. Anderson, Grace: The calcium and phosphorus content of the blood in normal and rachitic children. Brit. J. Childr. Dis. **21**, 33 u. 107 (1924).
32. — The treatment of infantile tetany. Glasgow Med. J. **103**, 159 (1925).
33. — und St. Graham: Some factors concerned in the aetiology of tetany in children. Quart. J. Med. **18**, 62 (1924).
34. Apert, E.: Les altérations osseuses dans les néphrites atrophiques infantiles. Nanisme rénal. Pseudo-rachitisme rénal. Presse méd. **36**, 577 (1928).
35. Armand-Delille: Rachitisme et lumière. Bull. Soc. méd. Hôp. Paris **41**, 852 (1925).
36. — — Le rachitisme. La pathogénie par carence solaire et son traitement hélio-marin. Bull. méd. **39**, 611 (1925).
37. — — La prophylaxie du rachitisme par l'héliothérapie chez le nourrisson. Statistique d'une chambre d'allaitement. Bull. méd. **41**, 854 (1927).
37a. Aron-Sebauer: Untersuchungen über die Bedeutung der Kalksalze für den wachsenden Organismus. Biochem. Z. **8**, 1 (1908).
38. — Moderne Rachitisbehandlung. Klin. Wschr. **1928 II**, 2444.
39. Aschenheim: Übererregbarkeit im Kindesalter mit besonderer Berücksichtigung der kindlichen Tetanie (pathologischen Spasmophilie). Erg. inn. Med. **17**, 153 (1919).
40. — Das Wesen der Rachitis. Dtsch. med. Wschr. **1923 I**, 85.
41. Ashcroft: G. V., Renal rickets. J. Bone Surg. 8, 279 (1926).
42. Aurnhammer: Rachitisprophylaxe bei Frühgeburten (Verhütung durch jekorisierte Buttermilch). Arch. Kinderheilk. **79**, 253 (1926).
42a. — Rachitisprophylaxe bei Frühgeburten. Mschr. Kinderheilk. **34**, 232 (1926).
43. — -Kollmann: Rachitisbehandlung mit Vigantol (zugleich ein Beitrag zur Frage des angeborenen Weichschädels und der rachitischen Genese der Kraniotabes). Arch. Kinderheilk. **87**, 138 (1929).
44. Ayrer-Hentschel: Über Stoffwechselveränderungen bei Rachitis II. Zum Kohlenhydratstoffwechsel. Z. Kinderheilk. **45**, 289 (1928).
45. Baar, H.: Über Insulinwirkung bei Spasmophilie des Säuglings. Klin. Wschr. **1925 II**, 1822.
46. — Beitrag zur Kenntnis der Beziehungen zwischen Tetanie und Wasserhaushalt. Z. Kinderheilk. **46**, 502 (1928).
47. Bach: Bestrahlung mit Quarzlampe „Künstliche Höhensonne". Aufl. 16, Bd. 17, S. 42.
48. Bahl: Erfahrungen mit Vigantol. Z. Kinderheilk. **46**, 563 (1928).
49. — Moderne Rachitisbehandlung. Klin. Wschr. **1929 I**, 263.
50. Bakucz: Beiträge zur Kenntnis der entgiftenden Wirkung des Traubenzuckers bei Guanidinvergiftung. Klin. Wschr. **1926 I**, 70.
51. — Beiträge zur Kenntnis der entgiftenden Wirkung des Traubenzuckers bei Guanidinvergiftung. Arch. f. exper. Path. **110**, 121 (1925).
52. Bakwin-Bakwin: Seasonal variation in the calcium content of infants serum. Amer. J. Dis. Childr. **34**, 994 (1927).
53. Baldwin, F. M., V. E. Nelson and C. H. Mac Donald: The influence of vitamin D deficiency of gaseous exchange in chicks. Amer. J. Physiol. **85**, 482 (1928).
54. Bamberg-Huldschinsky: Über angeborene Knochenbrüchigkeit. Jb. Kinderheilk. **78**, 214 (1913).
55. Bamberger-Degkwitz: Taktische Fragen zur Organisation einer umfassenden Rachitisprophylaxe. Gesdh.fürs. Kindesalt. **3**, 181 (1928).
56. — -Spranger: Vigantol bei tuberkulösen Kindern. Dtsch. med. Wschr. **1928 I**, 1116.
57. — Zur Frage der Vigantolschäden. Dtsch. med. Wschr. **1929 I**, 399.
58. Baranski-Popowski: Zuckerkurve bei Rachitis. Zit. nach Zbl. Kinderheilk. **18**, 305 (1925).
59. Barber: Renal dwarfism. Quart J. Med. **14**, 205 (1920/21).
60. — Renal dwarfism. Guy's Hosp. Rev. **72** (1922).
61. — Renal dwarfism. A study of the course of the disease from seventeen cases. Guy's Hosp. Rev. **76** (1926).
62. Barenberg-Bloomberg: The significance of craniotabes and bowing of the legs. Amer. J. Dis. Childr. **28**, 716 (1924).
63. Barker-Sprunt: A spontaneous attack of tetany during a paroxysm of hyperpnoea in a psycho-neurotic patient convalescent from epidemic encephalitis. Endocrinology **6**, 1 (1922).

64. Barr-Bulger-Dixon: Hyperparathyroidism. J. amer. med. Assoc. **92**, 951 (1929).
65. Barthez-Rilliet: Handbuch der Kinderheilkunde 1855, Leipzig.
66. Basch: Beiträge zur Physiologie und Pathologie der Thymus. Jb. Kinderheilk. **64**, 285 (1906).
67. Bauer, K. H.: Über Osteogenesis imperfecta. Zugleich ein Beitrag zur Frage einer allgemeinen Erkrankung sämtlicher Stützgewebe. Dtsch. Z. Chir. **154**, 166 (1920).
68. — Über Identität und Wesen der sog. Osteopsathyrosis idiopathica und Osteogenesis imperfecta. Zugleich ein Beitrag zur Konstitutionspathologie chirurgischer Krankheiten. Dtsch. Z. Chir. **160**, 289 (1920).
69. Baumann: Zur Frage der Anämie bei Rachitis. Mschr. Kinderheilk. **39**, 193 (1928).
70. Bazett, H. C. and J. B. S. Haldane: Some effects of hot baths on man. J. of Physiol. **55**, 341 (1921).
71. Bayer: Über den Calciumgehalt des Blutes bei der Guanidinvergiftung. Ein Beitrag zur Tetaniefrage. Z. exper. Med. **27**, 119 (1922).
72. — -Form: Tetanie und Guanidinvergiftung. Z. exper. Med. **40**, 445 (1924).
73. Beck, W.: Über die Behandlung der Rachitis mit bestrahltem Ergosterin. Ther. Gegenw. **68**, 401 (1927).
74. Beck, R.: Verhältnis der Urin- und Blutdiastase bei Rachitis. Zit. nach Zbl. Kinderheilk. **20**, 247 (1927).
75. Behrendt, H. und Kahn: Die Wirkung parasympathikotroper Mittel auf die elektrische Muskelerregbarkeit bei gesunden und spasmophilen Säuglingen. Z. exper. Med. **31**, 438 (1923).
76. — und E. Freudenberg: Über die Angriffspunkte der tetanigenen Reize. Beobachtungen bei der Atmungstetanie. Klin. Wschr. **1923 I**, 866 u. 919.
77. Behrendt-Klonk: Über das Trousseausche Phänomen. Klin. Wschr. **1924 II**, 1311.
78. — -Hopmann: Über nichttetanoide Erregbarkeitsveränderungen. Klin. Wschr. **1924 II**, 2233.
79. — — Über experimentelle Beeinflussung der indirekten galvanischen Muskelerregbarkeit. Z. exper. Med. **46**, 564 (1925).
80. — Über die antirachitische Wirkung des „Unverseifbaren" im Lebertran. Z. Kinderheilk. **39**, 619 (1925).
81. — Über die Beziehungen der Elektrolytverteilung zum Funktionszustand der quergestreiften Skeletmuskulatur mit besonderer Berücksichtigung der Tetanie. Z. Kinderheilk. **41**, 499 (1926).
82. — -Berberich: Experimenteller Beitrag zur Vigantolwirkung. Münch. med. Wschr. **1928**, Nr 50, 2134.
83. Benatt-Händel: Kalium- und Calciumwirkung auf die Harnacidität. Klin. Wschr. **1924 II**, 1621.
84. Benavente. J. G.: El raquitismo y la Accion curativa del Vigantol. Diss. Chile 1928.
85. Beninde: Die Verbreitung der durch die Hungerblockade hervorgerufenen Knochenerkrankungen unter der Bevölkerung. Veröff. Med.verw. **10**, 121 (1920).
86. Benjamin: Zur Differentialdiagnose pseudoleukämieartiger Krankheitsbilder im Kindesalter. Erg. inn. Med. **6**, 531 (1910).
87. — Erkrankungen des Blutes und der blutbereitenden Organe. Blutungsbereitschaften. In Pfaundler-Schloßmann, Handbuch der Kinderkrankheiten I. Leipzig 1923.
88. Berend: Die Magnesiumsulfatbehandlung der spasmophilen Krämpfe. Mschr. Kinderheilk. **12**, 269 (1913/14).
89. Berg, R.: Über die Ausscheidung von per os eingeführten Phosphaten, besonders der Calciumphosphate. Biochem. Z. **30**, 107 (1911).
90. — Die Vitamine. Leipzig: S. Hirzel 1927.
91. Bergeim, O.: Calciumabsorption. Proc. Soc. exper. Biol. a. Med. **23**, 777 (1926).
92. Berkeley-Beebe: A contribution to the physiology and chemistry of the parathyroid gland. J. med. Res. **20**, 149 (1909).
93. Berman: A crystalline substance from the parathyroid glands that influences the calcium content of the blood. Proc. Soc. exper. Biol. a. Med. **21**, 465 (1924).
94. — The effect of a protein-free acid-alcohol extract of the parathyroid glands upon the calcium content of the blood and the electrical irritability of the nerves of parathyreodectomized and normal animals. Amer. J. Physiol. **75**, 358 (1926).

95. Bernhardt: Zur Frage des Mineralstoffwechsels. Z. klin. Med. **100**, 735 (1924).
96. — und Rabl: Experimentelle Störungen des Mineralstoffwechsels und ihr Einfluß auf die Wirkung des weißen Phosphors. Z. klin. Med. **102**, 147 (1925).
97. — Zur Wirkung des weißen Phosphors auf den Kalkstoffwechsel. Z. klin. Med. **102**, 174 (1925).
98. Bernheim-Karrer: Vers. Schweiz. Ges. Kinderheilk. **1927**. Schweiz. med. Wschr. **1927 II**, 1275.
99. — — und Zaruski: Über Pigmentierung der Haut nach Vigantoldarreichung. Mschr. Kinderheilk. **42**, 24 (1929).
100. v. Bernuth-Duken: Klinische Beobachtungen über Stuhlbeschaffenheit und Cylindrurie bei Salzsäuremilch. Arch. Kinderheilk. **80**, 241 (1927).
101. — „Salzsäuremilch" zur Behandlung der Spasmophilie. Fortschr. Ther. **3**, 427 (1927).
102. Bethke-Steenbock-Nelson: Fat soluble vitamins XV. Calcium and phosphorus relations to growth and composition of blood and bone wirth varying vitamin intake. J. of biol. Chem. **58**, 71 (1923/24).
103. — -Kennard-Kik: Nutritional studies of the growing chick. I. The relation of sunlight and green clover to leg weakness in chicks. J. of biol. Chem. **63**, 377 (1925).
104. Beumer: Über den Cholesterinstoffwechsel beim Brustkind und den Cholesteringehalt des Serums bei verschiedenen Krankheiten. Mschr. Kinderheilk. **15**, 581 (1918).
105. — Über Cholesterinbilanzen und ihre Regulierung beim Säugling. Z. Kinderheilk. **33**, 184 (1922).
106. — -Schäfer: Die Adrenalin-Hyperglykämie beim Säugling und ihre Beeinflussung durch Calcium und andere Bedingungen. Z. Kinderheilk. **33**, 34 (1922).
107. — -Soecknick: Über organische Acidose bei anorganischer Acidose und Alkalose. Z. Kinderheilk. **37**, 236 (1924).
108. — Über das Rachitisproblem und die Wirkung ultravioletter Strahlen auf das Cholesterin. Münch. med. Wschr. **1925 II**, 1585.
109. — Über Veränderungen des Cholesterins bei Ultraviolettbestrahlung. Klin. Wschr. **1926 II**, Nr 42, 1962.
110. — und Falkenheim: Idiopathische Tetanie. Hämokrinin und Epithelkörperchen-Hormon. Münch. med. Wschr. **1926 I**, 818.
111. — Über die Pathogenese der Tetanie. Med. Klin. **1926 I**, 360.
112. — und Falkenheim: Über das Ergosterin und seine antirachitische Wirksamkeit bei Säuglingen. Klin. Wschr. **1927 I**, Nr 17, 798.
113. — Über den Versuch einer Ergosterinbilanz. Klin. Wschr. **1927 I**, 941.
114. — Das antirachitische Prinzip. Mschr. Kinderheilk. **38**, 44 (1928).
115. Biancani-Biancani: Spasmophilie et tétanie, traitement par les rayons ultraviolets. J. Méd. franç. **14**, 399 (1925).
116. Biedl: Innere Sekretion. 4. Aufl. Berlin: Urban & Schwarzenberg 1922.
117. Bills, Ch. and Mc Donald: Antiricketic substances IV. The polymerization of cholesterol. J. of biol. Chem. **68**, 821 (1926).
118. — -Honeywell-Mc Nair: Antiricketic substances VII. Biochemical and spectroscopic studies on purified cholesterol. J. of biol. Chem. **76**, 251 (1928).
119. — — -Cox: Antiricketic substances IX. Quantitative biophysical studies on the activation of ergosterol. J. of biol. Chem. **80**, 557 (1928).
120. — -Brickwedde: The activation of cholesterol at liquid oxygen temperature. Nature (Lond.) **121**, 452 (1928).
120a. Binger, C.: Toxicity of phosphates, in reaction to blood calcium and tetany. J. of Pharmacol. **10**, 105 (1917).
121. Birk: Untersuchungen über den Einfluß des Phosphorlebertrans auf den Mineralstoffwechsel gesunder und rachitischer Säuglinge. Mschr. Kinderheilk. **7**, 450 (1908).
122. — -Orgler: Der Kalkstoffwechsel bei Rachitis. Mschr. Kinderheilk. **9**, 544 (1910).
123. — -Schall: Strahlenbehandlung bei Kinderkrankheiten. In H. Meyers Lehrbuch der Strahlentherapie Bd. 3, S. 14. 1926. Berlin u. Wien: Urban & Schwarzenberg.
124. Blencke: Zur Frage der Hungerosteopathien. Veröff. Med.verw. **11**, 253 (1920).
125. Bleuler: Zur Ätiologie und Therapie der nicht-puerperalen Osteomalacie. Münch. med. Wschr. **1893**, Nr 15, 277.
126. Bliß: Eine Untersuchung über die Epithelkörperchen mit besonderer Berücksichtigung ihrer Beziehungen zur Säuglingstetanie. Z. Kinderheilk. **2**, 538 (1911).

127. Bloch: Der fettlösliche A-Stoff und die Rachitis. Mschr. Kinderheilk. **25**, 36 (1923).
128. — Blindness and other diseases in children arising from deficient nutrition (lack of fat-soluble A factor). Amer. J. Dis. Childr. **27**, 139 (1924).
129. Bloch, C. E. and F. Faber: Light and the antirachitic factor. Amer. J. Dis. Childr. **30**, 504 (1925).
130. — Clinical and anatomical investigations of infantilismus intestinalis (Coeliac disease Samuel Gee). Acta paediatr. (Stockh.) **7**, Suppl., 207 (1928).
131. Blum-Delaville-van Caulaert: Sur la pathogénie du rachitisme. Rapports entre les phénomènes d'ossification et de décalcification et l'état physico-chemique du sang. Presse méd. **33**, 801 (1925).
132. — — — Sur les rapports entre l'état physico-chimique des humeurs et les phénomènes d'ossification et de décalcification. C. r. Soc. Biol. Paris **92**, 182 (1925).
133. — — — Contribution à l'étude de la pathogénie du rachitisme. C. r. Acad. Sci. Paris **179**, 1628 (1925).
134. Blum: Studien über die Epithelkörperchen usw. Jena: Gustav Fischer 1925.
135. — Die innere Sekretion des Epithelkörperchens und die Möglichkeit ihres Ersatzes; gleichzeitig ein Beitrag zur Behandlung der Epithelkörperchentetanie des Menschen. Dtsch. med. Wschr. **1926 II**, 1539.
136. — und F. Binswanger: Weitere Studien über die Epithelkörperchen. Jena: Gustav Fischer 1927.
137. — Enthalten Blut und Serum einen Schutzstoff gegen die Folgen der Parathyreoidektomie? Pflügers Arch. **219**, 177 (1928).
138. Blumenfeldt: Über den Einfluß von Kalium- und Calciumsalzen auf die Erregbarkeit des Froschnerven (untersucht mit Zeit- und Momentreizen). Biochem. Z. **156**, 236 (1925).
139. — Die Chronaxie und ihre Bedeutung für die Elektrodiagnostik. Klin. Wschr. **1928 I**, 97.
140. Blühdorn: Untersuchungen über die therapeutisch wirksame Dosierung von Kalksalzen mit besonderer Berücksichtigung der Spasmophilie. Berl. klin. Wschr. **1913 I**, 1057.
141. — Untersuchungen über die therapeutisch wirksame Dosierung von Kalksalzen mit besonderer Berücksichtigung der Spasmophilie. Mschr. Kinderheilk. **12**, 185 (1914).
142. — und Thyssen: Über die medikamentöse Beeinflussung des Serumkalkspiegels bei Spasmophilie. Klin. Wschr. **1923 I**, 78.
143. — Zur Praxis der Kalktherapie bei Spasmophilie. Mschr. Kinderheilk. **24**, 548 (1923).
144. Boas-Chick: The influence of diet and management of the cow upon the deposition of calcium in rats receiving a daily ration of the milk in their diet. Biochemic. J. **18**, 433 (1924).
145. — The antirachitic value of winter spinach I. The influence of fresh green winter spinach upon the retention of calcium and phosphorus by young rats. Biochemic. J. **20**, 153 (1926).
146. Bohe: Schädelmessungen und Lumbaldruckbestimmungen am Rachitiker. Jb. Kinderheilk. **118**, 340 (1928).
147. v. Bokay: Z., Untersuchungen über die Verteilung des Serumalkalis im Säuglingsalter. Jb. Kinderheilk. **114**, 301 (1926).
148. Bond: On irradiated ergosterol as a dressing for wounds. Brit. med. J. **3504**, 339 (1928).
149. Bors: Vigantol und Frakturheilung. Zbl. Chir. **54**, Nr 51 (1927).
150. Boruttau-Graßheim: Untersuchungen über Pharmakologie des Strontiums. Z. exper. Med. **27**, 213 (1922).
151. Bosanyi, A. v.: Experimentelle Untersuchungen über die Pathogenese der Rachitis. Die biologische Funktion des Knochenmarkes. Wien. klin. Wschr. **1925 I**, 61 u. 97.
152. — Experimente zur Klärung der Pathogenese der Rachitis. II. Über den biologisch wirkenden Faktor des Knochenmarks. Jb. Kinderheilk. **109**, 164 (1925).
153. — Experimental studies on rickets III. Protein substances as a factor in normal osteogenesis and in the healing of rickets. Amer. J. Dis. Childr. **30**, 780 (1925).
154. — Neuere Erfolge der experimentellen Rachitisforschung. Jb. Kinderheilk. **117**, 240 (1927).
155. Bosch: Über die Verhütung der Rachitis in der Anstalt. Gesdh. fürs. Kindesalt. **1**, 557 (1926).

156. Bossert: Über die Auslösbarkeit von Ödemen und Carpopedalspasmen bei Spasmophilen durch salzarme Ernährung. Jb. Kinderheilk. **92**, 121 (1920).
157. — Zur Pathogenese der Carpopedalspasmen. Mschr. Kinderheilk. **30**, 253 (1925).
158. Bossi: Die Nebennieren und die Osteomalacie. Arch. Gynäk. **83**, 505 (1907).
159. — Nebennieren und Osteomalacie. Zbl. Gynäk. **1907**, 69, 172.
159a. Bourdillon, Fischman, Jenkins and Webster: The absorption spectrum of vitamin D. Proc. roy. Soc. Lond. **104**, 561 (1929).
160. Bourguignon: La chronaxie chez l'homme. Paris: Masson et Cie 1923.
161. — et Haldane: Evolution de la chronaxie au cours de la crise de tétanie experimentale par hyperpnée. C. r. Acad. Sci. Paris, Jan. **1925**.
162. — et Turpin-Guillaumin: Variations parallèles de la chronaxie et des caractères physico-chimiques du plasma sanguin au cours de la tétanie par hyperpnée volontaire chez l'homme. C. r. Soc. Biol. Paris **92**, 781 (1925).
163. Boyd-Austin-Ducey: Attemps to control parathyroid tetany by the oral administration of ammonium chloride. Amer. J. Physiol. **77**, 225 (1926).
163a. — -Courtney-Mc Lachlan: The metabolism of salts in nephritis. I. Calcium and phosphorus. Amer. J. Dis. Childr. **32**, 29 (1926).
164. — Endogenous rickets. Proc. Soc. exper. Biol. a. Med. **26**, 181 (1928).
165. Böttiger-Wernstedt: Beiträge zur Kenntnis der spasmophilen Diathese IV. Mitt. Tödlich verlaufender Fall von Spasmophilie bei einem Brustkinde mit Anomalien der Thymus und der Parathyreoideae. Acta paediatr. (Stockh.) **6**, 373 (1927).
166. Brahdy-Brehme: Beiträge zum Tetanieproblem II. Weitere Untersuchungen zur Frage der Adrenalin- und Ergotaminwirkung bei der Hyperventilationstetanie. Z exper. Med. **59**, 232 (1928).
167. Brahm-Mende: Ein Stoffwechselversuch an Säuglingen bei Ernährung mit bestrahltem und unbestrahltem Öl. Arch. Kinderheilk. **79**, 138 (1926).
168. Bratusch-Marrain: Zur Pathogenese und Behandlung der Säuglingstetanie. Arch. Kinderheilk. **75**, 225 u. 255 (1925).
169. Brehme-György: Über Kalkbindung durch tierische Gewebe XI. Biochem. Z. **157**, 243 (1925).
170. Brehme-Popoviciu: Beiträge zum Tetanieproblem I. Mitt. Z. exper. Med. **52**, 579 (1926).
171. — Über Rachitisbehandlung mit bestrahltem Trockeneigelb. Fortschr. Med. **45**, Nr 3 (1927).
172. — -György: Stoffwechselwirkung und klinische Verwendbarkeit des Epithelkörperchenhormons (Collip). Jb. Kinderheilk. **118**, 143 (1927).
173. Brock und Welker: Rachitisstudien II. Weiterer Beitrag zur Glykolysefrage. Z. Kinderheilk. **43**, 193 (1927).
174. Brooke, R.: The influence of the tropics on rickets. Ann. int. Med. **2**, 281 (1928).
175. Brougher, J.: The treatment of parathyroidectomzed dogs with cod liver oil. Amer. J. Physiol. **84**, 583 (1928).
176. — The effect of ligation of the common bile duct upon the appearance of tetany in thyroparathyroidectomized dogs. Amer. J. Physiol. **86**, 39 (1928).
177. — The value of acterol (irradiated ergosterol) in the treatment of thyroparathyroidectomized dogs. Amer. J Physiol. **86**, 538 (1928).
178. Brown-Mc Lachlan-Simpson: The effect of intravenous injections of calcium in tetany and the influence of cod liver oil and phosphorus in the retention of calcium in the blood. Amer. J. Dis. Childr. **19**, 413 (1920).
179. — -Courtney-Tisdall-Mc Lachlan: A critical study of two cases of rickets developing in breast-fed infants. Arch. of Pediatr. **39**, 559 (1922).
180. — -Tisdall: An address on the seasonal variation of the antirachitic effect of sunshine and ist effect on resistance of disease. Canad. med. Assoc. J. **17**, 1425 (1927).
181. Bruck-Bresok, Pirquet, Wagner: Rachitisprophylaxe. Klin. Wschr. **1927 I**, 952.
182. Bruun: Seasonal variations in the phosphate content of the blood during the first two years of life. Acta paediatr. (Stochk.) **7**, Suppl., 226 (1928).
183. Buchbinder-Kern: Effect of thyroparathyroidectomy on the jaundiced animals. Proc. Soc. exper. Biol. a. Med. **25**, 3 (1927).
184. — — Experimental obstructive jaundice II. Modification of the parathyroid tetany mechanism in jaundice. Arch. int. Med. **41**, 754 (1928).

185. Buchbinder-Kern: Calcium deficiency and bone changes in experimental obstructive jaundice. Amer. J. Physiol. 81, 468 (1927).
186. Buchholz: Über Lichtbehandlung der Rachitis und anderer Kinderkrankheiten. Verh. dtsch. Ges. Kinderheilk. **1904**, 216.
187. Bundesen-Lemon-Falk-Coade: Ultraviolet radiation from sunlight and incandescent lamps: its transmission through window glass. J. amer. med. Assoc. **89**, 187, (1927).
188. Burgess-Osman: Acidosis in relation to acute rickets. Lancet **206**, 281 (1924).
189. Burhans-Smith: The inorganic constituents of human milk with particular reference to racial variations. Amer. J. Dis. Childr. **26**, 303 (1923).
190. Burns-Sharpe: The parathyreoid etc. Part. V. Guanidin and methylguanidin in the blood and urine in tetania parathyreopriva and in the urine in idiopathic tetany. Quart. J. exper. Physiol. **10**, 345 (1917).
191. Buschke-Peiser: Experimentelle Erzeugung rachitisähnlicher Knochenveränderungen und ihre Deutung im Sinne einer Organsystemerkrankung. Klin. Wschr. **1924 I**, 523.
192. — -Klopstock-Peiser: Biologisch-chemische Untersuchungen bei experimenteler Rattenrachitis. Med. Klin. **1924 I**, 345.
193. Buschmann: Percutane Hormontherapie der Rachitis und Spasmophilie. Z. Kinderheilk. **39**, 462 (1925).
194. — Zur Therapie der Rachitis und Spasmophilie mit durch ultraviolette Strahlenaktivierten Substanzen unter besonderer Berücksichtigung des Vigantols. Med. Klin. **1928 I**, 302.
195. Buttenweiser: Die galvanische Nervenerregbarkeit bei alimentärer Osteopathie. Z. Neur. **63**, 163 (1921).
196. Byfield-Daniels: The rôle of parental nutrition in the causation of rickets. J. amer. med. Assoc. **81**, 360 (1923).
197. Cajori-Crouter-Pemberton: The effect of therapeutic application of external heat on the acid-base equilibrium of the body. J. of biol. Chem. **57**, 217 (1923).
198. Calvin-Borovsky: Results following the administration of alkali phosphates to spasmophilic, rachitic and normal infants. Amer. J. Dis. Childr. **23**, 238 (1922).
199. — — Spasmophilia and the alkali reserve of the blood. Amer. J. Dis. Childr. **23**, 493 (1922).
200. Cameron-Moorhouse: The tetany of parathyroid deficiency and the calcium of the blood and cerebrospinal fluid. J. of biol. Chem. **63**, 687 (1925).
201. Campbell, J. A.: The purpose of tetany and convulsions. Prelim. comm. J. of Physiol. **60**, XIV (1925).
202. — Tissue oxygen-tension with special reference to tetany and convulsions. Amer. J. of Physiol. **60**, 347 (1925).
203. Canestro: Policlinico **17** (1920).
204. Cantarow, A., W. R. Caven and Burgess Gordon: Changes in the chemical and physical characteristics of the blood following the administration of parathyroid hormone. With special reference to the clotting of the blood. Arch. int. Med. **38**, 502 (1926).
205. Carter-Braine-Osman: A note on the treatment of active rickets by the mercury-vapour lamp. Guy's Hosp. Rep. **75**, 491 (1925).
206. Caspari: Kinderärztliche Erfahrungen aus Palästina. Jb. Kinderheilk. **115**, 225 (1927).
207. Casparis-Shipley-Kramer: The antirachitic influence of egg yolk. J. amer. med. Assoc. **81**, 818 (1923).
208. — -Kramer: The treatment of active infantile tetany with radiations from mercury vapor quartz lamp. Bull. Hopkins Hosp. **34**, 219 (1923).
209. Cavins: The effect of fasting (and refeeding) on the calcium and inorganic phosphorus in blood serums of normal and rachitic rats. J. of biol. Chem. **59**, 237 (1924).
210. Chace: Alkalosis. Med. Clin. N. Amer. **9**, 343 (1925).
211. Chaplin: Clinical experience with the active principle of cod liver oil. Proc. Soc. Biol. Med. **21**, 332 (1924).
212. Cheadle: Pathology and treatment of laryngospasmus, tetany and convulsions. Lancet **1887 I**, 919 u. 967.

213. Chick-Dalyell-Hume-Mackay-Henderson-Smith: Über die Ätiologie der Rachitis im Säuglingsalter. Beobachtungen über Prophylaxe und Heilung. Z. Kinderheilk. **34**, 75 (1922).
214. — — — — — — The aetiology of rickets in infants: Prophylactic and curative observations at the Vienna university Kinderklinik. Lancet **203**, 7 (1922).
215. — und Mitarbeiter: Studies of rickets in Vienna 1919—1922. Med. Res. Counc. Spec. Rep. Ser. 1922. Nr. 77.
216. Chick, H. and M. Tazelaer: Note upon the effect on the growth of rats, receiving a diet deficient in fatsoluble vitamins, of exposing their environment to the emanation from radium bromide. Biochemic. J. **18**, 1346 (1924).
217. Chick-Roscoe: Influence of diet and sunlight upon the amount of vitamin A and vitamin D in the milk afforded by a cow. Biochemic. J. **20**, 632 (1926).
218. — -Korenchevsky-Roscoe: The difference in chemical composition of the skeletons of young rats fed on diets deprived of fat soluble vitamins and on a low phosphorus rachitic diet, compared with those of normally nourished animals of the same age. Biochemic. J. **20**, 622 (1926).
219. — -Roscoe: The antirachitic value of fresh spinach. Biochemic. J. **20**, 137 (1926).
220. Christeller: Die Formen der Ostitis fibrosa der Säugetiere, zugleich ein Beitrag zur Frage der „Rachitis" der Affen. Erg. Path. **20**, 2, 1 (1922).
221. Cockayne, E. A.: Two cases of renal dwarfism. Proc. roy. Soc. Med. **21** (Sect. Dis. Childr.) 19 (1928).
222. Cohen: Action de la médication parathyroidenne sur les altérations dentaires des rats ayant subi l'ablation des parathyroides. C. r. Soc. Biol. Paris **95**, 826 (1926).
223. Collazo-Rubino-Varela: Experimentelle Hypervitaminose bei Ratten mit großen Dosen bestrahlten Ergosterins. Biochem. Z. **204**, 347 (1929).
224. Collip-Backus: The effect of prolonged hyperpnoea on the carbon dioxide combining power of the plasma, the carbon dioxide tension of alveolar air and the secretion of acid and basic phosphate and ammonia by the kidney. Amer. J. Physiol. **51**, 568 (1920).
225. — The sub-arachnoid and intra-arterial administration of sodium bicarbonate and other elektrolytes. Amer. J. Physiol. **52**, 483 (1921).
226. — A parathyroid hormon and its physiological action. Amer. J. clin. Med. **4**, 219 (1925).
227. — The extraction of a parathyroid hormone which will prevent or control parathyroid tetany and which regulates the level of blood calcium. J. of biol. Chem. **63**, 395 (1925).
228. — -Clark-Scott: The effect of a parathyroid hormone on normal animals. J. of biol. Chem. **63**, 439 (1925).
229. — — Further studies on the physiological action of a parathyroid hormone. J. of biol. Chem. **64**, 485 (1925).
230. — -Leitch: A case of tetany treated with Parathyrin. Canad. med. Assoc. J. **15**, 59 (1925).
231. — -Clark: Further studies on the parathyroid hormone II. J. of biol. Chem. **66**, 133 (1925).
232. — — Concerning the relation of guanidine to parathyroid tetany. J. of biol. Chem. **67**, 679 (1926).
233. — A study of parathyroidectomized rabbits. Amer. J. Physiol. **76**, 219 (1926).
234. — The production of some of the phenomena peculiar to parathyroid overdosage in dogs by means of certain inorganic salts. Amer. J. Physiol. **76**, 472 (1926).
235. — The calcium mobilizing hormone of the parathyroid glands. Chemistry and physiology. J. amer. med. Assoc. 88, 565 (1927).
236. Comby: Le fantôme du craniotabes. Arch. Méd. Enf. **29**, 73 (1926).
237. — La craniomalacie congénitale. Progrès méd. **55**, 1932 (1927).
238. Compère and A. Luckhardt: On the efficacy of various calcium salts in parathyroid tetany. Proc. Soc. exper. Biol. a. Med. **21**, 526 (1924).
239. Compes: Zum Vitaminproblem. Berl. tierärztl. Wschr. **43**, 154 (1927).
240. Conti: Klinische Erfolge mit Ergosterin. Schweiz. med. Wschr. **1928 I**, 290.
241. Corsdreß: Ein Beitrag zur Frage der Herzbeteiligung bei Spasmophilie. Mschr. Kinderheilk. **33**, 137 (1926).

242. Coward: The minimum amount of vitamin D required for a positive antirachitic effect in the „line" test. Biochem. J. **22**, 1221 (1928).
243. — A method of assay of the antirachitic vitamin D. Quart. J. Pharmacy **1**, Nr 1 (1928).
244. Cowell: Irradiation of milk and the healing of rickets. Brit. med. J. **3352**, 594 (1925).
245. — The antirachitic action of irradiated ergosterol in children and adolescents. Brit. med. J. **3522**, 5 (1928).
246. Cozzolino: Craniotabe e rachitismo. Prat. pediatr. **6**, 161 (1928).
247. Critchley: The pathogenesis of tetany. Arch. internat. Med. **35**, 100 (1925).
248. Cruickshank: Studies in experimental tetany I. Distribution of calcium II. Colloidal and ionic calcium. Brit. J. exper. Path. **4**, 213 (1923).
249. — Studies in experimental tetany I. On the distribution of calcium in the plasma and cells II. On the variations in colloidal and ionic calcium. Biochem. J. **17**, 13 (1923)
250. — Studies in experimental tetany III. On alkalosis and acidosis. IV. On the hydrogenion concentration of the blood. V. On the alveolar carbon dioxide tension. Biochem. J. **18**, 47 (1924).
251. Curschmann: Über neurotische Atmungstetanie. Klin. Wschr. **1922 I**, 32.
251a. Czerny: In Kraus-Brugsch, Spezielle Pathologie und Therapie Bd. 9, S. 318. 1920.
251b. — -Keller: Des Kindes Ernährung. 2. Aufl. Wien-Leipzig: Franz Deuticke.1925.
252. Dalyell-Chick: Hunger-Osteomalacie in Vienna 1920 I. Its relation to diet. Lancet **201**, 842 (1921).
253. Daniels, Amy L. and L. M. Brooks: Influence of feeding mixture on the antirachitie potency of cod liver oil concentrate. Proc. Soc. exper. Biol. a. Med. **24**, 972 (1927).
254. Daniels-Hutton: Relation of bone development in infants to calcium and phosphorus retention ratios. Proc. Soc. exper. Biol. a. Med. **25**, 794 (1928).
255. Danisch, F.: Epithelkörperchenblutungen bei Säuglingen und Kleinkindern und das Spasmophilieproblem. Frankf. Z. Path. **33**, 380 (1926).
256. Dannmeyer-Kestner-Peemöller: Die kurzwelligsten ultravioletten Strahlen im Sonnenspektrum. Klin. Wschr. **1926 II**, 1372.
257. Davies-Haldane-Kennaway: Experiments on the regulation of the bloods alkalinity. J. of Physiol. **54**, 32 (1921).
258. De Buys and v. Meysenburg: The calcium content of breast milk in relation to rickets. Amer. J. Dis. Childr. **27**, 438 (1924).
259. — — The effect of the routine administration of cod liver oil on the development of rickets in the breast fed. Amer. J. Dis. Childr. **28**, 329 (1924).
260. De Gironcoli: La craniotabe nel primo semestre de vita. Pediatria **35**, 819 (1927).
261. Degkwitz und Mitarbeiter: Über Einflüsse der Ernährung und der Umwelt auf wachsende Tiere. Ein Beitrag zur allgemeinen Prophylaxe und Hygiene des Säuglings- und Kleinkinderalters. I. Mitteilung. Z. Kinderheilk. **37**, 27 (1924).
262. — Zum Kampf gegen die Rachitis. Dtsch. med. Wschr. **1927 II**, 1973.
263. — Über die toxische Wirkung ultraviolettbestrahlter Milch und anderer Substanzen. Münch. med. Wschr. **1928 II**, 1631.
264. Dehmuth: Über Phosphatstoffwechsel I. Biochem. Z. **159**, 415 (1925).
265. — Über Phosphatstoffwechsel II. Biochem. Z. **166**, 162 (1925).
266. — Beiträge zum Phosphatstoffwechsel. Mschr. Kinderheilk. **31**, 252 (1926).
267. Dejust, van Stolk et Durenil: Sur la présence de l'ergostérol dans le sang humain. C. r. Acad. Sci. Paris **187**, 311 (1928).
268. De Micheli: Contributo clinico alla cura della spasmofilia infantile coi raggi ultra violetti. Riv. Clin. pediatr. **24**, 176 (1926).
269. Denis, W. and A. S. Minot: Cholesterol in milk. J. of biol. Chem. **36**, 58 (1918).
269a. — -Hobson: A study of the inorganic constituents of the blood serum in nephritis. J. of biol. Chem. **55**, 183 (1923).
270. — v. Meysenburg: Alkalosis versus abnormal sodium ion concentration as a cause of tetany. J. of biol. Chem. **57**, 47 (1923).
271. Dennig: Über die Behandlung der Tetanie Erwachsener. Münch. med. Wschr. **1927 I**, 666.
272. Dibbelt: Die Bedeutung der Kalkstoffwechselstörung für die Entstehung der Rachitis. Münch. med. Wschr. **1910**, Nr 41—42.
273. — Neue experimentelle Untersuchungen über die Pathogenese der Rachitis. Dtsch. med. Wschr. **1912 I**, 316.

274. Dick, L.: Rickets. New York: E. B. Treat & Co. 1922.
275. Dieterich: Die porotische Malacie nach Gallenfistel. Bruns' Beitr. **134**, 530 (1925).
276. — Die parathyreoprive Callusbildung. Arch. klin. Chir. **136**, 381 (1925).
277. Dixon, W. E. and J. Clifford-Hoyle: The effects of irradiated ergosterol in large doses. Brit. med. J. **3540**, 832 (1928).
278. Dodds: Evidence of pancreatic disorder in rickets. Brit. med. J. **3196**, 511 (1922).
279. Dorlencourt, H. et E. Spanien: Recherches sur les modifications de la calcémie et de la phosphatémie au cours de la tétanie de la première enfance. Bull. Soc. Pédiatr. Paris **22**, 284 (1924).
280. Dorlencourt-Fraenkel: Quelques remarques sur le traitement du rachitisme par les rayons ultra-violets. Bull. Soc. Pédiatr. Paris **23**, 227 (1925).
281. Doxiades, L. und H. Vollmer: Spasmophilie und Hyperventilationsherz. Klin. Wschr. **1927 II**, 1801.
282. Dragstedt, L. R.: The pathogenesis of parathyroid tetany. J. amer. med. Assoc. **79**, 1593 (1922).
283. — and Peacock: Studies on the pathogenesis of tetany I. The control und cure of parathyroid tetany by diet. Amer. J. Physiol. **64**, 424 (1923).
284. — Phillips and Sudan: Studies on the pathogenesis of tetany. II. The mechanism involved in recovery from parathyroid tetany. Amer. J. Physiol. **65**, 368 (1923).
285. — — — Studies on the pathogenesis of tetany. III. Exciting factors in experimental tetany in dogs. Amer. J. Physiol. **65**, 503 (1923).
286. — and Sudan: Studies on the pathogenesis of tetany. V. The prevention and control of parathyroid tetany by calcium lactate. VI. The prevention and control of parathyroid tetany by strontium. VII. The prevention and control of parathyroid tetany by the oral administration of kaolin. VIII. The effect of guanidine intoxication on the blood calcium of parathyreodectomized dogs. Amer. J. Physiol. **77**, 296, 307, 314, 321 (1926).
287. Dresel, A.: Zur Anwendung der aktiven Gymnastik beim Rachitiker. Med. Klin. **1928 I**, 1006.
288. Drucker-Faber: Investigations in tetany. J. of biol. Chem. **68**, 57 (1926).
289. — — De la reaction du sang, de sa teneur en bicarbonate, ainsi que des quantités de calcium et de phosphore dans la tétanie. Acta med. scand. (Stockh.) **16**, Suppl., 261 (1926).
290. — Clinical investigations into the pathogenesis of infantile tetany. Acta paediatr. (Stockh.) **6**, Suppl., 1 (1927).
291. Drummond, J. C.: Selection of cod-liver oils for medicinal use. Lancet **209**, 679 (1925).
292. — H. J. Chiannon and K. H. Coward: Studies on the chemical nature of vitamin A. Biochemic. J. **19**, 1047 (1925).
293. Dubin-Funk: Studies on the chemistry of cod liver oil. I. The effect of hydrogenation upon the vitamine content. II. A cod liver oil concentrate manifesting both antirachitic and antiophthalmic properties. J. metabol. Res. **4**, 461, 467 (1923).
294. Dubin: The antirachitic action of cod liver oil. Comparison of fresh oil with concentrate prepared from oil. Amer. J. Dis. Childr. **30**, 72 (1925).
295. Duken: Beitrag zur Kenntnis der malacischen Erkrankungen des kindlichen Skeletsystems. I. Mitt. Spätrachitis und Osteodystrophia fibrosa. Z. Kinderheilk. **46**, 114 (1928).
296. — Beitrag zur Kenntnis der malacischen Erkrankungen des kindlichen Skeletsystems. II. Mitt. Spätrachitis, Tetanie und chronische Schrumpfniere. Z. Kinderheilk. **46**, 137 (1928).
297. Dunham: Rickets in an infant of thirty-four days. Amer. J. Dis. Childr. **26**, 155 (1923).
298. Dutcher, R. A., M. Creighton and H. A. Rothrock: Vitamin studies. XI. Inorganic blood phosphorus and bone ash in rats fed on normal, rachitic and irradiated rachitic diets. J. of biol. Chem. **66**, 401 (1925).
299. — J. O. Ely and H. E. Honeywell: Vitamin studies. XV. Assimilation of vitamins A and D in presence of mineral oil. Proc. Soc. exper. Biol. a. Med. **24**, 953 (1927).
300. Duzar-Fritz: Hyperventilations-Alkalose und Adrenalinwirkung. Klin. Wschr. **1924 II**, 2338.
301. — -Hollo-Weisz: Über die Wirkung der mechanisch hervorgerufenen Hyperventilation auf das Säurebasengleichgewicht. Z. exper. Med. **45**, 708 (1925).
302. — -Hensch: Adrenalintetanie. Jb. Kinderheilk. **114**, 142 (1926).

303. Düttmann: Die Veränderung des Säurebasengleichgewichts nach Gallenfisteln und ihre Bedeutung bei der Entstehung der sog. porotischen Malacie. Bruns' Beitr. **139**, 720 (1927).
304. Eckstein-Romminger: Beiträge zur Physiologie und Pathologie der Atmung. Z. Kinderheilk. **28**, 1 (1920).
305. — Experimentelle und histologische Untersuchungen über die sog. „Rattenrachitis" und ihre Beeinflussung durch Bestrahlung mit der Kohlenbogenlampe. Arch. Kinderheilk. **74**, 1 (1924).
306. — Experimentelle Untersuchungen über Rachitis. Klin. Wschr. **1924 I**, 104.
307. — Weitere Beiträge zur experimentellen Rachitis. Mschr. Kinderheilk. **29**, 502 (1925).
308. — -Paffrath: Rachitis und Konstitution. Klin. Wschr. **1925 II**, 2343.
309. — -Sindler: Zur Genese des angeborenen Weichschädels. Klin. Wschr. **1927 I**, 494.
310. Eddy: Irradiated milk powder as an antirachitic. Arch. of Paediatr. **44**, 320 (1927).
311. Edelmann: Über gehäuftes Auftreten von Osteomalacie und einem osteomalacieähnlichen Symptomenkomplex. Wien. klin. Wschr. **1919 I**, 82.
312. Edelstein: Ist die antirachitische Aktivierung der Milch an die Milchsterine gebunden? Z. Kinderheilk. **43**, 681 (1927).
313. Eden, Untersuchungen über Vorgänge bei der Verknöcherung. Klin. Wschr. **1923 II**, 1798.
314. Ederer: Die Wirkung des Piperidins auf die Calciumdeposition. Biochem. Z. **158**, 193 (1925).
315. Eichholtz-Kreitmair: Resistenzverminderung infolge Vitamin-D-Mangel. Münch. med. Wschr. **1928 I**, 79.
316. Eisler: Röntgenbefunde bei malacischen Knochenerkrankungen. Wien. klin. Wschr. **1919**, 605.
317. Eisler - Heß: Ein gehäuft auftretendes typisches Krankheitsbild der Wirbelsäule (Wirbelmalacie). Wien. klin. Wschr. **1921 I**, 55.
318. Elias, H. und St. Weiß: Phosphatinjektion und Blutzucker. Berl. klin. Wschr. **1921 I**, 959.
319. — Über die Beziehungen von Säure und Alkali zur Tetanie mit besonderer Berücksichtigung des Phosphorsäureanions. Wien. klin. Wschr. **1922 II**, 784.
320. — und St. Weiß: Beiträge zur Klinik und Pathologie der Tetanie. II. Über die Schwankungen des P-Gehaltes im Serum bei Tetanie. Wien. Arch. klin. Med. **4**, 59 (1922).
321. — und Kornfeld: Beiträge zur Pathologie und Klinik der Tetanie. III. Studien über den Säurebasenhaushalt bei Tetanie. Wien. Arch. klin. Med. **4**, 191 (1922).
322. — — Über die Wirkung saurer Phosphatlösungen bei Tetanie. Klin. Wschr. **1923 II**, 1206.
323. — — -Weisbarth: Beiträge zur Klinik und Pathologie der Tetanie. IV. Zum Wasserhaushalt und Mineralstoffwechsel bei Tetanie. Wien. Arch. klin. Med. **6**, 243 (1923).
324. — Zur Bedeutung des Säurebasenhaushaltes und seiner Störungen. Erg. inn. Med. **25**, 192 (1925).
325. Eliot, M.: The control of rickets. Preliminary discussion of the demonstration in New Haven. J. amer. med. Assoc. **85**, 616 (1925).
326. Elliott-Crichton-Orr: The importance of the inorganic constituents of the food in nutritional disorders. I. Rickets in pigs. Brit. J. exper. Path. **3**, 10 (1922).
327. Ellis, A. W. M.: Disturbance of the acid-base equilibrium of the blood to the alkaline side: alkalaemia. Quart. J. Med. **17**, 405 (1924).
328. Ellis, M. M.: Guanidine studies. II. Distribution of guanidines in acute guanidine und parathyroprivia tetanies. IX. Water content of certain tissues during acute guanidine and parathyreoprivia tetanies. IV. Changes in guanidine action and in parathyroprivia tetany produced by dextrose. Biochemic. J. **22**, 930, 937, 941 (1928).
329. Elsässer: Der weiche Hinterkopf. 1843.
330. Elsner: Weitere Erfahrungen und Untersuchungen über das Rablsche Knochenerweichungsverfahren. Z. orthop. Chir. **47**, Beih., 297 (1926).
331. Embden, G. und H. Lange: Untersuchungen über den Wechsel der Permeabilität von membranartigen Zellgrenzschichten und seine biologische Bedeutung. Klin. Wschr. **1924 I**, 129.

332. Embden-Abraham-Lange: Über die Bedeutung von Ionen für die Muskelfunktion. II. Über die Beeinflussung der Milchsäurebildung im Froschmuskelbrei durch Natriumfluoridlösung. Z. physiol. Chem. **136**, 308 (1924).
333. — -Haymann: Über die Bedeutung von Ionen für die Muskelfunktion. IV. Über fermentative Lactacidogensynthese unter dem Einfluß von Ionen. I. Mitt. Z. physiol. Chem. **137**, 154 (1924).
334. Emerson, W. C.: The distribution of calcium in jaundiced and acholic dogs. J. Labor. a. clin. Med. **14**, 122 (1928).
335. Engel, K.: Pharmakologische Grundlagen der Phosphortherapie. Klin. Wschr. **1924 II**, 1771.
336. Engel, St.: Die Sitzkyphose der Rachitiker. Dtsch. med. Wschr. **1925 II**, 1995.
337. Erdheim: Zur normalen und pathologischen Histologie der Glandula thyreoidea, parathyroidea und Hypophysis. Beitr. path. Anat. **33**, 158 (1903).
338. — Tetania parathyreopriva. Mitt. Grenzg. Med. u. Chir. **16**, 632 (1907).
339. — Morphologische Studien über die Beziehung der Epithelkörperchen zum Kalkstoffwechsel. Frankf. Z. Path. **7**, 238 (1911).
339a. Erlacher: Über Heilerfolge bei Rachitis nach Quarzlichtbestrahlung. Wien. klin. Wschr. **1921 I**, 241.
340. Escherich: Die Tetanie der Kinder. Wien 1909.
341. Essinger-György: Beitrag zum Chemismus der Strahlenwirkung, „künstliche Höhensonne". Biochem. Z. **149**, 344 (1924).
342. Eufinger-Wiesbader-Focsaneanu: Tierexperimentelle Studien zur Vigantolprophylaxe. Klin. Wschr. **1929 I**, 826.
343. Fabre-Simonnet: Cholesterine, rachitisme et rayons ultra-violets. C. r. Soc. Biol. Paris **94**, 455 (1926).
344. Fairbank: Proc. roy. Soc. Med., Sect. Dis. Childr. **13** (1920).
345. Falkenheim, C. und P. György: Zur Bestrahlungstherapie der Tetanie. Jb. Kinderheilk. **108**, 201 (1924).
346. — a) Haut und antirachitischer Faktor. b) Quarzlampenbestrahlung von Kühen und antirachitische Wirksamkeit ihrer Milch. Klinische Untersuchungen. Klin. Wschr. **1926 II**, 2071.
347. — -Kruse: Das Säurebasengleichgewicht im Blut mit besonderer Berücksichtigung des Kindesalters. II. Untersuchungen über das titrierbare Alkali des Blutes. Z. Kinderheilk. **41**, 726 (1926).
348. — Zur Therapie der Säuglingsrachitis mit aktiven Ergosterinpräparaten (Vigantol). Dtsch. med. Wschr. **1927 II**, 1550.
349. — Lichtwirkung und antirachitischer Schutzstoff im lebenden Organismus. Experimentelle und klinische Untersuchungen zur pathologischen Physiologie der Rachitis als Mangelkrankheit. Berlin: S. Karger 1928.
350. Fanconi: Der intestinale Infantilismus usw. Berlin: S. Karger 1928.
351. Feer: Zur geographischen Verbreitung und Ätiologie der Rachitis. Festschr. f. Hagenbach-Burckhardt. 1897.
352. — Die Einwirkung des Höhenklimas auf das kranke Kind. Schweiz. med. Wschr. **1921 I**, 437.
353. — Das antirachitische Vitamin. Schweiz. med. Wschr. **1927 II**, 1275.
354. Felty-Murray jr.: Observation on dogs with experimental pyloric obstruction. The acid-base equilibrium, chlorides, non-protein nitrogen, acid urea of the blood. J. of biol. Chem. **57**, 573 (1923).
355. Ferguson: A study of social and economic factors in the causation of rickets. Med. Res. Counc. Rep. **1918**, Nr 20.
356. Ferri: Contributo alla terapia delle sindromi spasmofiliache coi raggi ultravioletti. Nota prev. Policlinico **32**, 45 (1925).
357. — L'azione dei raggi ultravioletti sulla manifestazione rachitiche. Ricerche clinicoradiologiche. Pediatria **33**, 1197 (1925).
357a. Fettler: Phosphates in nephritis. Arch. int. Med. **31**, 413 (1923).
358. Feuchtwanger-Lederer: Zur Frage der Entstehung von Harnzylindern bei Säuglingen. Jb. Kinderheilk. **112**, 7 (1926).
359. Figueira: Quelques remarques sur la carence solaire et le rachitisme. Ann. Méd. **18**, 303 (1925).

360. Findlay-Sharpe: Adult tetany and methylguiandin: a metabolic study. Quart. J. Med. **13**, 433 (1920).
361. — -Paton-Sharpe: Studies in the metabolism of rickets. Quart. J. Med. **14**, 352 (1921).
362. — A review of the work done by the Glasgow school on the aetiology of rickets. Lancet **202**, 825 (1922).
363. — The underlying cause in the pathogenesis of rickets. J. amer. med. Assoc. **83**, 1473 (1924).
364. Finkelstein: Lehrbch der Kinderkrankheiten. 3. Aufl. Berlin 1924.
365. Fischbein: Beitrag zur Behandlung des Stimmritzenkrampfes. Verh. dtsch. Ges. Kinderheilk. Aachen **1900**.
366. Fischer, I.: A study of clinical rickets. Comparison of results obtained on exposure to sunlight and on treatment with cod-liver oil or an active concentrate prepared from cod liver oil. J. metabol. Res. **4**, 481 (1923).
367. Fischer, L.: Clinical results in cases of rickets treated with an active concentrate prepared from cod liver oil. Proc. Soc. exper. Biol. a. Med. **21**, 461 (1924).
368. Fischl und B. Epstein: Schwere Schädigungen von Kaninchen durch Vigantol. Med. Klin. **1929 I**, 21.
369. Fischler: Physiologie und Pathologie der Leber. Berlin Springer 1925.
370. Five-Brown: The influence of parathormone on bone regeneration. New England J. of Med. **198**, 932 (1928).
371. Flesch: In Gerhardts Handbuch. Tübingen 1878.
372. Flesch, H.: Die Quarzlichtbehandlung der Spasmophilie im Säuglingsalter. Dtsch. med. Wschr. **1924 II**, 1577.
373. — Zur Hormontherapie der Rachitis. Z. Kinderheilk. **39**, 743 (1925).
374. — Zit. nach Zbl. Kinderheilk. **22**, 420 (1928).
375. — Rachitisbehandlung durch bestrahlte Ergosterinpräparate. Fortschr. Ther. **4**, 725 (1928).
376. Fletcher, M.: Case of infantilism with polyuria and chronic renal disease. Proc. roy. Soc. Med., Sect. Dis. Childr. **4**, 95 (1911).
377. Flury, F.: Zur Frage der Standardisierung des Vitamins D in Butter und vitaminhaltiger Margarine. Biochem. Z. **203**, 14 (1928).
378. Fonteyne, P.: Spasme nutant chez un nourrisson spasmophilique. Guérison par les rayons ultra-violets. Le Scalpel **79**, 764 (1926).
379. Frost: The relation of exercise to rickets in white rats. Science (N. Y.) **61**, 448 (1925).
380. Förster: Über Schrumpfniere im Kindesalter. Jb. Kinderheilk. **26**, 38 (1887).
381. Fosbinder, R. J., F. Daniels and H. Steenbock: A quantitative study of the photochemical activation of sterols in the cure of rickets. J. amer. chem. Soc. **50**, 923 (1928).
382. Fox, F. W. und J. A. Gardner: The sterol content of cow's milk. Biochem. J. **17**, 94 (1923).
383. — — The cholesterol content of human milk. Biochem. J. **18**, 127 (1924).
384. Frank-Schloß: Zur Therapie der Rachitis. IV. Vergleichende Untersuchungen über die Wirkung von Lebertran und Phosphorlebertran beim künstlich ernährten rachitischen Kinde. Jb. Kinderheilk. **79**, 539 (1914).
385. — — Tricalciumphosphat als Knochenbildner beim menschlichen Säugling. Biochem. Z. **60**, **378** (1914).
386. — — Zur Therapie der Rachitis. VII. Die Nachhaltigkeit der Kalk-Lebertrantherapie bei der Rachitis auf Grund weiterer Stoffwechselversuche. Mschr. Kinderheilk. **13**, 271 (1914).
387. Frank-Stern-Nothmann: Die Guanidin- und Dimethylguanindintoxikose des Säugetiers und ihre physiko-pathologische Bedeutung. Z. ges. exper. Med. **24**, 341 (1921).
388. — -Nothmann-Wagner: Die Einwirkung des Kaliumions auf die elektrische Erregbarkeit. Klin. Wschr. **1923 I**, 405.
389. — — -Guttmann: Die Einwirkung des Phosphations auf die elektrische Erregbarkeit Klin. Wschr. **1923** I, 406.
390. v. Frankl-Hochwarth: Die Tetanie. In Nothnagels Handbuch Bd. 11, S. 2. Wien 1897.

391. Freise-Rupprecht: Untersuchungen über den Einfluß der Vegetabilienzufuhr auf den Kalk- und Phosphorstoffwechsel des gesunden und des rachitischen Kindes. Mschr. Kinderheilk. **19**, 115 (1920).
392. Freudenberg-Klocmann: Untersuchungen zum Spasmophilieproblem. Jb. Kinderheilk. **78**, 47 (1913).
393. — — Untersuchungen zum Spasmophilieproblem. II. Mitt. Jb. Kinderheilk. **79**, 700 (1914).
394. — -György: Über Kalkbindung durch tierische Gewebe I. Biochem. Z. **110**, 299 (1920).
395. — — Über Kalkbindung durch tierische Gewebe II. Biochem. Z. **115**, 96 (1921).
396. — — Über Kalkbindung durch tierische Gewebe III. Biochem. Z. **118**, 50 (1921).
397 — — Über Kalkbindung durch tierische Gewebe IV. V. Biochem. Z. **121**, 131, 142 (1921).
398. — — Über Kalkbindung durch tierische Gewebe VI. Biochem. Z. **124**, 299 (1921).
399. — — Über Kalkbindung durch tierische Gewebe VII. VIII. Biochem. Z. **129**, 134, 138 (1922).
400. — — Über Kalkbindung durch tierische Gewebe IX. Biochem. Z. **142**, 407 (1923).
401. — — Über Kalkbindung durch tierische Gewebe X. Biochem. Z. **147**, 191 (1924).
402. — — Zur Pathogenese der Tetanie. Jb. Kinderheilk. **96**, 5 (1921).
403. — — Untersuchungen über die Pathogenese der infantilen Tetanie. Klin. Wschr. **1922 I**, 222.
404. — — Salmiakbehandlung der Kindertetanie. Klin. Wschr. **1922 I**, 410.
405. — Wege und Ziele der neueren Rachitisforschung. **1922 II**, 1422.
406. — -György: Die pathogenetischen Beziehungen zwischen Tetanie und Rachitis. Münch. med. Wschr. **1922 I**, 422.
407. — Wachstumspathologie im Kindesalter. Verh. dtsch. Ges. Kinderheilk. Leipzig 1922.
408. — -György: Der Verkalkungsvorgang bei der Entwicklung des Knochens. Erg. inn. Med. **24**, 17 (1923).
409. — Ionentherapie und Mineralstoffwechsel. Verh. dtsch. Ges. inn. Med. **1924**, 32.
410. — -György: Nochmals Tetanie und Alkalose. Mschr. Kinderheilk. **28**, 503 (1924).
411. — Die Therapie der Tetanie. Fortschr. Ther. **1**, 229 (1925).
412. — Einfluß der Ionen auf die Diurese beim Säugling. Z. Kinderheilk. **39**, 608 (1925).
413. — -Welcker: Rachitisstudien. I. Glykolyse. Z. Kinderheilk. **41**, 466 (1926).
414. — -György: Über den gegenwärtigen Stand des Problems der Säuglingstetanie. Z. Kinderheilk. **44**, 128 (1927).
415. Freudenthal, P.: Experimentel rickets. Investigations on the growth-promoting fat-soluble vitamin specially elucidated by its relation to experimental rickets. Kopenhagen 1927.
416. Frick-Uffenheimer: Myxödem und Rachitis. Münch. med. Wschr. **1927 II**, 1265.
417. Friedmann: Idiopathic osteopsathyrosis (Fragilitas ossum) with report of case. Arch. of Paediatr. **44**, 766 (1927).
418. Fromme: Die Spätrachitis, die spätrachitische Genese sämtlicher Wachstumsdeformitäten und die Kriegsosteomalacie. Erg. Chir. **15**, 1 (1922).
419. Frouin: Sur la possibilité de conserver les animaux après l'ablation complète de l'appareil thyroidien, en ajoutant des sels de calcium ou de magnésium à leur nourriture. C. r. Acad. Sci. Paris **148**, 1622 (1909).
420. Fröhlich-Solé: Der Einfluß von Säuren und Alkalien auf die Wirkung einiger Krampfgifte. Arch. f. exper. Path. **104**, 32 (1924).
421. Fuchs: Analyse der Guanidinvergiftung am Säugetier. Experimentelle Encephalitis. Arch. f. exper. Path. **97**, 79 (1923).
422. Fuchs, G. und Priesel: Über die antirachitische Wirkung des Knochenmarkes. Z. exper. Med. **61**, 539 (1928).
423. — — Über den Einfluß des Fensterglases auf das Entstehen der Rachitis. Z. exper. Med. **61**, 710 (1928).
423a. Fünfgeld: Über Tetanie und Tetaniepsychosen. Arch. f. Psychiatr. **84**, 363 (1928).
424. Fürst: Therapeutische Versuche bei Spasmophilie. Mschr. Kinderheilk. **33**, 399 (1926).
425. — Über physiologische Kraniotabes. Mschr. Kinderheilk. **38**, 185 (1928)
426. Galbraith: A clinical study of muscle-tone in rickets. Brit. J. Childr. Dis. **20**, 143 (1923).

427. Galbraith: A clinical investigation into the relationship of the fat-soluble A vitamin to the aetiology of rickets. Quart. J. Med. **16**, 321 (1923).
428. Gamble, J. L. and K. D. Blackfan: Evidence indicating a synthesis of cholesterol by infants. J. of biol. Chem. **42**, 401 (1920).
429. — Roß and Tisdall: Studies of tetany. I. The effect of calcium chlorid ingestion on the acid-base metabolism of infants. Amer. J. Dis. Childr. **25**, 455 (1923).
430. — — Studies of tetany. II. The effect of ingestion of hydrochloric acid producing substances on the acid-base metabolism of an infant and the probable manner of their action in the treatment of tetany. Amer. J. Dis. Childr. **25**, 470 (1923).
431. — — — The metabolism of fixed-base during fasting. J. of biol. Chem. **57**, 633 (1923).
432. — The chemistry findings in rickets. Boston med. J. **197**, 373 (1927).
433. Gamgee: The treatment of rachitic children by ultra-violet rays at a public health centre: Notes on the organization and conduct of the Hull corporation artificial sunlight-clinic Child **16**, 97 (1926).
434. Garland: Rickets. Boston med. J. **192**, 581 (1925).
435. Gates-Meltzer: J. exper. Med. **23** (1916).
436. — J. exper. Med. **28** (1918).
437. Gates, Fr. L. and J. H. B. Grant: Experimental observations on irradiated, normal and partially parathyreoidectomized rabbits. I. The effects of partial parathyroidectomy. II. The effects of injections of calcium chloride or of disodium hydrogen phosphate. III. The effects of inanition. J. exper. Med. **45**, 115, 125, 139 (1927).
438. Gebhardt: Der elektrische Nachweis der Spasmophilie bei den Fällen von sog. Initialkrämpfen älterer Kinder. Mschr. Kinderheilk. **13**, 265 (1914).
439. Gebhart: Preventing rickets in an Italian district in New York City. Amer. J. publ. Health **14**, 571 (1924).
440 Gehrt: Praktische Erfahrungen mit Vigantol. Dtsch. med. Wschr. **1928 I**, 956.
441. Geigel: Untersuchungen über die künstliche Abänderung der elektrischen Reaktion des menschlichen Nerven. Dtsch. Arch. klin. Med. **52**, 178 (1893).
442. Gennes, de: Les troubles humoraux du rachitisme. Bull. méd. **39**, 121 (1925).
443. Genoese-Zallocco: Ergosterina irradiata e terapia del rachitismo. Pediatria **36**, 917 (1928).
444. Gerstenberger, Henry, J. and H. O. Ruh: Studies in the adaptation of an artificial food to human milk II. A report of three years' clinical experience with the feeding of S. M. A. (Synthetic milk adapted). Amer. J. Dis. Childr. **17**, 1 (1919).
445. — -Burhans-Smith-Wetzel: The blood serum content of inorganic phosphorus and calcium in pneumonia. Amer. J. Dis. Childr. **26**, 329 (1923).
446. — -Nourse: The prevention of rickets in premature infants. J. amer. med. Assoc. **87**, 1108 (1926).
447. — -Hartman-Smith: The antirachitic value of human milk. Californa Med. **27**, 40 (1927).
448. — The administration of cod liver oil. J. amer. med. Assoc. 88, 243 (1927).
449. — Rickets. A brief summary, with reflections. J. amer. med. Assoc. **89**, 261 (1927).
450. — J. J. Hartmann, J. D. Nourse, N. C. Wetzel and D. N. Smith: Studies in rickets. Ann. int. Med. **1**, 305 (1927).
451. — — Quartzlamp therapy in human rickets and rachitic spasmophilia. Efficacy of single weekly exposures. J. amer. med. Assoc. **92**, 367 (1929).
452. Gesell, R. and A. B. Hertzmann: The regulation of respiration. III. A continous method of recording changes in acidity applied to the circulating blood and other body fluids IV. Tissue acidity, blood acidity and pulmonary ventilation etc. Amer. J. Physiol. **78**, 206, 610 (1926).
453. Geus, de: Tétanie et alcalose. Bull. Soc. Pediatr. Paris **23**, 371 (1925).
454. Gibson: Parathyroid therapy in infantile Tetany. Amer. J. Dis. Childr. **34**, 835 (1927).
455. Gil: Zur Behandlung der Rachitis mit Vigantol. Mschr. Kinderheilk. **40**, 527 (1928).
456. Gillern und Hussa: Ultraviolettbestrahlte Milch als Antirachiticum. Wien. med. Wschr. **1927 II**, 1686.
457. — — -Schirmann: Ultraviolettbestrahlte Milch als Antirachiticum. Wien. med. Wschr. **1928 I**, 793.
458. Gindes: Einfluß der Wohnung auf die Entwicklung des Kindes. Arch. Kinderheilk. **54**, 389 (1910).

459. Glanzmann: Der Verkalkungsvorgang bei der Entwicklung des Skelets und seine Störung bei der Rachitis. Experimentelle Untersuchungen über Verhütung und Heilung der rachitischen Verkalkungsstörung. Schweiz. med. Wschr. **1925 I**, 683.
460. Göppert: Die therapeutische Verwendung der Kalksalze. Med. Klin. **1914**, Nr 24.
461. Göttche-Tolnai: Über die Heilwirkung bestrahlter Nahrungen bei rachitischen Kindern. Jb. Kinderheilk. **144**, 199 (1926).
461a. — Zur Röntgendiagnostik der Rachitis. Jb. Kinderheilk. **116**, 329 (1927).
462. Golant-Ratner und Ratner: Galvanische Erregbarkeit des neuromuskulären Apparats und Assymetrie der vegetativen Innervation. Klin. Wschr. **1924 II**, 1666.
463. — — Zur Frage der Bedeutung des Sympathicus für den tetanischen Krampf. Klin. Wschr. **1925 II**, 1549.
464. Gold: Über die Bedeutung der Epithelkörperchenvergrößerung bei der Ostitis fibrosa generalisata Recklinghausen. Mitt. Grenzgeb. Med. u. Chir. **41**, 63 (1928).
465. Goldberger-Mellion: Is the development of the carpal centers delayed in rickets? Amer. J. Dis. Childr. **31**, 58 (1926).
466. Goldblatt-Soames: The effect of radiation with the mercury-vapour quartz lamp on the growth of rats fed on a diet deficient in the fat-soluble growth-promoting factor. Lancet **1922 II**, 1321.
467. — -Zilva: The relation between the growth-promoting and anti-rachitic functions of certain substances. Lancet **1923 II**, 647.
468. — -Soames: A study of rats on a normal diet irradiated daily by mercury vapour quartz lamp or kept in darkness. Biochemic. J. **17**, 294 (1923).
469. — A study of the relation of the quantity of fat-soluble organic factor in the diet to the degree of calcification on the bones and the development of experimental rickets in rats. Biochemic. J. **17**, 298 (1923).
470. — Experimental rickets in rats on a purified synthetic diet deficient in phosphorus and fat-soluble organic factor. Biochemic. J. **18**, 414 (1924).
471. — -Moritz: Experimental rickets in rabbits. J. exper. Med. **42**, 499 (1925).
472. — Rosenbaum und Thoenes: Über Rachitistherapie II. Mschr. Kinderheilk. **33**, 481 (1926).
473. Golding, J., K. M. Soames and S. S. Zilva: The influence of the cow's diet on the fat-soluble vitamines of winter milk. Biochem. J. **20**, 1306 (1926).
474. — and S. S. Zilva: The influence of the cow's diet on the fat-soluble vitamins of winter milk II. Biochem. J. **22**, 173 (1928).
475. Goldmann: Clinical tetany by forced respiration. J. amer. med. Assoc. **78**, 1193 (1922).
476. Goldschmidt, R.: Zur Dosierung des Vigantols. Dtsch. med. Wschr. **1928 II**, 1931.
477. Goldstein: Männliche Osteomalacie und Vigantol. Wien. klin. Wschr. **1929 I**, 202.
478. Goett: Funktionelle Krankheiten des Nervensystems. In Pfaundler-Schloßmann, Handbuch der Kinderkrankheiten. 3. Aufl., Bd. 4. 1923.
479. Gollwitzer-Meier: Abhängigkeit der Erregbarkeit des Atemzentrums von dem Gleichgewicht bestimmter Ionen im Blut. Biochem. Z. **151**, 54 (1924).
480. — — Tetaniestudien. I. Die Guanidintetanie. Z. exper. Med. **40**, 59 (1924).
481. — — Tetaniestudien. II. Überventilationstetanie. Z. exper. Med. **40**, 83 (1924).
482. — — und Chr. Meyer: Tetaniestudien. III. Die Magentetanie. Z. exper. Med. **40**, 70 (1924).
483. Grävinghoff: Zur Pyuriefrage. Mschr. Kinderheilk. **25**, 222 (1923).
484. Graf: Ein Fall von Tetanie, behandelt mit Blumscher Schutzkost. Z. Neur. **107**, 512 (1927).
485. Graham-Anderson: The treatment of infantile tetany by calcium chloride. Brit. med. J. **3308**, 903 (1924).
486. — — The facial phenomenon in older children. Lancet **1924 I**, 1307.
487. Graham, St.: Tetany: The blood chemistry. Glasgow med. J. **103**, 152 (1925).
488. Grant-Goldmann: A study of forced respiration: experimental production of tetany. Amer. J. Physiol. **52**, 209 (1921).
489. Grant, S.: Tetany. A report of cases with acid-base disturbances. Arch. int. Med. **30**, 355 (1922).
490. — The rôle of anoxemia in the causation of tetany during hyperpnea. Amer. J. Physiol. **66**, 274 (1924).

491. Grant-Gates: Some factors affecting the levels of the serum calcium and phosphorus of normal rabbits. Proc. Soc. exper. Biol. a. Med. **22**, 315 (1925).
492. — A.: The nutritronal requirements of nursing mothers. The effect of lowering both the antirachitic vitamin and calcium in the diet of the mother upon the development of rickets in the young. Amer. J. Hyg. **6**, 228 (1926).
493. — and M. Goettsch: The nutritional requirements of nursing mothers. The effect of a deficiency of the antirachitic vitamin only, in the diet of the mothers upon the development of rickets in the young. Amer. J. Hyg. **6**, 211 (1926).
494. Grayzel-Miller: The p_H of the contents of the gastrointestinal tract in dogs, in relation to diet and rickets. J. of biol. Chem. **76**, 423 (1928).
495. Green, H. N. and E. Mellanby: A rat technique for demonstrating the interfering effect of cereals on bone calcification. Biochemic. J. **22**, 102 (1928).
496. Greenwald: I. Further metabolism experiments upon parathyroidectomized dogs II. On the phosphorus content of the blood of normal and parathyroidectomized dogs. J. of biol. Chem. **14**, 363, 369 (1913).
496a. The estimation of lipoid and acid-soluble phosphorus in small amounts of serum. J. of biol. Chem. **21**, 29 (1915).
497. — Observations on the effect of intravenous injections of some sadium salts with special reference to the supposed toxicity of sodium phosphate. J. of Pharmacol. **11**, 281 (1918).
498. — The supposed relation between alkalosis and tetany. J. of biol. Chem. **54**, 285 (1922).
499. — Alkalosis, sodium poisoning, and tetany. J. of biol. Chem. **59**, 1 (1924).
500. — I. Is there a toxin in the blood of parathyroidectomized dogs? II. Some chemical changes in the blood of dogs after thyroparathyroidectomy. J. of biol. Chem. **61**, 33, 649 (1924).
501. — -Groß: The effect of thyroparathyroidectomy in dogs upon the excretion of calcium, phosphorus and magnesium. J. of biol. Chem. **66**, 185 (1925).
502. — — The excretion of calcium, phosphorus and magnesium after the injection of calcium chloride, sodium phosphate, or both. J. of biol. Chem. **66**, 201 (1925).
503. — — The effect of the administration of a potent parathyroid extract upon the excretion of nitrogen, phosphorus, calcium and magnesium, with some remarks on the solubility of calcium phosphate in serum and the pathogenesis of tetany. J. of biol. Chem. **66**, 217 (1925).
504. — The effect of the administration of calcium salts of sodium phosphate upon the calcium and phosphorus metabolism of thyroparathyroidectomized dogs with a consideration of the nature of the calcium compounds of blood and their relation to the pathogenesis of tetany. J. of biol. Chem. **67**, 1 (1926).
505. — -Gross: The effect of long continued administration of parathyroid extract upon the excretion of phosphorus and calcium. J. of biol. Chem. **68**, 325 (1926).
506. — Enthalten Blut und Serum einen Schutzstoff gegen die Folgen der Parathyreodektomie. Pflügers Arch. **218**, 169 (1927).
507. Greenwald, J. and J. Groß: Does the feeding of cod liver oil prevent tetany in thyroparathyroidectomized dogs? J. of biol. Chem. 78, LXVIII (1928).
508. Greiff: Beitrag zur Frage der angeborenen Rachitis. Arch. f. Kinderheilk. **83**, 23 (1928).
509. Griffith: Blood calcium in spasmophilia. Spasmophilic manifestations in an infant of five weeks. J. amer. med. Assoc. **86**, 828 (1926).
510. — -Taylor-Wilson: The relative antirachitic and growth-promoting values of ultra-violet irradiation, cod liver oils and ostelin. Brit. J. Actinother. **2**, 162 (1927).
511. Groover-Christie-Marritt: Roentgen-ray study of 926 cases of rickets. Radiology **5**, 189 (1925).
512. Groß: Inorganic salt metabolism II. Inorganic ion ratio after administration of oxalates and citrates. J. of biol. Chem. **55**, 729 (1923).
513. Grosser-Husler: Über das Vorkommen einer Glycerophosphatase in tierischen Organen. Biochem. Z. **39**, 1 (1912).
514. — -Betke: Epithelkörperchenuntersuchungen mit besonderer Berücksichtigung der Tetania infantum. Z. Kinderheilk. **1**, 458 (1911).
515. — Stoffwechseluntersuchungen an Rachitikern. Z. Kinderheilk. **31**, 141 (1920).
516. Grulee: Dietetic treatment of convulsions and allied conditions occurring in infants. With special reference to the rôle played by inorganic salts. Amer. J. Dis. Childr. **5**, 205 (1913).

517. Guggisberg: Ursache und Verhütung der Rachitis. Klin. Wschr. **1929 I**, 906.
518. Gustafson, Fr. and G. Benedict: The seasonal variation in basal metabolism. Amer. J. Physiol. **86**, 43 (1928).
519. Guy, A. R.: The History of cod-liver oil as a remedy. Amer. J. Dis. Childr. **26**, 112 (1923).
520. György: Über den Einfluß der Molke auf das Darmepithel. IX. Die Bedeutung der Phosphate für die Zellatmung. Jb. Kinderheilk. **98**, 245 (1922).
521. — Über den Gehalt des Blutserums an Kalk und anorganischem Phosphor im Säuglingsalter. Jb. Kinderheilk. **99**, 1 (1922).
522. — Über die Säureausscheidung im Urin bei Tetanie. Jb. Kinderheilk. **99**, 104 (1922).
523. — Die Kalkbehandlung der Tetanie ist eine Säuretherapie. Klin. Wschr. **1922 II**, 1399.
524. — -Vollmer: Narkose und Acidose. Klin. Wschr. **1922 II**, 2317.
525. — Neuere Anschauungen auf dem Gebiete der Tetanielehre. Zbl. Kinderheilk. **14**, 1 (1922).
526. — -Vollmer: Beeinflussung der Guanidinvergiftung durch Säurezusatz. Arch. f. exper. Path. **45**, 200 (1922).
527. — -Gottlieb: Verstärkung der Bestrahlungstherapie der Rachitis durch orale Eosinverabreichung. Klin. Wschr. **1923 II**, 1302.
528. — Über Rachitis und Tetanie. Jb. Kinderheilk. **102**, 145 (1923).
529. — Die Säureausscheidung im Urin bei Rachitis und ihre therapeutische Beeinflussung. Beitrag zur Lebertran- und Strahlenwirkung. Z. exper. Med. **38**, 9 (1923).
530. — -Vollmer: Über den Chemismus der Atmungstetanie. Biochem. Z. **140**, 391 (1923).
531. — -Herzberg: Beitrag zum Mechanismus der glykämischen Reaktion nach subcutaner Adrenalinzufuhr. Biochem. Z. **140**, 401 (1923).
532. — Zur Frage der Säureausscheidung im Urin. Z. exper. Med. **43**, 605 (1924).
533. — Neuere Anschauungen auf dem Gebiete der Rachitislehre. Zbl. Kinderheilk. **15** (1924).
534. — -Wilkes: Weitere Beiträge zur Tetanielehre. Z. exper. Med. **43**, 454 (1924).
535. — Beitrag zur Bedeutung der tetanischen Hypocalcämie. Klin. Wschr. **1924 I**, 1111.
536. — Zum Mechanismus der manifest-tetanischen Symptome. Klin. Wschr. **1924 II**, 2294.
537. — -Vollmer: Über die Beeinflussung der Rachitis durch Hormone. Mschr. Kinderheilk. **28**, 436 (1924).
538. — Die Bedeutung der physikalischen Chemie für die Pädiatrie. Jber. ges. Kinderheilk. über das Jahr 1923. Berlin 1925.
539. — Über den autolytischen Abbau organischer Phosphorverbindungen in Geweben. Biochem. Z. **161**, 157 (1925).
540. — -Sulger: Beitrag zur klinischen Bedeutung der Blutphosphate mit besonderer Berücksichtigung der Frakturheilung. Z. exper. Med. **45**, 224 (1925).
541. — Therapeutische Versuche mit bestrahlter Milch bei der Rachitis. Klin. Wschr. **1925 I**, 1118.
542. — „Jekorisierte" Milch in der Therapie der Rachitis. Jb. Kinderheilk. **111**, 201 (1926).
543. — Weitere Erfahrungen über Behandlung und Verhütung der Rachitis mit bestrahlter Milch. Klin. Wschr. **1926 I**, 747.
544. — und G. Popoviciu: Untersuchungen über die experimentelle Rachitis I. Jb. Kinderheilk. **112**, 22 (1926).
545. — M. Jenke und G. Popoviciu: Untersuchungen über die experimentelle Rachitis II. Jb. Kinderheilk. **112**, 35 (1926).
546. — Rachitis. Erg. Med. 8, 41 (1926).
547. — -Kappes-Kruse: Das Säurebasengleichgewicht im Blut, mit besonderer Berücksichtigung des Kindesalters I. H-Ionenkonzentration und CO_2-Gehalt. Z. Kinderheilk. **41**, 700 (1926).
548. — -Brehme-Brahdy: Über Stoffwechseleigentümlichkeiten des wachsenden Organismus. Jb. Kinderheilk. **118**, 178 (1927).
549. — Jenke: Untersuchungen über die experimentelle Rachitis. Jb. Kinderheilk. **115**, 68 (1927).
550. — In Stepp-György, Avitaminosen. Berlin: Julius Springer 1927.
551. — -Kleinschmidt: Untersuchungen über die Fleischintoxikation bei Hunden mit Eckscher Fistel. Z. exper. Med. **54**, 1 (1927).
552. — Therapeutische Versuche mit bestrahltem Ergosterin. Klin. Wschr. **1927 I**, 580.

553. György: Über renale Rachitis und renalen Zwergwuchs. Jb. Kinderheilk. **120**, 266 (1928).
554. — Stoffwechsel bei Rachitis. Mschr. Kinderheilk. **38**, 31 (1928).
555. — -Stein: Die Erregbarkeit des neuro-muskulären Apparates bei Tetanie der Kinder. Klin. Wschr. **1928 II**, 2424.
556. — Sind die bisher üblichen Gaben von bestrahltem Ergosterin als überflüssig hoch zu bezeichnen? Klin. Wschr. **1929 I**, 684.
557. — -Schall: Untersuchungen über die experimentelle Rachitis. IV. Versuche bei der Keimung verschiedener Pflanzensamen unter Ausschluß von Licht. Jb. Kinderheilk. **124**, 260 (1929).
558. Haase-Köppe: Angriffspunkt und Wirkungsweise der ultravioletten Strahlen in der Nahrung und im Körper des Kindes. X. Mitt. Über die Rolle des Phosphors im Phosphorlebertran. Arch. Kinderheilk. **85**, 257 (1928).
559. v. Hahn: Carnolactin als neues Antirachiticum. Münch. med. Wschr. **1928 I**, 947.
560. Halac - Nassau: Über die Heilung von Rachitis und Tetanie durch bestrahlte Milch. Z. physik. Ther. **31**, 153 (1926).
561. Haldane, J. B. S.: Experiments on the regulation of the bloods alkalinity II. J. of Physiol. **55**, 265 (1921).
562. — R. Hill and J. M. Luck: Calcium chloride acidosis. J. of Physiol. **57**, 301 (1923).
563. — -Wigglesworth-Woodrow: The effect of reaction changes on human inorganic metabolism. Proc. roy. Soc. Lond. Sec. B **96**, 1 (1924).
564. Hamburger-Stransky: Über Gemüsedarreichung beim Säugling, insbesondere in Form von frischgetrocknetem rohem Preßsaft. Mschr. Kinderheilk. **21**, 529 (1921).
565. Hamilton, B.: The calcium and phosphorus metabolism of prematurely born infants. Acta paediatr. (Stockh.) **2**, 1 (1922).
566. — Some aspects of the calcium metabolism of infants. Boston med. J. **191**, 339 (1924).
567. — -Moriarty: Factors influencing the excretion of calcium. Amer. J. Dis. Childr. **36**, 450 (1928).
568. Hammett, F.: Rickets and parathyroids. Endocrinology 8, 557 (1924).
568a. Hanson: The hormone of the parathyroid gland. Proc. Soc. exper. Biol. a. Med. **22**, 560 (1925).
569. Hanau: Bericht über das Ergebnis der anatomischen Untersuchung der Knochen nebst orientierenden Bemerkungen über den jetzigen Stand der anatomischen Forschung über Osteomalacie. Korresp.bl. Schweiz. Ärzte **22**, 497 (1892).
570. — Über Knochenveränderungen in der Schwangerschaft und die Bedeutung des puerperalen Osteophyts. Fortschr. Med. **10**, 237 (1892).
571. Handovsky, J.: Der Calciumbestand des menschlichen Blutes bei Fehlen und Vorhandensein des Facialisphänomens. Jb. Kinderheilk. **91**, 432 (1920).
572. Handovsky, H.: Kurze Mitteilung über chronische Wirkungen von bestrahltem Saponin und bestrahltem Ergosterin. Arch. f. exper. Path. **137**, 264 (1928).
573. Hansemann: Rachitis als Volkskrankheit. Über den Einfluß der Domestikation auf die Entstehung der Krankheiten. Berl. klin. Wschr. **1906 I**, 249, 629, 670.
574. Harris-Moore: Lancet **217 II**, 892 (1928).
575. — — „Hypervitaminosis" and „vitamin balance". Biochemic. J. **22**, 1461 (1928).
575a. — — Hypervitaminosis and vitamin balance. Part. II. The specifity of vitamin D in irradiated ergosterol poisoning. Part. III. The pathology of hypervitaminosis D. Biochemic. J. **23**, 261 (1929).
576. Harrop: The production of tetany by the intravenous infusion of sodium bicarbonate. Reports of an adult case. Bull. Hopkins Hosp. **30**, 62 (1919).
577. Hart-Steenbock-Elvelyem: Dietary factors influencing calcium assimilation. V. The effect of light upon calcium and phosphorus equilibrium in mature lactating animals. J. of biol. Chem. **62**, 117 (1924).
578. — — -Lepkowsky-Kletzien-Halpen-Johnson: The nutritional requirement of the chicken. V. The influence of ultraviolet light on the production, hatchability and fertility of the egg. J. of biol. Chem. **65**, 579 (1925).
579. — — -Elvelyem-Scott-Humphry: The influence of sunlight upon calcium equilibrium in milking cows. J. of biol. Chem. **67**, 371 (1926).
580. Hart, M. C., Tourtelotte and Heyl: The effect of irradiation and cod liver oil on the calcium balance in the adult human. J. of biol. Chem. **76**, 143 (1928).

581. Hartmann and Smyth: Chemical changes in the body occurring as the result of vomiting. Amer. J. Dis. Childr. **32**, 1 (1928).
582. Hartwell, G. A.: Growth and reproduction on synthetic diets. II. Biochemic. J. **21**, 1076 (1927).
583. Hartwich, A.: Beiträge zur Rolle der Epithelkörperchen in der Pathologie. Virchows Arch. **236**, 61 (1922).
584. Harvier: Recherches sur la tétanie et les glandes parathyroides. Thèse de Paris **1909**.
585. Haß: Über derzeit auftretende eigenartige Spontanfraktionen bei Adoleszenten. Wien. klin. Wschr. **1919**, 677.
586. Hastings-Murray jr.: Observations on parathyreoidectomized dogs. J. of biol. Chem. **46**, 233 (1921).
586a. — Murray-Murray jr.: Certain chemical changes in the blood after pyloric obstruction in dogs. J. of biol. Chem. **46**, 223 (1921).
587. Hastings, A. B., C. D. Murray and Sendroy jr.: Studies of the solubility of calcium salts. I. The solubility of calcium carbonate in salt solutions and biological fluids. II. The solubility of tertiary calcium phosphate in salt solutions and biological fluids. III. The solubility of calcium carbonate and tertiary calcium phosphate under various conditions. J. of biol. Chem. **71**, 723, 783, 797 (1927).
588. Hausmann-Krumpel: Über die Durchlässigkeit ungefärbter Gläser für ultraviolette Strahlen in ihrer hygienischen Bedeutung. Wien. klin. Wschr. **1927 I**, 279.
589. Hausser-Vahle: Die Abhängigkeit des Lichterythems und der Pigmentbildung von der Schwingungszahl (Wellenlänge) der erregenden Strahlung. Strahlenther. **13**, 4 (1922).
590. Havard, R. E. and G. A. Reay: Normal variations of the inorganic phosphate of blood. Biochemic. J. **19**, 882 (1925).
591. — -Hoyle: Vitamin D in Adults. Its effect on the calcium and inorganic phosphate of the blood. Biochemic. J. **22**, 713 (1928).
592. Haverschmidt: Rachitis. Zit. Zbl. Kinderheilk. **17**, 272 (1925).
593. Haxthausen: Eine eigentümliche Ausstrahlung von Lebertran und verschiedenen anderen Stoffen und ihre mögliche Beziehung zur antirachitischen Wirkung. Hosp.tid. (dän.) **68**, 585 (1925).
594. Healy: Post-operative tetany due to sodium bicarbonate. Amer. J. Obstetr. **2**, 164 (1921/22).
595. Heilbron-Kamm-Morton: The absorption spectra of oils and oil constituents with special reference to pro-vitamin D. Biochemic. J. **21**, 78 (1927).
596. — -Morton-Sexton: Cholesterol und vitamin D. Nature (Lond.) **121**, 452 (1928).
597. Heinelt: Über einen Phosphor- und Calcium-Stoffwechselversuch von einjähriger Zeitdauer am gesunden männlichen Erwachsenen. Bestimmung der Säurebasenausscheidung im Harn. Jahresschwankungen in der Verteilung auf die Ausscheidungswege. Z. exper. Med. **45**, 616 (1925).
598. Helfft: Historische Andeutungen über das Asthma convulsivum (A. laryngeum, A. Millari, A. thymicum) der Kinder. J. Kinderkrkh. **1**, 95 (1843).
599. Hellendall: Hereditäre Schrumpfniere im frühen Kindesalter. Arch. Kinderheilk. **22**, 61 (1897).
600. Helmholz: Neuromuscular dysfunction of bladder as cause of chronic pyelitis in childhood. Amer. J. Dis. Childr. **32**, 682 (1926).
601. Helmreich, E.: Die kindliche Atmung und ihre Beziehung zum Säurebasengleichgewicht im Blut. Z. Kinderheilk. **42**, 536 (1926).
602. Henderson, P. S.: Tetany and the administration of alkalis. Quart. J. Med. **13**, 427 (1919/20).
603. Henderson, J. Mc Askill: The effect of irradiation and diet on calcium and phosphorus metabolism. Biochemic. J. **19**, 52 (1925).
604. — and H. E. Magee: The effect of ultraviolet light on the calcium and phosphorus metabolism of the lactating animal. Biochemic. J. **20**, 363 (1926).
605. Henoch: Lehrbuch der Kinderkrankheiten. Leipzig 1911.
606. Hensch-Kramar: Über die Bewertung der Urinphosphat- und Diastasebestimmungen bei der Rachitisdiagnose. Klin. Wschr. **1923 II**, 2205.
607. Hentschel: Fermentstudien zur Rachitis. Mschr. Kinderheilk. **38**, 67 (1927).

608. Hentschel-Zoller: Über Stoffwechselveränderungen bei Rachitis. I. Mitt. Der Phosphatstoffwechsel in der Muskulatur bei der experimentellen Rattenrachitis. Z. Kinderheilk. **44**, 146 (1927).
609. Herrmann: Experimentelle Untersuchungen über chemische Vorgänge bei der Frakturheilung und Herstellung eines Mittels zur Beschleunigung derselben. Arch. klin. Chir. **130**, 284 (1924).
610. Hertz: Der ultrafiltrierbare Anteil des Serumkalkes. Z. Kinderheilk. **47**, 215 (1929).
611. Herxheimer: Versuche zur Frage der Analogisierung der Guanidinvergiftung mit der parathyreopriven Tetanie. Dtsch. med. Wschr. **1924 II**, 1463.
612. — Epithelkörperchen, Tetanie, Guanidinvergiftung. Virchows Arch. **256**, 275 (1925).
613. — Epithelkörperchenhormon und Kalkstoffwechsel bei verschiedenen Tierarten. Klin. Wschr. **1927 II**, 2268.
614. — Epithelkörperchenhormon und Kalkstoffwechsel. Zbl. Path. **40**, Erg.-H., 210 (1927).
615. Heß, A. F. and Unger: The clinical role of the fat-soluble vitamine: Its relation to rickets. J. amer. med. Assoc. **74**, 217 (1920).
616. — — The cure of infantile rickets by sunlight. J. amer. med. Assoc. **77**, 39 (1921).
617. — — The cure of infantile rickets by artificial light and by sunlight. Proc. Soc. exper. Biol. a. Med. **18**, 298 (1921).
618. — — An interpretation of the seasonal variation of rickets. Amer. J. Dis. Childr. **22**, 186 (1921).
619. — An addres on the influence of light in prevention and cure of rickets. Lancet **1922 II**, 367.
620. — Newer aspects of the rickets problem. J. amer. med. Assoc. **78**, 1177 (1922).
621. — -Pappenheimer-Weinstock: A study of light waves in relation to their protective action in rickets. Proc. Soc. exper. Biol. a. Med. **20**, 14 (1922).
622. — -Unger-Pappenheimer: Experimental rickets in rats. VII. The prevention of rickets by sunlight, by the rays of the mercury vapor lamp, and by the carbon arc lamp. J. of exper. Med. **36**, 427 (1922).
623. — — -Steiner: Experimental rickets in rats VIII. The effect of Roentgen rays. J. of exper. Med. **36**, 447 (1922).
624. — — -Pappenheimer: The prevention of rickets in rats by exposure to sunlight. J. of biol. Chem. **50**, 77 (1922).
625. — — Use of the carbon arc light in the prevention and cure of rickets. J. amer. med. Assoc. **78**, 1596 (1922).
626. — -Guttman: The cure of infantile rickets by sunlight accompanied by an increase in the inorganic phosphate of the blood. J. amer. med. Assoc. **78**, 29 (1922).
627. — -Lundagen: A seasonal tide of blood phosphate in infants. J. amer. med. Assoc. **79**, 2210 (1922).
628. — -Unger: Infantile rickets: The significance of clinical, radiographie and chemical examinations in its diagnosis and incidence. Amer. J. Dis. Childr. **24**, 327 (1922).
629. — -Weinstock: A study of light waves in their relation to rickets. J. amer. med. Assoc. **80**, 687 (1923).
630. — — -Tolstoi: The influence of the diet during the pre-experimental period on the susceptibility of rats to rickets. J. of biol. Chem. **57**, 731 (1923).
631. — The therapeutic value of egg yolk in rickets. J. amer. med. Assoc. **81**, 15 (1923).
632. — -Weinstock: Further experiments on the antirachitic action of yolk of egg. Proc. Soc. exper. Biol. a. Med. **21**, 441 (1924).
633. — -Matzner: The value of milk acidified with lemon juice. Its combination with egg yolk to add the antirachitic factor. J. amer. med. Assoc. **82**, 1604 (1924).
634. — -Jaffe: The effect of double adrenalectomy on the development of rickets in rats. Proc. Soc. exper. Biol. a. Med. **22**, 103 (1924).
635. — -Weinstock: Antirachitic effect of cod liver oil fed during the period of pregnancy or lactation. Amer. J. Dis. Childr. **27**, 1 (1924).
636. — — Antirachitic properties imparted to inert fluids and to green vegetables by ultra-violet irradiation. J. of biol. Chem. **62**, 301 (1924).
637. — — Rickets as influenced by the diet of the mother during pregnancy and lactation. J. amer. med. Assoc. **83**, 1558 (1924).
638. — — Antirachitic properties imparted to inert fluids by ultraviolet irradiation. J. amer. med. Assoc. **83**, 1845 (1924).

639. Heß, A. F: The ultraviolet rays of the sun. J. amer. med. Assoc. **84**, 1033 (1925).
640. — The antirachitic activation of foods and of cholesterol by ultraviolet irrodiation. J. amer. med. Assoc. **84**, 1910 (1925).
641. — Die Verleihung antirachitischer Eigenschaften durch ultraviolette Strahlen an inaktive Flüssigkeiten und Pflanzen. Z. Kinderheilk. **39**, 395 (1925).
642. — -Weinstock: A further report on imparting antirachitic propecties to inert substances by ultra-violet irradiation. J. of biol. Chem. **63**, 297 (1925).
643. — — -Helman: The antirachitic value of irradiated phytosterol and cholesterol I. J. of biol. Chem. **63**, 305 (1925).
644. — — The antirachitic value of irradiated cholesterol and phytosterol II. Further evidence of change in biological activity. J. of biol Chem. **64**, 181 (1925).
645. — — The antirachitic value of irradiated cholesterol and phytosterol III. Evidence of chemical change as shown by absorption spectra. J. of biol. Chem. **64**, 193 (1925).
646. — — -Helman: The development of antirachitic potency in phytosterol and cholesterol following irradiation. Proc. Soc. exper. Biol. a. Med. **22**, 227 (1925).
647. — — -Sherman: The antirachitic value of irradiated cholesterol and phytosterol IV. Factors influencing its biological activity. J. of biol. Chem. **66**, 145 (1925).
648. — — Some properties of cholesterol and phytosterol activated by irradiation. Proc. Soc. exper. Biol. a. Med. **22**, 319 (1925).
649. — Die Aktivierung von Cholesterin und Nahrungsmitteln mit Hilfe der ultravioletten Strahlen. Dtsch. med. Wschr. **1926 I**, 577.
650. — Recurrent rickets. Amer. J. Dis. Childr. **31**, 380 (1926).
651. — — Puffer fish oil; a very potent antirachitic; its elaboration by fish deprived of sunlight. Proc. Soc. exper. Biol. a. Med. **23**, 407 (1926).
652. — — The value of elementary phosphorus in rickets. An experimental study. Amer. J. Dis. Childr. **32**, 483 (1926).
653. — — -Sherman: The production of antirachitic properties in human milk resulting from irradiation of the mother. Proc. Soc. exper. Biol. a. Med. **23**, 636 (1926).
654. — — — The antirachitic value of irradiated cholesterol and phytosterol. Chemical and biological changes. J. of biol. Chem. **67**, 413 (1926).
655. — — — The antirachitic value of irradiated cholesterol. A separation into an active and an inactive fraction. J. of biol. Chem. **70**, 123 (1926).
656. — -Sherman, E.: The antirachitic value of irradiated cholesterol and phytosterol VII. The effect of irradiated cholesterol on the phosphorus and calcium balance. J. of biol. Chem. **73**, 145 (1927).
657. — -Anderson: The antirachitic value of irradiated cholesterol and phytosterol VIII. The activation of sterol fractions by ultraviolet irradiation. J. of biol. Chem. **74**, 651 (1927).
658. — -Weinstock-Sherman: Antirachitic properties developed in human milk by irradiating the mother. J. amer. med. Assoc. **88**, 24 (1927).
659. — -Anderson: The antirachitic activity of monochromatic and regional ultraviolet radiations. J. amer. med. Assoc. **89**, 1222 (1927).
660. — -Windaus: Experiments on activation of cholesterol derivatives and allied sterols by ultraviolet irradiation. Proc. Soc. exper. Biol. a. Med. **24**, 171 (1926/27).
661. — — Contaminating substances as a factor in the activation of cholesterol by irradiation. Proc. Soc. exper. Biol. a. Med. **24**, 369 (1927).
662. — -Weinstock: The antirachitic activity of monochromatic and regional ultraviolet radiations. Proc. Soc. exper. Biol. a. Med. **24**, 759 (1927).
663. — Antirachitic activity of irradiated cholesterol, ergosterol and allied substances. J. amer. med. Assoc. **89**, 337 (1927).
664. — -Windaus: The development of marked activity in ergosterol following ultraviolet radiation. Proc. Soc. exper. Biol. a. Med. **24**, 461 (1927).
665. — -Weinstock: A study of the antirachitic factor in human and in cow's milk. Amer. J. Dis. Childr. **34**, 845 (1927).
666. — Aliments irradiés et stérols. Rev. d'Actinol. **4**, 264 (1928).
667. — An investigation of the prenatal factor in the susceptibility of infants to rickets. Amer. J. Dis. Childr. **36**, 966 (1928).
668. — -Russell-Weinstock-Rivkin: Relation of the antirachitic factor to reproduction in birds. Proc. Soc. exper. Biol. a. Med. **25**, 651 (1928).

669. Heß-Bills-Weinstock-Honeywell-Rivkin: Relation of the antirachitic factor to reproduction in fish. Proc. Soc. exper. Biol. a. Med. **25**, 652 (1928).
670. — -Lewis: Clinical experience with irradiated ergosterol. J. amer. med. Assoc. **91**, 783 (1928).
671. — -Bills-Honeywell: Antirachitic potency in relation to volume of the oil in the liver of the cod. J. amer. med. Assoc. **92**, 226 (1920).
672. — Weinstock-Rivkin: Source of increase in serum calcium induced by irradiated ergosterol. Proc. Soc. exper. Biol. a. Med. **26**, 199 (1928).
672a. — — — Effect of thyroparathyroidectomy on the action of irradiated ergosterol. Ebenda. **26**, 555 (1929).
673. Heß, Jul., Calvin, Wang and Felcher: Calcium and phosphorus determination in the blood plasma in rickets and tetany. Amer. J. Diss. d. Childr. **26**, 271 (1923).
674. Heubner, O.: Lehrbuch der Kinderheilkunde Leipzig 1911.
675. Heubner, W.: Antirachitische und Arterienwirkung bestrahlten Ergosterins. Klin. Wschr. **1929 I**, 407.
676. — und Fr. Holtz: Über die biologische Inaktivität des Ergosterinperoxyds. Klin. Wschr. **1929 I**, 456.
676a. — — Antirachitische und Arterienwirkung bestrahlten Ergosterins. Klin. Wschr. **1929 II**, 1456.
677. Heymann: Das Verhalten des Rachitikers gegenüber parenteral zugeführten organischen und anorganischen Phosphaten. Z. Kinderheilk. **45**, 232 (1928).
678. — Untersuchungen über die Phosphatstoffwechselstörung bei Rachitis II. Über die Ausscheidung endogener Phosphate. Z. Kinderheilk. **46**, 575 (1928).
679. — Untersuchungen über die Phosphatstoffwechselstörung bei Rachitis. III. Phosphatämische Kurven rachitischer und nichtrachitischer Säuglinge nach parenteraler Zufuhr organischer und anorganischer Phosphate. Z. Kinderheilk. **46**, 584 (1928).
680. Higgins and Sheard: The effects of selective solar irradiation on the parathyroid glands of chicks. Amer. J. Physiol. **85**, 299 (1928).
681. Higier, H.: Endemie dysalimentärer Osteoarthropathie, Osteomalacie und Spätrachitis und ihre Stellung zur neuen Lehre von den Vitaminen oder Nutraminen. Z. klin. Med. **95**, 445 (1922).
682. Hirsch: Handbuch der hist.-geogr. Pathologie. Erlangen 1862/64.
683. Hirsch, S.: Hungerosteopathie unter dem Einfluß von Alter und Geschlecht. Münch. med. Wschr. **1920 I**, 1087.
684. — Beitrag zur Frage der Kationenwirkung bei der parathyreopriven Tetanie. Klin. Wschr. **1924 II**, 2284.
685. — Altern und Krankheit. Beiträge zu einer allgemeinen pathologischen Physiologie des höheren Lebensalters. Erg. inn. Med. **32**, 215 (1927).
686. Hjort-Robison-Tendick: An extract obtained from the external bovine parathyroid glands capable of inducing hypercalcemia in normal and thyreoparathyroprive dogs. J. of biol. Chem. **65**, 117 (1925).
687. Hoag: Treatment of infantile tetany with ultraviolet radiation. Amer. J. Dis. Childr. **26**, 187 (1923).
688. — -Rivkin: Treatment of infantile tetany with a parathyroid extract. Report of four cases. J. amer. med. Assoc. **86**, 1343 (1926).
689. — — -Weigele-Berliner: Effect of potent parathyroid extract on calcium balance in infants. Amer. J. Dis. Childr. **33**, 910 (1927).
690. Hochsinger: Die Phosphorbehandlung der Rachitis im Jahre 1884. Jb. Kinderheilk. **23**, 91 (1885).
691. — Rachitis. In Pfaundler-Schloßmann, Handbuch der Kinderkrankheiten. 3. Aufl. Bd. 1. Leipzig 1923.
692. Hodgson, A.: Vitamin deficiency and factors in metabolism relative to the development of rickets. Lancet **201**, 945 (1921).
693. Höjer, A.: Studien in scurvy. Acta paediatr. (Stockh.) **3**, Suppl., 1 (1924).
694. — Beitrag zur Frage der Beziehungen zwischen Rachitis und Kraniotabes. Acta paediatr. (Stockh.) **5**, 16 (1925).
695. — Changes in the heart through the presence of codliver oil in the food. Effect of codliver oil by deficiency in vitamin B. **6**, 180 (1926).

696. Höjer, A.: Method for determining the antiscorbutic value of a foodstuffs by means of histological examination of the teeth of young guinea-pigs. Brit. J. exper. Path. **7**, 356 (1926).
697. Hoffa: Die Entstehung des rachitischen Beckens. Verh. dtsch. Ges. Kinderheilk. Göttingen **1923**, 109.
698. Hollo-Weiß: Die Wirkung von Calcium auf das Säurebasengleichgewicht des Menschen. Biochem. Z. **160**, 237 (1925).
699. — — Tetanie und Alkalose. Wien. klin. Wschr. **1926 II**, 1422.
700. Holmes, A.: Modern cod liver oil as a source of fat soluble vitamins. Boston med. J. **194**, 714 (1926).
701. Holmes-Wyman-Smith-Pigott: A comparison of cod liver oil and ultra-violet light for use in the prevention of rickets. Amer. J. Dis. Childr. **36**, 952 (1928).
702. Holst, P.: Experimentelle Rachitis. Norsk Mag. Laegevidensk. **1927**, 1011.
703. — Experimental rickets. J. of Hyg. **26**, 437 (1927).
704. Holt-LaMer-Chown: Studies in calcification. I. The solubility product of secondary and tertiary calcium phosphate under various conditions, II. Delayed equilibrium between the calcium phosphates and its biological significance. J. of biol. Chem. **64**, 509, 567 (1925).
705. — Studies in calcification. III. A quantitative study of the equilibria concerned with the calcification of bone. J. of biol. Chem. **64**, 579 (1925).
706. — -Striegel-Perlzweig: Über das Verhältnis zwischen Tetanie und Alkalose. Mschr. Kinderheilk. **34**, 437 (1926).
707. Holtz: Das antirachitische Vitamin. Klin. Wschr. **1927 I**, 535.
708. — Über das Vigantol. In Mercks Jber. **1927**.
709. — Die Rachitis und ihre Beziehung zum Ergosterin. Dtsch. med. Wschr. **1927 I**, Nr 17.
710. Honeywell-Dutcher-Dahle: Vitamin D in evaporated milks made by vacuum and aeration methods. J. of biol. Chem. **74**, LXXVII (1927).
711. Hopkins: Cameron prize lectures on the present position of the vitamin problem Lecture I. Lecture II. Rickets as a deficiency disease. Brit. med. J. **1923 II**, 691 u 748.
712. Hopmann: Zur Kenntnis der Salmiakacidose. Z. exper. Med. **46**, 73 (1925).
713. — Serumkrankheit und Tetanie. Zur Frage der Bedeutung von Elektrolytstörungen bei der Anaphylaxie. Klin. Wschr. **1925 II**, 1810.
714. Hottinger: Studien über Säurenbasenhaushalt im kindlichen Organismus. I. Mitt. Ausscheidung organischer Säuren im Urin. Mschr. Kinderheilk. **30**, 497 (1925).
715. — Mit ultraviolettem Licht bestrahlte Milch als Rachitisheilmittel. Klinisch-experimenteller Beitrag zur Rachitistherapie. Schweiz. med. Wschr. **1926 I**, 170.
716. — Bestrahltes Cholesterin in der Rachitistherapie der Rachitis. Klin. Wschr. **1926 II**. 2061.
717. — Untersuchungen über bestrahltes Ergosterin. Beiträge zur direkten und indirekten Lichttherapie der Rachitis beim Tier, beim Kind und am Erwachsenen. Dtsch. med. Wschr. **1927 II**, 1549.
718. — Über den Einfluß des ultravioletten Lichtes auf den C-Vitamingehalt der Milch. Klin. Wschr. **1927 II**, 1793.
719. — Experimentelle Untersuchungen über das antirachitische Prinzip bestrahlter Nahrung. Z. Kinderheilk. **43**, 8 (1927).
720. — Untersuchungen über bestrahltes Ergosterin. Beiträge zur indirekten Lichttherapie der rachitischen Knochenkrankheiten am Tier, beim Kind und am Erwachsenen. IV. Mitt. Z. Kinderheilk. **44**, 282 (1927).
721. — Über die Wirkungsweise des bestrahlten Ergosterins bei Rachitis. Naturwiss. **16**, 484 (1928).
722. — Über die Aufzucht frühgeborener Kinder im Basler Kinderspital und deren Ergebnisse von 1922 bis 1927 mit besonderer Berücksichtigung der Frühgeburtenrachitis. Berlin: S. Karger 1928.
723. — Untersuchungen über bestrahltes Ergosterin. V. Stoffwechselversuche zur Ermittlung der biologischen Wirkungsweise. Z. Kinderheilk. **47**, 341 (1929).
724. — Diskuss.-Bem. Verh. dtsch. Ges. Kinderheilk. Wiesbaden 1929.
725. Howe: J. amer. dent. Assoc. **6**, 413 (1919) Zit. nach M. Mellanby.
726. — J. amer. dent. Assoc. **10**, 755 (1923). Zit. nach Mellanby.

727. Howe: Decalcification of teeth and bones, and regeneration of bone through diet. J. amer. med. Assoc. **79**, 1565 (1922).
728. Howland and Mc Kim Marriott: Observations upon the calcium content of the blood in infantile tetany and upon the effect of treatment by calcium. Quart. J. Med. **11**, 289 (1917/18).
729. — -Kramer: Calcium and phosphorus in the serum in relation to rickets. Amer. J. Dis. Childr. **22**, 105 (1921).
730. — — A study of the calcium and inorganic phosphorus of the serum in relation to rickets and tetany. Mschr. Kinderheilk. **25**, 279 (1923).
731. Howland, J., Mc Kim Marriott and B. Kramer: Studies upon the inorganic composition of bones. J. of biol. Chem. **68**, 721 (1926).
732. — Experimenteller Beitrag zur Biologie der Rachitis. Erg. Physiol. **25**, 517 (1926).
733. Hueper: Effect of repeated injection of parathyroid extract an calcification of osteoid tissues. Arch. Path. a. Labor. Med. **3**, 1002 (1927).
734. Hughes, E.: Craniotabes of the foetus and infant. Lancet **1921 II**, 1045.
735. Hughes, J. S. and Nitcher-Titus: The relative value of ultra-violet light and irradiated air in preventing rickets in chickens. J. of biol. Chem. **63**, 205 (1925).
736. — -Payne-Titus-Moore: The relation between the amount of ultra-violet light received by hens and the amount of antirachitic vitamin in the eggs produced. J. of biol. Chem. **66**, 595 (1925).
737. — -Titus: Should leg weakness in growing chicks be called rickets? J. of biol. Chem. **69**, 289 (1926).
738. Huguenin, J.: Contribution à l'étude de l'action antirachitique des substances irradiées. Thèse de Paris **1928**.
739. Huldschinsky: Heilung von Rachitis durch künstliche Höhensonne. Dtsch. med. Wschr. **45**, 712 (1919).
740. — Die Behandlung der Rachitis durch Ultraviolettbestrahlung. Dargestellt an 24 Fällen. Z. orthop. Chir. **39**, 426 (1920).
741. — Die Beeinflussung der Tetanie durch Ultraviolettlicht. Ein Beitrag zur Frage der cerebralen Rachitis. Z. Kinderheilk. **26**, 207 (1920).
742. — Die Ultraviolettherapie der Rachitis. Strahlenther. **11**, 435 (1920).
743. — Der Einfluß der Röntgenstrahlen auf die Rachitis. Ein weiterer Beitrag zur Strahlentherapie der Rachitis. Z. orthop. Chir. **42**, 240 (1922).
744. — Beitrag zur Kohlenbogenlichttherapie der Rachitis. Z. physik. Ther. **31**, 9 (1925).
745. — Die antirachitische Zone des Ultravioletts. Bemerkungen zum Artikel „Die kurzwelligsten ultravioletten Strahlen im Sonnenspektrum" von F. Dannmeyer, Otto Kestner und F. Peemöller. Klin. Wschr. **1926 II**, 1972.
746. — Dementia rachitica, Studien über die sog. cerebrale Komponente der Rachitis. Abh. Kinderheilk. **14**. Berlin: S. Karger 1926.
747. — Preventive irradiation of children against rickets. Brit. J. Actinother. **3**, 103 (1928).
748. — Therapie der Rachitis. Mschr. Kinderheilk. **38**, 52 (1928).
749. Hume-Nirenstein: Comparative treatment of cases of hunger-osteomalacia in Vienna, 1920, as outpatients with cod-liver oil and plant oil. Lancet **201**, 849 (1921).
750. — The effect of radiation with the mercury-vapour quartz lamp on the growth of rats fed on a diet deficient in vitamin A. Lancet **1922 II**, 1318.
751. — -Smith: The effect of air which has been exposed to the radiations of the mercury-vapour quartz lamp in promoting the growth of rats, fed on a diet deficient in fat-soluble vitamins. Biochemic. J. **17**, 364 (1923).
752. — — The effect of irradiation of the environment with ultra-violet light upon the growth and calcification of rats, fed on a diet deficient in fat-soluble vitamins. The part played by irradiated saw dust. Biochemic. J. **18**, 1334 (1924).
753. — — The effect of irradiation of the environment with ultra-violet light upon the growth and calcification of rats, fed on a diet deficient in fat-soluble vitamins. The part played by irradiated saw-dust II. Biochemic. J. **20**, 335 (1926).
754. Hume, E. M., N. S. Lucas and H. H. Smith: On the absorption of vitamin D from the skin. Biochemic. J. **21**, 362 (1927).
755. — H. H. Smith and J. Smedley-Mc Lean: The examination of yeast-fat for the presence of vitamins A and D before irradiation and vitamin D after irradiation. Biochemic. J. **22**, 27 (1928).

756. Hume, E. M., H. H. Smith and J. Smedley-Mc Lean: The examination of irradiated zymosterol for the presence of vitamin D. Biochemic. J. **22**, 980 (1928).
757. Hummel: Studien über Acidose und Alkalose. Mschr. Kinderheilk. **24**, 553 (1923).
758. Humphris, Fr. H.: Light in the prevention of rickets. Lancet **208**, 912 (1925).
759. Hunt: Renal infantilism. Amer. J. Dis. Childr. **34**, 234 (1927).
760. Hunter-Aub: Lead studies XV. The effect of the parathyroid hormone on the excretion of lead and of calcium in patients suffering from lead poisoning. Quart. J. Med. **20**, 123 (1927).
761. Hutchison, H. S.: Rickets in India. Glasgow. med. J. **97**, 145 (1922).
762. — and S. J. Shah: The etiology of rickets, early and late. Quart. J. Med. **15**, 167 (1922).
763. — and G. Stapleton: On late Rickets and Osteomalacia. Brit. J. Childr. Dis. **21**. 18 u. 96 (1924).
764. Hutinel-Harvier: Dystrophie ostéo-musculaire avec nanisme. Arch. Méd. Enf. **15**, 49 (1912).
765. — Sur une dystrophie speciale des adolescents. Rachitisme tardif avec une impotence musculaire, nanisme, obesité et retard des fonctions génitales. Gaz. Hôp. **85**, 27 (1912).
766. — Les néphrites dans la syphilis héréditaire infantile. Arch. Méd. Enf. **25**, 577 u. 641 (1922).
767. Ibrahim: In Feers Lehrbuch der Kinderheilkunde. Jena: Gustav Fischer 1922.
768. — Die Therapie der Rachitis. Im Handbuch der gesamten Therapie. Bd. 5, S. 163. Jena: Gustav Fischer 1927.
769. Ihlo: Die Behandlung der Rachitis und anderer Avitaminosen mit Kalk-Lebertran. Fortschr. Ther. **4**, 353 (1928).
770. Imai: Estimation of the calcium content in the blood serum of mothers who are nursing infants having rickets. J. of orient. Med. **2**, 174 (1924).
771. Ingvar, Sven: Contribution to the question of the percentage of calcium and phosphorus in the cerebro-spinal fluid in spasmophilia. Acta paediatr. (Stockh.) **8**, 198 (1928).
772. Inouye, T.: Experimental tetany and diet. Amer. J. Physiol. **70**, 524 (1924).
773. Iversen-Lenstrup: On Blodets Fosforindhold hos Smaalbörn. 1. Norsk Paediatr.-Kongr. **1919**.
774. Jacob-Durand: Néphrite chronique azotémique de l'adolescence et de l'enfance avec infantilisme. L'infantilisme rénal. Gaz. Hôp. **94**, 709 (1921).
775. Jacobson: Der gegenwärtige Stand der Physiologie der Nebenschilddrüsen. Erg. Physiol. **23**, 180 (1924).
776. Jahresberichte über die Fischerei Norwegens 1927. Bergen 1928.
777. Jalkowitz: Ein Beitrag zum Tetanieproblem. Mitt. Grenzgeb. Med. u. Chir. **40**, 120 (1926).
778. Japha: Krieg und Rachitis. Berl. klin. Wschr. **1919 II**, 921.
779. Jaubert: La cure héliomarine du rachitisme. Resultats obtenus et conclusions pratiques. Bull. Acad. Méd. **93**, 657 (1925).
780. Jeandelize: Insuffisance thyroïdenne et parathyroïdenne. Thèse de Paris **1903**.
781. Jeans-Tallermann: Postoperative acidosis in children. Brit. J. Childr. Dis. **21**, 268 (1924).
782. Jendrassik-Kemenyffi: Zur Kenntnis des D-Vitasterins I. Mitt. Über die Aktivierbarkeit des Cholesterins. Biochem. Z. **189**, 180 (1927).
783. — — Zur Kenntnis des D-Vitasterins II. Mitt. Über die Aktivierbarkeit des Ergosterins. Biochem. Z. **201**, 269 (1928).
784. Jephcott, H. and A. L. Bacharach: A rapid and reliable test for vitamin D. Biochem. J. **20**, 1351 (1926).
785. — — The quantitative estimation of vitamin D. Biochemic. J. **22**, 60 (1928).
786. Jeppson: Untersuchungen über die Bedeutung der Alkaliphosphate für die Spasmophilie. Z. Kinderheilk. **28**, 71 (1921).
787. Jobling-Pappenheimer-Heß: Experimental rickets in rats. Proc. N. Y. path. Soc. **22**, 2 (1923).
788. Jochims: Zur Frage der modernen Lebertrantherapie. Münch. med. Wschr. **1928 II**, Nr 43.
789. Johannsen: Beiträge zur Frage der Ätiologie der Spasmophilie. Acta paediatr. (Stockh.) **3**, 168 (1924).

790. Johnstone-Scott-Smith: Reports on the Irish Sea Cod Fishery. Fishery investing Ser. II. VI Nr 7 (1923).
791. Jones, Mart.: Hydrochloric acid therapy in rickets. J. amer. med. Assoc. **82**, 439 (1924).
792. — Studies on inorganic salt metabolism in dogs III. On certain factors which influence the deposition and resorption of bone. Amer. J. Physiol. **79**, 694 (1927).
793. Jones, J. H., Steenbock and Nelson: Fat soluble vitamins XXII. The comparative amounts of vitamin A and antirachitic factor in butter fat and cod liver oil. J. metabol. Res. **6**, 169 (1925).
794. — The effect of the administration of cod liver oil upon thyro-parathyroidectomized dogs. J. of biol. Chem. **70**, 647 (1926).
795. Joseph-Meltzer: The inhibitory action of sodium chloride upon the phenomena following the removal of the parathyroids in dogs. J. of Pharmacol. **2**, 361 (1910).
796. Jundell: A comparison between the medicinal-dietetic treatment and light treatment in rachitis. Acta paediatr. (Stockh.) **2**, 113 (1922).
797. — A comparison between the medicinal-dietetic treatment and light-treatment in rachitis II. Acta paediatr. (Stockh.) **4**, 204 (1925).
798. — Klinische Versuche über die Prophylaxe der Rachitis. Acta paediatr. (Stockh.) **5**, 1 (1925).
799. — Klinische Beiträge zur Prophylaxe der Rachitis II. Mitt. Acta paediatr. (Stockh.) **7**, 143 (1927).
800. — Klinische Versuche über Ersatzmittel für Lebertran bei der Prophylaxe der Rachitis. Acta paediatr. (Stockh.) **8**, 341 (1928).
801. — Medizinisch-diätetische Behandlung und Vorbeugung der Rachitis. Mschr. Kinderheilk. **38**, 59 (1928).
802. — Schädigungen durch antirachitische Mittel. Verh. dtsch. Ges. Kinderheilk. Wiesbaden **1929**.
802a. Jung, Fr.: The effect of ultraviolet light upon thyroparathyroidectomized rats. Amer. J. Physiol. **85**, 383 (1928).
802b. — Effects of ultraviolet light on parathyroidectomized rats. Endocrinology **12**, 81 (1928).
803. Kapsinow-Jackson: The prevention and cure of rickets by means of bile. Proc. Soc. exper. Biol. a. Med. **21**, 472 (1924).
804. Karelitz-Shohl: Rickets in rats I. Metabolism studies on high calcium-low phosphorus diets II. The effect of phosphate added to the diet of ricketic rats. J. of biol. Chem. **73**, 655 u. 665 (1927).
805. — Activated ergosterol in the treatment of rickets. Amer. J. Dis. Childr. **36**, 1108 (1929).
806. Karger, P.: Zur Kenntnis der cerebralen Rachitis. Mschr. Kinderheilk. **18**, 21 (1920).
807. — Über die ursächliche Bedeutung von Bestrahlungsschäden für das gehäufte Auftreten der Tetanie im Frühjahr. Jb. Kinderheilk. **109**, 1 (1925).
808. Karshner: Amer. J. Roentgenol. **28**, 442 (1927).
809. Kassowitz, M.: Die Phosphorbehandlung der Rachitis. Berl. klin. Wschr. **1884 I**, 31.
810. — Die Phosphorbehandlung der Rachitis. Z. klin. Med. **7**, 36 (1884).
811. — Praktische Kinderheilkunde. Berlin 1911.
812. — Gesamte Abhandlungen. Berlin 1914.
812a. Kassowitz, K.: Die Schmelzhypoplasie der Zähne als Index der Erkrankungen während der ersten Lebensjahre. Z. Kinderheilk. **38**, 224 (1924).
813. Kehrer: Über Tetanie Neugeborener. Jb. Kinderheilk. **77**, 629 (1913).
814. Kehrer, E.: Zur Pathogenese der Tetanie, insbesondere der sog. „Hemitetanie". Klin. Wschr. **1925 II**, 1906.
815. Kennedy-Palmer: The anti-rachitic properties of breast milk. Proc. Soc. exper. Biol. a. Med. **23**, 230 (1925).
816. Kerl: Zur Frage der Epithelkörperchenhyperplasien bei Osteomalcie und Osteoporose. Dtsch. med. Wschr. **1925 II**, 1271.
817. Kestner, O.: Strahlenmessung nördlich des Polarkreises. Pflügers Arch. **217**, 504 (1927).
818. Key: Brittle bones and blue sclera. Hereditary hypoplasia of the mesenchyme. Arch. Surg. **13**, 523 (1926).

819. Kirk, P. L. and C. G. King: Calcium distribution in blood. J. Labor. a. clin. Med. **11**, 928 (1926).
820. Kirsch: Die Aktivierung des antirachitischen Faktors in der Trockenhefe. Biochem. Z. **196**, 294 (1928).
821. Klein: Effects of massive doses of irradiated ergosterol. Prelim. rep. J. amer. med. Assoc. **92**, 621 (1929).
822. Kleinmann: Untersuchungen über die Bedingungen der Kalkablagerung in tierischen Geweben. Virchows Arch. **268**, 686 (1928).
823. — Über die Bedingungen der Kalkablagerung in tierischen Geweben. I. Die Zustandsform des Calciums in Geweben und Gewebssäften. II. Untersuchungen über die Acidität des Gewebes bei der dystrophischen Verkalkung. III. Experimentelle Verkalkung durch Zuführung von Kalksalzen. Biochem. Z. **196**, 78, 146 u. 161 (1928).
824. af Klercker-Odin: Zur Frage der Genese der sog. Phosphattetanie. Acta paediatr. (Stockh.) **5**, 79 (1925).
825. Kling: Über die elektrische Erregbarkeit der motorischen Nerven während des anaphylaktischen Zustandes. Z. Immun.forschg **13**, 43 (1912).
826. Klinger: Beiträge zur pharmakologischen Wirkung des Guanidins. Arch. f. exper. Path. **90**, 129 (1921).
827. Klinke, K.: Das Hühnerei in der Ernährung der Spasmophilen. J. Kinderheilk. **114**, 1 (1926).
828. — Zustandsform des Serumcalciums und ihre pathologische Bedeutung. Klin. Wschr. **1927 I**, 791.
829. — Neuere Ergebnisse der Calciumforschung. Erg. Physiol. **26**, 235 (1928).
830. — Zur Pathogenese der Tetanie. Dtsch. med. Wschr. **1928 I**, 823.
831. — Physikalische und chemische Bedingungen der Knochenbildung. Klin. Wschr. **1928 II**, 1327.
832. — Nephrose und Tetanie. Jb. Kinderheilk. **123**, 300 (1929).
833. Klose, H.: Beiträge zur Pathologie und Klinik der Thymusdrüse. Jb. Kinderheilk. **78**, 653 (1913).
834. Klose, E.: Beobachtungen über die therapeutische Wirkung des Calciums und des Magnesiums bei der Spasmophilie. Mschr. Kinderheilk. **13**, 517 (1916).
835. Klotz: Die Rachitis. Erg. inn. Med. **24**, 254 (1923).
836. — Rachitis. Un Bergmanns-Staehelins Handbuch innerer Med. 2. Aufl. Bd. 4, S. 1. Berlin 1925.
837. — Beitrag zur Klinik der Rachitis. Z. Kinderheilk. **41**, 51 (1926).
838. — Physiologische Kraniotabes. Mschr. Kinderheilk. **40**, 518 (1928).
839. Kneschke: Blutkalk und Lichtbehandlung der Rachitis. Klin. Wschr. **1923 II**, 1935.
839a. Knöpfelmacher: Vigantol in der Rachitistherapie. Wien. med. Wschr. **1927 II**, Nr 44.
840. Knoflach: Behandlung der Knochenbrüche mit bestrahltem Ergosterin. Wien. klin. Wschr. **1928 I**, Nr 21.
841. Knudson-Coolidge: Effect of a high voltage cathode rays on rickets and on the activation of cholesterol. Proc. Soc. exper. Biol. a. Med. **24**, 363 (1927).
842. — -Moore: Comparison of the antirachitic potency of ergosterol irradiated by ultra-violet light and by exposure to cathode rays. J. of biol. Chem. **81**, 49 (1929).
843. Koch, J.: Die Infektion als Ursache der rachitischen Knochenstörung. Z. orthop. Chir. **42**, 240 (1922).
844. Koch, El. M., Cahan, M. H. and R. G. Gustavson: The antirachitic properties of certain lipoids. J. of biol. Chem. **67**, LII (1926).
845. Koch-Cahan: Inorganic blood phosphate: Studies of rats on rachitic and nonrachitic diets. Amer. J. Dis. Childr. **34**, 187 (1927).
846. Koehler: Acid-base equilibrium I. Clinical studies in alkalosis. Arch. int. Med. **31**, 590 (1923).
846a. König-Lenart: Über die Blutzuckerregulation bei Rachitis. Jb. Kinderheilk. **115**, 271 (1927).
847. Kohl-Geffcken-Richter: Das Vitaminproblem in der Rachitistherapie. Mschr. Kinderheilk. **34**, 227 (1926).

848. Korenchevsky: Experimental rickets in rats. Brit. med. J. **3171**, 547 (1921).
849. — The influence of parathyroidectomy on the skeleton of animals normally nourished, and on rickets and osteomalacia produced by deficient diet. J. of Path. **25**, 366 (1922).
850. —-Carr: The influence of the mother's diet during pregnancy and lactation upon the growth, general nourishment and skeleton of young rats. J. of Path. **26**, 389 (1923).
851. — — Further experiments on the influence of the parents diet upon the young. II. The influence upon the young of an excessive amount of fat-soluble factor and calcium in the mother a diet during pregnancy. Biochemic. J. **18**, 1313 (1924).
852. — The effects of calcium glycerophosphate, sodium glycerophosphate and sodium dihydrogen phosphate upon the skeleton of rats on a diet deficient only in fat-soluble factor. Biochemic. J. **19**, 101 (1925).
853. Kozitschek: Über den Einfluß von Gemüsepreßsaft auf den Kalkstoffwechsel bei Rachitis. Mschr. Kinderheilk. **26**, 65 (1923).
854. Krajewska: Osteomalacie in Bosnien. Wien. med. Wschr. **1900 I**, 1786.
855. Kramer-Tisdall-Howland: Observations on infantile tetany. Amer. J. Diss. Childr. **22**, 431 (1921).
856. —-Casparis-Howland: Ultraviolet radiation in rickets. Effect on the calcium and inorganic phosphorus concentration of the serum. Amer. J. Dis. Childr. **24**, 20 (1922).
857. —-Howland: Factors which determine the concentration of calcium and of inorganic phosphorus of the serum of rachitic rats. Bull. Hopkins Hosp. **33**, 313 (1922).
858. —-Boone: The effect of sunlight upon the concentration of calcium and of inorganic phosphorus of the serum of rachitic children. Proc. Soc. exper. Biol. a. Med. **20**, 87 (1922).
859. Kramer, B.: Rickets in infants. Treatment with irradiated milk. Amer. J. Dis. Childr. **30**, 195 (1925).
860. Kramer-Saher-Shelling: Fractionation of irradiated cholesterol II. Antirachitic potency of the fractions. J. of biol. Chem. **71**, 221 (1926).
861. — — Composition of bone. II. Pathological calcification. IV. Primary calcification. J. of biol. Chem. **79**, 121 u. 147 (1928).
862. Kreitmair-Moll: Hypervitaminose durch große Dosen Vitamin D. Münch. med. Wschr. **1928 I**, 637.
863. — Experimentelle Rachitiserzeugung bei Hühnern und deren Beeinflussung durch bestrahltes Ergosterin. Verh. dtsch. pharmakol. Ges. **1927**.
864. —-Hintzelmann: Über sklerotische Organveränderungen, insonderheit der Arterien. I. Mitt. Versuche mit aktiviertem Ergosterin. Arch. f. exper. Path. **137**, 203 (1928).
865. Krekeler: Experimentelle Untersuchungen über die antirachitische Wirkung der mit einer neuen Quecksilberquarzlampe bestrahlten Milch. (Vorl. Mitt.) Berl. tierärztl. Wschr. **1927 II**, Nr 47, 789.
866. Kroetz: Zur Biochemie der Strahlenwirkungen. I. Mitt. Der Einfluß ultravioletter und Röntgenstrahlen auf die aktuelle Blutreaktion und auf die Erregbarkeit des Atemzentrums. II. Mitt. Der Einfluß der ultravioletten und Röntgenbestrahlung auf den Wasser-, Salz- und Eiweißbestand des Serums. Biochem. Z. **151**, 146 u. 449 (1924).
867. — Über Wirkungen des bestrahlten Ergosterins auf den gesunden Erwachsenen. Klin. Wschr. **1927 I**, 1171.
868. Kucerenko: Zur Frage über Hydropyonephrose infolge einer Harnleiteratonie. Z. urol. Chir. Ref. **21**. 103 (1927).
869. Kühnau-Nothmann: Über die Guanidintoxikose und ihre Beziehungen zur Tetanie. Z. exper. Med. **44**, 505 (1925).
870. Kunde-Williams: Experimental cretinism. II. The influence of the thyroid gland on the production and control of experimental rickets. Amer. J. Physiol. **83**, 245 (1927).
871. Küster-Hörth: Über das Vorkommen von Ergosterin im Rinderblut. Ber. dtsch. chem. Ges. **61**, 809 (1928).
872. Lakschewitz: Läßt sich der Körper für ultraviolette Strahlen sensibilisieren? Mschr. Kinderheilk. **34**, 159 (1926).

873. Landsberger: Zur Frage der Ammoniakbildung beim Säugling. Z. Kinderheilk. **39**, 597 (1925).
874. —-Silber: Zum Kohlenhydratstoffwechsel bei Rachitis und Tetanie. Jb. Kinderheilk. **117**, 9 (1927).
875. Lang, F. J.: Zur Frage der experimentellen Rachitis. Arch. klin. Chir. **134**, 805 (1925).
876. — Über die genetischen Beziehungen zwischen Osteomalacie-Rachitis und Ostitis fibrosa. Virchows Arch. **257**, 594 (1925).
877. — Ostitis fibrosa generilisata und Osteomalacie-Rachitis in ihren gegenseitigen Beziehungen. Klin. Wschr. **1926 I**, 228.
878. Lange, R.: Epithelkörperchentransplantation bei kindlicher Tetanie. Mschr. Kinderheilk. **18**, 328 (1920).
879. Langer: Die Entwicklung der neuen Rachitistherapie. Med. Klin. **1928 II**, Nr 42.
880. Langstein-Vollmer: Percutane Hormoneinverleibung und percutane Hormonbehandlung der Rachitis. Z. Kinderheilk. **38**, 415 (1924).
881. — — Zur percutanen Hormontherapie der Rachitis mit „Hormocutan". Z. Kinderheilk. **39**, 187 (1925).
882. — — Zur Hormocutantherapie der Rachitis. Z. Kinderheilk. **39**, 751 (1925).
883. — Die Behandlung der Rachitis. Med. Klin. **1929 I**, 93.
884. Larsson-Wernstedt: Zur Frage von der Natur der spasmophilen Diathese. Z. Kinderheilk. **18**, 7 (1918).
885. Lasch-Wertheimer: Über die Wirkung der künstlichen Höhensonne auf den Stoffwechsel. Mschr. Kinderheilk. **22**, 260 (1921).
886. — Über die Wirkung der künstlichen Höhensonne auf den Stoffwechsel Dtsch. med. Wschr. **1921 I**, 1063.
887. —-Miemietz: Zur Kenntnis des Ablaufs einiger rachitischer Symptome mit besonderer Berücksichtigung des Einflusses der Sonnenstrahlen. Jb. Kinderheilk. **109**, 134 (1925).
888. —-Behrens: Über die Wirkung des Ergosterins auf die Rachitis. Dtsch. med. Wschr. **1927 II**, 1552.
889. Lasch, Fr.: Über den Einfluß von bestrahltem Ergosterin (Vigantol) auf den Cholesterin- und Calciumgehalt des Blutserums beim Erwachsenen. Klin. Wschr. **1928 II**, 2148.
890. Lathrop, Fr. W.: Renal dwarfism. Arch. int. Med. **38**, 612 (1926).
891. Latzko: Zur Diagnose und Frequenz der Osteomalacie. Mschr. Geburtsh. **1** (1895).
892. — Beiträge zur Diagnose und Theorie der Osteomalacie. Mschr. Geburtsh. **6** (1897).
893. Lederer: Chronische Bronchitis, Bronchialasthma und Bronchotetanie. Erg. inn. Med. **19**, 564 (1920).
894. Leenhardt-Chaptal: Influence des rayons ultra-violet sur la valeur de la réserve alcaline du sang des nourrissons et des enfants. C. r. Soc. Biol. Paris **97**, 17 (1927).
895. — — Les états acidosiques de l'enfance. III. Acidose et rachitisme. Bull. Soc. méd. Biol. Montpellier **8**, 465 (1927).
896. Leersum van: On the effect of hematoporphyrin on the deposition of calcium in the bones of rachitic rats. J. of biol. Chem. **58**, 835 (1924).
897. — Prophylaktischer Gebrauch von Lebertran. Zit. nach Zbl. Kinderheilk. **22**, 24 (1928).
898. Lehmann, Fr.: Über Knochenveränderungen beim intestinalen Infantilismus. Mschr. Kinderheilk. **30**, 124 (1925).
899. Lehndorff-Mautner: Die Cöliakie. Herters intestinaler Infantilismus, Heubners schwere Verdauungsinsuffizienz jenseits des Säuglingsalters. Erg. inn. Med. **31**, 456 (1927).
900. Lehnerdt: Warum bleibt das rachitische Knochengewebe unverkalkt? Erg. inn. Med. **6**, 120 (1910).
901. —-Weinberg: Die Behandlung der Rachitis mit Adrenalin. Münch. med. Wschr. **1921 II**, 1482.
902. Leigh-Clare, J. L.: The effect of excessive radiation with ultra-violet light upon the growth of rats. Biochemic. J. **21**, 208 (1927).
903. Leigh and Leigh-Clare: A search for vitamin D in the diatom Nitzschia Closterium (W. Sm.). Biochemic. J. **21**, 368 (1927).
904. —-Clare: A note on the vitamin D content of the stomach oil of the Australasian petrel (Aestralata lessoni). Biochemic. J. **21**, 725 (1927).

905. Leitch: The use of para-thor-mone in the treatment of infantile tetony. Canad. med. Assoc. J. **17**, 1321 (1927).
906. Lesné-Vagliano: De l'influence du lait de femme sur le rachitisme expérimental. C. r. Soc. Biol. Paris **91**, 134 (1924).
907. Lesné, de Gennes, Vagliano: L'étiologie et la pathogénie du rachitisme. Nourrisson **12**, 428 (1924).
908. —-Turpin, Zizine: De l'influence des irradiations lumineuses sur la teneur en calcium d'un organisme normal en voie de croissance. C. r. Soc. Biol. Paris **91**, 1378 (1924).
909. — — Guillaumin: Recherches cliniques et expérimentales sur la tetanie infantile. Rev. franç. Pédiatr. **1**, 40 (1925).
910. — — — A propos du traitement de la spasmophilie par les rayons ultra-violets. Bull. Soc. Pediatr. Paris **23**, 242 (1925).
911. — de Gennes: Le traitement du rachitisme par les rayons ultraviolets. J. Méd. franç. **14**, 336 (1925).
912. —-Turpin: La spasmophilie; acquisitions récentes cliniques et physio-pathogéniques. Presse méd. **34**, 1 (1926).
913. Lestocquoy, Ch.: Le traitement du rachitisme et de la tétanie par les rayons ultraviolets. Bull. méd. **39**, 622 (1925).
914. Levinsohn: Rickets in the negro. Effect of treatment with ultraviolet rays. Amer. J. Dis. Childr. **34**, 955 (1927).
915. Levy-Solal, Christou, Dalsace: Pouvoir antirachitique des huiles vegetales vieillies irradiées et administrées par voie parentérale ou sous-cutanée. C. r. Soc. Biol. Paris **95**, 552 (1926).
916. Lichtenstein: Zur Kenntnis des sog. intestinalen Infantilismus (Heubners „Schwere Verdauungsinsuffizienz“). Acta paediatr. (Stockh.) **1**, 105 (1921).
917. Liégeois, F.: I. L'equilibre acide base-dans le rachitisme animal spontané. II. Equilibre acide-base et traitement du rachitisme. C. r. Soc. Biol. Paris **98**, 1445 u. 1448 (1928).
918. Lindberg: Über Tetanie und Neutralitätsregulierung. Hygiea (Stockh.) **1924**, 258.
919. Lipschütz: I. Zur Physiologie des Phosphorhungers im Wachstum. II. Die biologische Bedeutung des Caseinphosphors für den wachsenden Organismus. Pflügers Arch. **143**, 91, 99 (1912).
919a. Liu, Shih-Hao: A comparative study of the effects of varions treatments on the calcium and phosphorus metabolism on the tetany. I. Chronic juvenile tetany. J. clin. Invest. **5**, 259 (1928).
920. Lobeck: Über experimentelle Rachitis an Ratten. Frankf. Z. Path. **30**, 402 (1924).
921. Löning: Über Spasmophilie und Vagotonie (Kalkhunger) nach kurzwelliger Bestrahlung. Strahlenther. **31**, 313 (1929).
922. Loll: Wesen und Ursache der Kriegsosteopathie. Wien. klin. Wschr. **1923** II, 746.
923. — Die quantitative Analyse der Knochenasche bei Kriegsosteopathie. Biochem. Z. **135**, 493 (1925).
924. Lombardi, C.: Fenomeno del facciale e tasso calcemico nella seconda infanzia. Riv. Clin. pediatr. **24**, 649 (1926).
925. Looser: Spätrachitis und die Beziehungen zwischen Rachitis und Osteomalacie. Mitt. Grenzgeb. Med. u. Chir. **18**, 679 (1908).
926. — Über pathologische Formen von Infraktionen und Callusbildungen bei Rachitis und Osteomalacie und anderen Knochenerkrankungen. Zbl. Chir. **1920**, Nr 48.
927. — Über Spätrachitis und Osteomalacie. Klinische, röntgenologische und pathologisch-anatomische Untersuchungen. Dtsch. Z. Chir. **152**, 210 (1920).
928. Lubarsch: Beiträge zur pathologischen Anatomie und Pathogenese der Unterernährungs- und Erschöpfungskrankheiten. Beitr. path. Anat. **69**, 242 (1921).
929. Lucas: A form of late rickets associated with alluminuria. Lancet **1883 I**, 993.
930. Luce, E.: The size of the parathyroids of rats, and the effect of a diet deficiency of calcium. J. of Path. **26**, 200 (1923).
931. — I. The influence of diet and sunlight upon growth-promoting and anti-rachitic properties of the milk afforded by a cow. II. Further observations on the influence of sunlight upon the growth-promoting and anti-rachitic properties of cow's milk. Biochemic. J. **18**, 716 u. 1279 (1924).

932. **Luce**, E.: Glass screens for the transmission of the light radiations curative of rickets. J. biol. Chem. **71**, 187 (1926).
933. — und **Smedley-Mc Lean**: The presence of vitamin A in yeast fat. Biochemic. J. **19**, 47 (1925).
934. **Luckhardt** und **Goldberg**: Preservation of the life of completely parathyroidectomized dogs by means of the oral administration of calcium lactate. J. amer. med. Assoc. **80**, 79 (1923).
935. **Luckhardt** und **Compere**: Increased gastrointestinal permeability as a possible factor in parathyroid tetany. Proc. Soc. exper. Biol. a. Med. **21**, 523 (1924).
936. – **Waud** und **Brannon**: On the prevention of parathyroid tetany by oral adminstration of magnesiumchloride. Amer. J. Physiol. **76**, 228 (1926).
937. **Lust**: Das Peronäussphänomen — ein Beitrag zur Diagnose der Spasmophilie (Tetanie) im Kindesalter. Münch. med. Wschr. **1911 II**, Nr 32.
938. – Über den Einfluß der Alkalien auf die Auslösung spasmophiler Zustände. Münch. med. Wschr. **1913 II**, 1482.
939. **Maaß**: Zur Pathogenese der rachitischen Wachtumsstörung. Jb. Kinderheilk. **95**, 267 (1921).
940. **Mc Callum-Voegtlin**: On the relation of the parathyroid to calcium metabolism and the nature of tetany. Bull. Hopkins Hosp. **19**, 91 (1908).
941. – – On the relation of tetany to the parathyroid glands and to calcium metabolism. J. of exper. Med. **11**, 118 (1909).
942. – Die Nebenschilddrüsen. Erg. inn. Med. **11**, 569 (1913).
943. – Über die Erregbarkeit der Nerven bei Tetanie. Mitt. Grenzgeb. Med. u. Chir. **25**, 941 (1913).
944. —-**Vogel**: Further experimental studies in tetany. J. of exper. Med. 18, 618 (1913.)
945. —-**Lambert-Vogel**: The removal of calcium from the blood by dialysis in the study of tetany. J. of exper. Med. **20**, 149 (1914).
946. —-**Linz-Vermilye-Leggett-Boas**: The effect of pyloric obstruction in relation to gastric tetany. Bull. Hopkins Hosp. **31**, 1 (1920).
947. **Mac Clendon** and **Shuck**: The presence of anti-ophthalmic vitamin and the absence of anti-rachitic vitamin in dried spinach. Proc. Soc. exper. Biol. a. Med. **20**, 288 (1923).
948. **Mac Cann**: J. amer. med. Assoc. **88**, 566 (1927).
949. **Mac Clure, Chancellor**: Über die diastatische Wirkung des Kinderharns. Z, Kinderheilk. **11**, 483 (1914).
950. **Mc Collum, Simmonds, Parsons, Shipley-Park**: Studies on experimental rickets. I. The production of rachitis and similar disease: of the rat by deficient diets. J. of biol. Chem. **45**, 333 (1921).
951. — — **Shipley, Park**: A delicate biological test for calcium-depositing substances. Proc. Soc. exper. Biol. a. Med. **19**, 123 (1921).
952. — — — — Studies on experimental rickets. VII. The production of rickets by diets low in phosphorus and fat soluble A. J. of biol. Chem. **47**, 507 (1921).
953. — — — — Studies on experimental rickets. VI. The effects on growing rats of diets deficient in calcium. Amer. J. Hyg. **1**, 492 (1921).
954. — — **Mc Kinney, Shipley und Park**: Studies on experimental rickets. XVII. The effects of diets deficient in calcium and in fat-soluble A in modifying the histological structure of the bones. Amer. J. Hyg **2**, 97 (1922).
955. — —-**Shipley-Park**: Studies on experimental rickets. XV. The effect of starvation on the healing of rickets. Bull. Hopkins Hosp. **33**, 31 (1922).
956. — — — — Studies on experimental rickets. XII. Is there a substance other than fat-soluble A associated with certain fats which plays an important rôle in bone development. J. of biol. Chem. **50**, 5 (1922).
957. — — — — Studies on experimental rickets. XIV. A delicate biological test for calcium depositing substances. J. of biol. Chem. **51**, 41 (1922).
958. — — -**Becker-Shipley**: Studies on experimental rickets. XXI. An experimental demonstration of the existence of a vitamin which promotes calcium deposition. Bull. Hopkins Hosp. **33**, 229 (1922).
958a. — — — — Studies on experimental rickets. XXI. An experimental demonstration of the existence of a vitamin which promotes calcium deposition. J. of biol. Chem. **53**, 293 (1922).

959. McCollum, Simmonds, Shiplei-Park: Studies on experimental rickets. XXVII. Variation of vitamin D content of butter fat as a factor in development of rickets induced by diets suitable for preparing rats for the line test. J. of biol. Chem. **70**, 437 (1926).
960. — — — — Studies on experimental rickets. XXVIII. Does vitamin D pass into the milk? Amer. J. Dis. Childr. **33**, 230 (1927).
961. — — Neue Ernährungslehre. Berlin: Urban u. Schwarzenberg 1928.
962. Mackay-Shaw: Foodstuffs irradiated with ultraviolet light: Their effect on the bone lesions of rachitic children. Brit. med. J. **3373**, 344 (1925).
963. Mackuth: Erregbarkeit und Struktur des Froschnerven. Pflügers Arch. **214**, 612 (1926).
964. Macy-Outhouse: The vitamin content of milk used in infant feeding. Amer. J. Dis. Childr. **37**, 379 (1929).
965. Maffai: Der Kretinismus in den nordischen Alpen. Erlangen 1855.
966. Magliano: L'azione delle vitamine A e B aggiunte alla razione degli animali in accrescimento. Riv. Biol. **7**, 619 (1925). Zit. nach Zbl. Kinderheilk. **20**, 402.
967. Magnus-Duken: Über Rachitisbehandlung. Arch. orthop. Chir. **21**, 43 (1922).
968. Mainzer: Über eine Störung des Säurebasengleichgewichtes bei der idiopathischen Tetanie des Erwachsenen. Klin. Wschr. **1926 II**, 1329.
969. — Über eine Störung des Säurebasengleichgewichtes bei der idiopathischen Tetanie des Erwachsenen. Z. exper. Med. **52**, 103 (1926).
970. — Über spasmophile Zustände bei Urämie. Z. exper. Med. **56**, 498 (1927).
971. Major, R. H., Th. G. Orr, und C. J. Weber: Observations on the blood guanidine in tetania parathyreopriva. Bull. Hopkins Hosp. **40**, 287 (1927).
972. Malmberg: Some histological organic changes after cod. liver oil medication. Acta paediatr. (Stockh.) **8**, 364 (1928).
973. Mandl: Klinisches und Experimentelles zur Frage der lokalisierten und generalisierten Ostitis fibrosa. Arch. klin. Chir. **143**, 245 (1926).
974. Manfredi, M.: Contributo al trattamento del rachitismo colla lampada di quarzo a vapori di mercurio. Arch. di Ortop. **41**, 389 (1925).
975. Mansbacher: Beitrag zur Ergosterintherapie der manifesten Spasmophilie. Z. Kinderheilk. **46**, 468 (1928).
976. Marek, J.: Wesen, gegenseitige Beziehung und Therapie der Rachitis, der Osteomalacie und der Osteoporose. Arch. Tierheilk. **51**, 1 (1924).
977. Marfan: Quatre leçons sur le rachitisme. Nourrisson **10**, 65, 145 u. 228, 289 (1922).
978. — Sur l'étiologie et la pathogénie du rachitisme. Nourrisson **12**, 432 (1924).
979. — Le rachitisme experimental. Rachitisme et lumière. Rachitisme et huile de foie de morue. Presse méd. **33**, 49, 97 u. 161 (1925).
980. — Rachitisme et lumière. Bull. Soc. méd. Hôp. Paris **41**, 791 (1925).
981. — Symptomes et lésions qui accompagnent les deformations osseuses du rachitisme. Le syndrome rachitique. Paris méd. **16**, 359 (1926).
982. — Le cranio-tabes. Nourrisson **15**, 99 (1927).
983. — Traitement du rachitisme. Paris méd. **17**, 358 (1927).
984. — et Odier-Dollfus: Essais de traitement du rachitisme et de la tétanie par l'ergostérol irradié. Bull. Soc. Pediatr. Paris **26**, 131 (1928).
985. Mark: Hexosephosphorsäure im wachsenden Organismus. Z. exper. Med. **51**, 124 (1925).
986. Marrack and Thacker: The state of calcium in body fluids. Biochemic. J. **20**, 580 (1926).
986a. Marriott-Howland: Phosphate retention as a factor in the production of acidosis in nephritis. Arch. int. Med. **18**, 708 (1916).
987. Marshall Hall 1845. Zit. nach Jb. Kinderkrankh. **5** (1845).
988. Maslow-Shelling-Kramer: Irradiated orange juice. Its value as an antirachitic agent. Bull. Hopkins Hosp. **39**, 56 (1926).
989. Matti: Physiologie und Pathologie der Thymusdrüse. Erg. inn. Med. **10**, 1 (1913).
990. Maughan: Ultra-violet wave lengths valuable in the cure of rickets in chickens. Amer. J. Physiol. **87**, 381 (1928).
991. Maxwell: Osteomalacia in China. China med. J. **37**, 625 (1923).

992. Maynard-Goldberg-Miller: The influence of sunlight on bone development in swine. J. of biol. Chem. **65**, 643 (1925).
993. Means, J. H., A. V. Bock and M. N. Woodwell: Studies of the acid-base equilibrium in disease from the point of view of blood gases. J. of exper. Med. **33**, 201 (1921).
994. Medes, Gr.: Rats on diets high in phosphorus and low in calcium. Proc. Soc. exper. Biol. a. Med. **23**, 679 (1926).
995. Mellanby, E.: The present state of knowledge concerning accessory food factors. Med. Res. Counc. Spec. Rep. **38** (1919).
995a. — Exper. rickets. Med. Council Ser. 61. London 1921.
996. — Some common defects of diet and their pathological siquificance I/II. Brit. med. J. **1922 II**, 790 u. 831.
997. — The rickets-producing effect of dried thyroid. J. of Physiol. **57 II** (1922).
998. — The effect of cereals and their interaction with other factors of diet and environment on producing rickets. Med. Res. Counc. Spec. Rep. Ser. **93** (1925).
999. — The presence in foodstuffs of substance having specific harmful effects under certain conditions. J. of Physiol. **61**, XXIV (1926).
1000. — and Surie, Harrison: The antirachitic effect of ergot. J. of Physiol. **65** (1928).
1001. Mellanby, M.: An experimental study of the influence of diet on teeth formation. Lancet **1918 II**, 767.
1002. — The structure of human teeth. Brit. dent. J. **48**, 737 (1927).
1003. — The influence of diet on the structure of teeth. Physiol. Rev. **8**, 545 (1928).
1004. — The chief dietetic and environmental factors responsible for the high incidence of dental caries: Correlations between animal and human in vestigations. Brit. dent. J. 15. Juli **1928**, 1—24.
1005. Mellanby-Pattison: The action of vitamin D in preventing the spread and promoting the arrest of caries in children. Brit. med. J. **3545**, 1079 (1928).
1006. Mengert, E.: Über vorbeugende Höhensonnenbestrahlung gegen Rachitis. Dtsch. med. Wschr. **1921 I**, 675.
1007. Meslay, R. F.: Contribution à l'étude anatomo-clinique de l'ostéomalacie. Thèse de Paris **1896**.
1008. Meyer, H.: Zur Differentialdiagnose der Rachitis und Osteopsathyrose. Z. Kinderheilk. **44**, 530 (1927).
1009. Meyer, L. F.: Treatment of rickets by ultra-violet light. Internat. Clin. **4**, 176 (1921).
1010. v. Meysenbug-Mc Cann: The diffusible calcium of the blood serum II. Human rickets and experimental dog tetany. J. of biol. Chem. **47**, 541 (1921).
1011. — The inorganic phosphate content of breast milk of mothers with normal and with rachitic infants. Amer. J. Dis. Childr. **24**, 200 (1922).
1012. Miles and Chi-Tung Feng: Calcium and phosphorus metabolism in Osteomalacia. J. of exper. Med. **41**, 137 (1925).
1013. Miller: Chronic intestitial nephritis with infantilsim. Proc. roy. Soc. Med., Sect. Dis. Childr. **5 I**, 38 (1912).
1014. —-Parsons: Renal infantilism. Brit. J. Childr. Dis. **9**, 289 (1912).
1015. Minor-Pappenheimer: Hyperplasia of the parathyroid glands in rickets. Proc. N. Y. path. Soc. **21**, 98 (1921).
1016. Miraglia, M.: Azione terapeutica dei raggi ultravioletti nella tetania con speciale riguardo alle variazioni del contenuto in calcio del sangue. Pediatria **34**, 1116 (1926). Ref. Zbl. Kinderheilk. **20**, 250 (1927).
1017. Möller, P.: Cod liver oil and chemistry. London 1895.
1018. Moll: Die Behandlung der Säuglingstetanie mit dem Collipschen Parathormon. Wien. klin. Wschr. **1928 I**, Nr 9.
1019. Mond-Netter: Über den Zustand des Calciums im Serum. Pflügers Arch. **212**, 558 (1926).
1020. Moore-Dennis: Craniotabes. Its prevalence and significance. Amer. J. Dis. Childr. **30**, 683 (1925).
1021. Morel: L'acidose parathyreoprive. J. Physiol. et Path. gén. **13** (1911).
1022. Moritz, The state of the serum calcium in experimental hypo- and hypercalcemia. J. of biol. Chem. **66**, 343 (1925).
1023. Morpurgo, B.: Über eine infektiöse Form der Osteomalacie bei weißen Ratten. Beitr. path. Anat. **28**, 620 (1900).

1023a. Morpurgo, B.: Durch Infektion hervorgerufene malacische und rachitische Skeletveränderungen an jungen weißen Ratten. Zbl. Path. **13**, 113 (1902).
1024. Moro: Über den Frühlingsgipfel der Tetanie. Münch. med. Wschr. **1919 II**, 1281.
1025. — Über Eier als Kindernahrung. Dtsch. med. Wschr. **1924 II**, 1296.
1026. — Über die Tetanie als Saisonkrankheit und vom biologischen Frühjahr. Klin. Wschr. **1926 I**, 925.
1027. Morris: Anoxaemie and the increased electrical excitability of the neuromyone. Brit. J. exper. Path. **3**, 101 (1922).
1028. Morton, R. A., J. M. Heilbron and E. D. Kamm: The absorption spectrum of ergosterol in relation to the photosynthetic formation of vitamin D. J. chem. Soc. Lond. **1927**, 2000.
1029. Mosse, K.: Das Facialisphänomen des älteren Kindes. Jb. Kinderheilk. **99**, 244 (1922).
1030. Mouriquand-Bertoye: Hérédo-syphilis et spasmophilie. Résultats du traitement par les rayons ultra-violets. Soc. Pédiatr. Paris **23**, 223 (1925).
1031. — — La spasmophilie (étude clinique et thérapeutique). J. méd. Lyon **1**, 85 (1926).
1032. —-Leulier-Schoen: Lait irradié et rachitisme. Lait 8, 82 (1928).
1033. — —-Bernheim-Schoen: Recherches sur les fixateurs du calcium. Presse méd. **36**, 209 (1928).
1034. Mouzon: Presse méd. Paris 30. Nov. **1927**.
1035. Müller, W.: Experimentelle Untersuchungen über mechanisch bedingte Umbildungsprozesse am wachsenden und fertigen Knochen und ihre Bedeutung für die Pathologie der Knochen, insbesonders für die Epiphysenstörungen bei rachitisähnlichen Erkrankungen. Bruns' Beitr. **127**, 251 (1922).
1036. — Neue Experimente zur Frage des Einflusses der mechanischen Beanspruchung auf Knochen und Wachstumzonen. Bruns' Beitr. **130**, 459 (1923).
1037. — Die Veränderungen an den Epiphysenfugen bei abnormer mechanischer Beanspruchuug und ihre Beziehungen zu den rachitischen Veränderungen. Münch. med. Wschr. **1923 I**, 44.
1038. Müller, E.: Das gesamtklinische Bild, Theorien der Ursachen und diätetische Behandlung der Rachitis. Z. orthop. Chir. **42**, Beil.-H. 2, 198 (1922).
1039. Müller, H.: Les rayons ultra-violets et le rachitisme. Rev. d'Hyg. **47**, 827 (1925).
1040. Muhl, G.: The fat-absorption and the calcium metabolism of prematurely born infants. Being a contribution to the knowledge of the pathogenesis of rachitis in those infants. Acta paediatr. (Stockh.) **5**, 188 (1925).
1041. Murdoch: A study of phosphorus absorption, in normal and rachitic children. Arch. Dis. Childh. **2**, 285 (1927).
1042. Naish: Infantilism with chronic interstitial nephritis. Brit. J. Childr. Dis. **9**, 337 (1912).
1043. Nassau: Zur Klinik der manifesten Tetanie im Säuglingsalter. Z. Kinderheilk. **28**, 310 (1921).
1044. — Die Tetanie der Kinder. Erg. Med. **7**, 357 (1926).
1045. Nelken: Über den Einfluß der Guanidinvergiftung auf den Ca- und Phosphatgehalt des Blutes. Z. exper. Med. **32**, 348 (1923).
1046. Nelson-Steenbock: Fat soluble vitamins XXIV. The non-precipitability of the antiophthalmic and antirachitic properties from cod-liver oil by digitonin. J. of biol. Chem. **64**, 299 (1925).
1047. — — Fat soluble vitamins XXV. Further observations on the antirachitic action of irradiated animals on the non-irradiated when placed in the same cage. Amer. J. Physiol. **73**, 341 (1925).
1048. Netter: Bons effets de l'administration du chlorine de calcium dans la tetanie etc. C. r. Soc. Biol. Paris **62**, 376 (1909).
1049. Neumann: Der Säugling im Hochgebirge. Dtsch. med. Wschr. **1909 II**, 2167.
1050. Niderehe: Über den Einfluß der Tetania gravidarum auf die Frucht. Arch. Gynäk. **116**, 360 (1922).
1051. Niederhoff: Über die chemische Wirkung von Lebertran und Adrenalin auf die photographische Platte. Biochem. Z. **176**, 478 (1926).

1052. Niemann: Fett und Kohlenhydrat in der Säuglingsernährung. Ihre Wirkung auf die Ammoniakausscheidung gesunder und rachitischer Kinder. Jb. Kinderheilk. **85**, 210 (1917).
1053. Nitschke: Über physikalische und chemische Bedingungen bei der Knochenbildung. Klin. Wschr. **1928 I**, 806.
1054. — Darstellung und Wirkung eines aktiven Thymusdrüsenextraktes. Verh. dtsch. Ges. Kinderheilk. Hamburg **1928**.
1055. — Bedeutung des lymphocytogenen Gewebes (Thymus, Milz, Lymphknoten) für die Pathogenese der Säuglingsspasmophilie. Verh. dtsch. Ges. Kinderheilk. Wiesbaden **1929**.
1056. — Bedeutung des lymphocytogenen Gewebes (Thymus, Milz, Lymphknoten) für die Pathogenese der Säuglingsspasmophilie. Klin. Wschr. **1929 I**, 794.
1056a. — Darstellung zweier wirksamer und spezifischer Thymussubstanzen; ihr Einfluß auf Kalk und Phosphatgehalt des Kaninchenserums I. Darstellung einer den Calciumgehalt und einer den Phosphorgehalt des Serums senkenden Substanz. Z. exp. Med. **65**, 637 u. 651 (1929).
1057. Nitzescu-Popoviciu: L'action sur le rachitisme experimental des fractions de cholestérine irradiée obtenues soit par cristallisation, soit par precipitation à l'aide de la digitonine. C. r. Soc. Biol. Paris **94**, 1301 (1926).
1058. — — Denes-Goetz: Contribution à l'isolement de la fraction antirachitique du cholestérol irradié par les rayons ultra-violets. Extr. Bull. Soc. Chim. biol. Paris **9**, 126 (1927).
1059. Nitzescu, J. J., G. Popoviciu et M. Ungureanu: Sur le rôle de la moelle osseuse dans le rachitisme expérimental. C. r. Soc. Biol. Paris **99**, 894 (1928).
1060. Noeggerath: Die Rachitis, ihre heutige innere Behandlung. Jena: Gustav Fischer 1920.
1061. Noether: Tetania parathyreopriva und Guanidinvergiftung. Arch. f. exper. Path. **111**, 38 (1926).
1062. Nonidez-Goodale: Histological studies on the endocrines of chickens deprived of ultraviolet light. I. Parathyroids. Amer. J. Anat. **38**, 319 (1927).
1063. Nothmann: Die galvanische Erregbarkeit des menschlichen Skeletmuskels nach intravenöser Zufuhr hochkonzentrierter Calciumlösungen. Arch. f. exper. Path. **91**, 312 (1921).
1064. — Weitere Beiträge zum Bilde der Vergiftung mit Guanidinen. Z. exper. Med. **33**, 316 (1923).
1065. — und Wagner: Über die Wirkung von Alkalisalzen im Hinblick auf die Auslösung tetanischer Symptome beim gesunden erwachsenen Individuum. Arch. f. exper. Path. **101**, 17 (1924).
1066. — und Guttmann: Über die Wirkung der Anionen, insbesondere des Phosphations auf die elektrische Erregbarkeit. Arch. f. exper. Path. **101**, 28 (1924).
1067. — Zur Ionentherapie der Tetanie. Ther. Gegenw. **66**, 155 (1925).
1068. — -Kühnau: Verh. dtsch. Ges. inn. Med. Wiesbaden **1926**.
1069. Nourse-Smith-Hartmann: Spasmophilia. Inorganic constituents of blood and cerebrospinal fluid. Amer. J. Dis. Childr. **30**, 210 (1925).
1069a. Novak und Porges: Über die Acidität des Blutes bei Osteomalacie. Wien. klin. Wschr. **1913 I**, 1791.
1070 Ockel: Über den Einfluß überwiegend saurer bzw. alkalischer Valenzen in der Nahrung auf die elektrische Erregbarkeit bei Säuglingen. Arch. Kinderheilk. **73**, 273 (1923).
1071. Ogata: Die Symptomatologie der Rachitis und Osteomalacie in Japan. Beitr. Geburtsh. **18**, 8 (1913).
1072. — Untersuchungen über den Stoffwechsel mit Rücksicht auf die Ätiologie der Rachitis und Osteomalacie. Beitr. Geburtsh. Erg.-Bd. **19**, 90 (1915).
1073. Ogilvie: Renal dwarfism. Proc. roy. Soc. Med. **15** (1922).
1074. Orgler: Der Kalkstoffwechsel des gesunden und rachitischen Kindes. Erg. inn. Med. **8**, 142 (1912).
1075. — Über Rachitis. Klin. Wschr. **1927 II**, 1501.
1076. Orr-Holt-Wilkins-Boone: The calcium and phosphorus metabolism in rickets, with special reference to ultraviolet ray therapy. Amer. J. Dis. Childr. **26**, 362 (1923).

1077. Orr-Holt-Wilkins-Boone: The relation of calcium and phosphorus in the diet to the absorption of these elements from the intestine. Amer. J. Dis. Childr. **28**, 574 (1924).
1078. — -Magee-Henderson: The effect of irradiation with the carbon arc on pigs on a diet high in phosphorus and low in calcium. J. of Physiol. **59**, XXV (1924).
1079. — — — The effect of ultraviolet light on the mineral metabolism of the lactating animal (Prelim. comm.). Biochemic. J. **19**, 569 (1925).
1080. Oser, B. L.: The intestinal p_h in experimental rickets. J. of biol. Chem. **80**, 487 (1928).
1081. Outhouse-Macy-Brekke: Human milk studies V. A quantitative comparison of the antiricketic factor in human milk and cow's milk. J. f. biol. Chem. **78**, 129 (1928).
1082. Page: A case of renal dwarfism. Proc. roy. Soc. Med. **14** (1920).
1083. Palm: The geographical distribution and etiology of rickets. Practitioner **45**, 270 u. 321 (1890).
1084. Pappenheimer: The effects of early extirpation of the thymus in Albino rats. J. exper. Med. **19**, 319 (1913).
1085. — Further experiments upon the effects of extirpation of the thymus in rats, with special reference to the alleged production of rachitic lesions. J. exper. Med. **20**, 477 (1914).
1086. — and Minor: Hyperplasia of the parathyroids in human rickets. J. med. Res. **42**, 391 (1921).
1087. —-Mc Cann-Zucker: Experimental rickets in rats IV. The effect of varying the inorganic constituents of a rickets-producing diet. V. The effect of varying the organic constituents of a rickets-producing diet. J. exper. Med. **35**, 421 u. 447 (1922).
1088. — A note on the prevention of experimental low-phosphorus rickets in rats by the subcutaneous administration of potassium phosphate. Proc. Soc. exper. Biol. a. Med. **21**, 504 (1924).
1089. —-Dunn: The relation of leg weakness in growing chicks to mammalian rickets. J. of biol. Chem. **66**, 717 (1925).
1090. Park-Mc Clure: The results of thymus extirpation in the dog. Amer. J. Dis. Childr. **18**, 317 (1919).
1091. —-Howland: The radiographic evidence of the influence of cod-liver oil in rickets. Bull. Hopkins Hosp. **32**, 341 (1921).
1092. — The Etiology of rickets. Physiol. Rev. **3**, 106 (1923).
1093. Park, E. A., A. Ruth, Guy and G. F. Powers: A proof of the regulatory influence of cod liver oil on calcium and phosphorus metabolism. Amer. J. Dis. Childr. **26**, 103 (1923).
1094. Parsons: Infantilism associated with chronic interstitial nephritis. Brit. med. J. **1911 II**, 481.
1095. — The value of irradiated cholesterol in the treatment of rickets. Brit. med. J. **3403**, 519 (1926).
1096. — The bone changes occuring in renal and coeliac infantilism, and their relationship to rickets. I. Renal rickets. Arch. Dis. Childh. **2**, 1 (1927).
1097. — The bone changes occuring in renal and coeliac infantilism and their relationship to rickets II. Coeliac rickets. Arch. Dis. Childh. **2**, 198 (1927).
1098. Ingleby lectures on some recent advances in our knowledge of rickets and allied diseases I and II. Lancet **215 II**, 433 u. 485 (1928).
1099. Partsch: Über gehäuftes Auftreten von Osteomalacie. Dtsch. med. Wschr. **1919 I**, 1130.
1100. Paterson: Three cases of renal dwarfism associated with curious bony changes. Proc. roy. Soc. Med., Sect. Childr. Dis. **13**, 107 (1920).
1101. — A case of renal dwarfism with bony changes. Brit. J. Childr. Dis. **18**, 186 (1921).
1102. — A case of renal dwarfism. Lancet **202**, 944 (1922).
1103. Paton, N. and Findlay: The parathyroids: Tetania parathyreopriva. Quart. J. exper. Physiol. **10**, 203, 315 u. 377 (1917).
1104. — -Watson: The etiology of rickets: An experimental investigation. Brit. J. exper. Path. **2**, 75 (1921).

1105. Paton, N.: Rickets: The part played by unhygienic social conditions in predisposing to the diease. Glasgow med. J. **97**, 129 (1922).
1106. — Recent investigations on tetania parathyreopriva and idiopathic tetany, and the functions of the parathyreoids. Edinburgh med. J. **31**, 541 (1924).
1107. — The significance of guanidins in the animal body. Glasgow med. J. **104**, 297 (1925).
1108. Pattison: Brit. med. J. **1926 II**, 6.
1109. Peemöller-Dannmeyer: Zur Ultraviolett-Therapie der Rachitis. Strahlenther. **24**, 378 (1926).
1110. Peiper: Tetanie der Neugeborenen. Mschr. Kinderheilk. **42**, 415 (1929).
1111. Pemberton-Crouter: The response of the therapeutic application of external heat. J. amer. med. Assoc. **80**, 289 (1923).
1112. Pestalozza: Sulla craniotabe nei suoi rapporti col rachitismo. Ref. Zbl. Kinderheilk. **20**, 481 (1927).
1113. Petenyi-Lax: Über die Wirkung des Adrenalins auf den Blutzucker. Biochem. Z. **125**, 272 (1921).
1114. Peters-Bulger-Eisenmann-Lee: Total acid base equilibrium of plasma in health and disease. IV. The effect of stasis, exercise, hyperpnea and anoxemia; and the causes of tetany. J. of biol. Chem. **67**, 175 (1926).
1115. Petty-Stoner-Schaffer: Clinical applications of parathyroid hormone (Collip). Ther. Gaz. **50**, 173 (1926).
1116. Pfannenstiel: Diskussions-Bemerkung. Med. Ver. Münster. Klin. Wschr. **1927 II**, 2310.
1117. — Weitere Beobachtungen über Wirkungen bestrahlten Ergosterins im Tierversuch. Münch. med. Wschr. **1928 I**, Nr 26.
1118. v. Pfaundler: Über die Elemente der Gewebsverkalkung und ihre Beziehung zur Rachitisfrage. Jb. Kinderheilk. **60**, 123 (1904).
1119. — Pathologie der Konstitution. Rachitis usw. In Feers Lehrbuch der Kinderheilkunde. Jena 1926.
1120. — Diskussions-Bemerkung in der Münch. Ges. Kinderheilk. Mschr. Kinderheilk. **32**, 286 (1926).
1121. — Neueres über Rachitis. Münch. med. Wschr. **1927 I**, 659 u. 721.
1122. — Diskussions-Bemerkung in der Münch. Ges. Kinderheilk. Mschr. Kinderheilk. **40**, 559 (1928).
1123. The Pharmacopeia of the U.S.A. Vol. 10. p. 496 1925,
1124. Phemister: The effect of phosphorus on growing, normal and diseased bones. J. amer. med. Assoc. **70**, 1737 (1918).
1125. — -Miller-Bonar: The effect of phosphorus in rickets. J. amer. med. Assoc. **76**, 850 (1921).
1126. Pilling, K.: Rachitisbehandlung durch Quarzlampe mit Sensibilisierung durch Eosin. Dtsch. med. Wschr. **50**, 1608 (1924).
1127. Pincherle-Maggese: Spasmofilia ed alterazioni endocrine. Riv. Clin. pediatr. **18**, 577 (1920).
1128. Pincus, J. B., H. A. Peterson and B. Kramer: A study by means of ultrafiltration of the condition of several inorganic constituents of blood serum in disease. J. of biol. Chem. **68**, 601 (1926).
1129. v. d. Plank: Vigantol, ein neues D-Vitamin-Präparat. Ther. Mh. Vet.-med. **1928 I**, H. 8.
1130. Plaut: Röntgenuntersuchungen über die Knochenkernbildung bei Rachitis. Z. Kinderheilk. **38**, 540 (1924).
1131. Pohl, R.: a) Über das Absorptionsspektrum des antirachitisch wirksamen Cholesterins. b) Über das Absorptionsspektrum des antirachitischen Provitamins und Vitamins. Nachr. Ges. Wiss. Göttingen, Math.-physik. Kl. **1926**, 134 u. 185.
1132. Pommer: Untersuchungen über Osteomalacie und Rachitis. Leipzig 1885.
1133. — Über Osteoporose, ihren Ursprung und ihre differentialdiagnostische Bedeutung. Arch. klin. Chir. **136**, 1 (1925).
1134. Popper: Dyspnoe bei Tetanie (kasuistische Skizze). Arch. Kinderheilk. **18**, 198 (1895).
1135. Porges, Leimdörfer, Markovici: Über die Kohlensäurespannung des Blutes in pathologischen Zuständen. Z. klin. Med. **73**, 389 (1911).

1136. Porges, Leimdörfer, Markovici: Über die Kohlensäurespannung des Blutes in pathologischen Zuständen. II. Über die Kohlensäurespannung des Blutes in der kardialen und pulmonalen Dyspnoe. Z. klin. Med. **77**, 447 (1913).
1137. — -Wagner: Über eine eigenartige Hungerkrankheit (Hungerosteopathie). Wien. klin. Wschr. **1919 I**, 385.
1138. — -Adlersberg: Über neurotische Atmungstetanie und über die Behandlung der Tetanie mit Ammonphosphat. Klin. Wschr. **1922 I**, 1200.
1139. — — Bemerkungen zu der Mitteilung von H. Curschmann: „Neurotische Atmungstetanie". Klin. Wschr. **1922 II**, 2139.
1140. Portal: Beobachtungen über die Natur und die Behandlungsart der Rachitis. Dtsch. Übersetzung 1798.
1141. Porter: Renal infantilism. Arch. of Pediatr. **32**, 85 (1915).
1142. Poulsson: Das fettlösliche Vitamin. Dtsch. med. Wschr. **1926 I**, 6.
1143. — -Löwenskiold: The quantitative determination of vitamin D. Biochemic. J. **22**, 134 (1928).
1144. — Über die Wirkung des Dorschlebertrans und seine medizinische Anwendung. Bergen 1928.
1145. Powers-Park-Shipley-Mc Collum-Simmonds: The prevention of rickets in the rat by means of radiation with the mercury vapor quartz lamp. Proc. Soc. exper. Biol. a. Med. **19**, 120 (1921).
1146. — — — — — Study on experimental rickets XIX. The prevention of rickets in the rat by means of radiation with the mercury vapor quartz lamp. Bull. Hopkins Hosp. **33**, 125 (1922).
1147. — — — — — The prevention of the development of rickets in rats by sunlight Studies on experimental rickets XIV. J. amer. med. Assoc. **78**, 159 (1922).
1148. Powers, G.: Tetany as a cause of convulsions in whooping cough. Amer. J. Dis. Childr. **30**, 632 (1925).
1149. — Tetany as a cause of convulsions in very young infants. J. amer. med. Assoc. **84**, 1907 (1925).
1150. Prinke: Klinische Erfahrungen mit dem neuen Rachitisheilmittel von Windaus-Heß. Klin. Wschr. **1927 II**, 1644.
1151. Pritchard: Rickets. A review of its etiology with an explanation of its pathogenesis. Arch. of Pediatr. **40**, 71 (1923).
1152. — A British Medical association lecture on the pathogenesis of rickets. Brit. med. J. **3256**, 887 (1923).
1153. Protti, G.: Sul processo di riparazione dello scheletro nella rachitide sperimentale da stronzio. Ref. Zbl. Kinderheilk. **16**, 287 (1923).
1154. Pucher, G. W.: Seasonal periodicity in man I. A study of the blood cheministry of normal individuals over a period of two years. J. of biol. Chem. **74**, XVIII (1927).
1155. Putzig: Die Behandlung der Rachitis mit künstlicher Höhensonne. Ther. Halbmh. **8**, 234 (1920).
1156. Quest: Zur Frage der Ätiologie spasmophiler Diathese. Mschr. Kinderheilk. **9**, 7 (1910).
1157. Rabl: Knochenregeneration, Kalk, Rachitis, Tetanie Virchows Arch. **249**, 335 (1924).
1158. — Die Theorie der Kalkablagerung im Organismus und ihre praktische Bedeutung. Münch. med. Wschr. **1924 I**, 468.
1159. — Zurechtbiegen kindlicher Knochenverkrümmungen nach Erweichung durch lokale Acidose. Jb. Kinderheilk. **116**, 63 (1927).
1159a. — Welche Beziehungen hat die Skoliose zur Rachitis? Arch. orthop. Chir. **27**, 31 (1929).
1160. Raczinsky: Recherches experimentales sur la manque d'action du soleil comme cause de rachitisme. C. r. Assoc. internat. Pédiatr. Paris **1912**, 308.
1161. Raida-Liegmann: Epithelkörperchentetanie und Guanidin. Z. exper. Med. **41**, 358 (1924).
1162. Randoin-Simonnet: La question des vitamines. Paris 1927.
1163. Rantasalo, Viljo: Die Säuglingsacidose bei ei- und caseinreichen Milchmischungen. Acta paediatr. (Stockh.) **7**, Suppl., 83 (1928).
1164. — — Die Wirkung des Labcaseins und des Hühnereies auf das Säurebasengleichgewicht des Säuglings. Acta paediatr. (Stockh.) **8**, 1 (1928).

1165. v. Recklinghausen: Rachitis und Osteomalacie. Gustav Fischer, Jena 1911.
1166. Redman-Willimott-Wokes: The p_H of the gastro-intestinal tract of certain rodents used in feeding experiments, and its possible significance in rickets. Biochemic. J. 21, p. 589 1927.
1167. — The hydrogen ion concentration of the faeces of rachitic children. Biochemic. J. **22**, 15 (1928).
1168. Reed: On the state of plasma calcium in parathyroidectomized dogs. J. of biol. Chem. **77**, 547 (1928).
1169. — -Lackey-Payte: Observations on parathyroidectomized dogs, with particular attention to the regional incidence of tetany, and to the blood mineral changes in this condition. Amer. J. Physiol. **84**, 176 (1928).
1170. Rehn: Rachitis in Gerhardts Handbuch. Tübingen 1878.
1171. Reiß: Zur Erklärung der elektrischen Reaktion der Spasmophilie. Z. Kinderheilk. **3**, 1 (1912).
1172. Reiß, M.: Beiträge zur Wirkung des Epithelkörperchenhormons. Endocrinologie **2**, 161 (1912).
1173. Reiter-Gabor: Zellteilung und Strahlung. Berlin: Julius Springer 1928.
1174. Rekling: Investigations concerning the photoactivity of certain oils, with special reference to their effect as antirachitics. Acta radiol (Stockh.) **5**, 517 (1926).
1175. — Photoactivity-antirachitism. Acta radiol (Stockh.) 8, 146 (1927).
1176. Reyher: Zum Spasmophilieproblem. Klin. Wschr. **1923 I**, 163 u. 198.
1177. — Über Oesophagospasmen, Gastrospasmen und Enterospasmen bei Spasmophilie und Vagotonie. Z. Kinderheilk. **38**, 492 (1924).
1178. — Die Bedeutung der Vitamine für die Ernährung und Ernährungsstörungen des Säuglings I und II. Arch. Kinderheilk. **76**, 215 u. 291 (1925).
1179. — -Schmauks: Vergleichende Beobachtungen über den Heilungsverlauf der Rachitis. Arch. Kinderheilk. **75**, 161 (1925).
1180. — Über den Einfluß ultravioletter Strahlen auf den C-Vitamingehalt der Kuhmilch. (Nach gemeinschaftlichen Untersuchungen mit Dr. B. Meller). Klin. Wschr. **1926 II**, 2341.
1181. — -Walkhoff, E.: Über die toxische Wirkung von ultraviolett bestrahlter Milch und anderer Substanzen. Münch. med. Wschr. **1928 I**, 1071.
1182. — — und O. Walkhoff: Studien über die Wirkung C-hypovitaminotischer Nahrung auf Schwangere, Feten und Neugeborene. Münch. med. Wschr. **1928 II**, 2087.
1183. Ribadeau-Dumas et Fouet: Note sur la calcémie d'un enfant et de sa mére atteinte de tetanie. Bull. Soc. Pédiatr. Paris **22**, 154 (1924).
1184. — — L. J. Debray et Saidman: Fractures multiples chez un nourrisson guéries par les rayons ultra-violets. Bull. Soc. Pédiatr. Paris **23**, 319 (1925).
1185. Riedel: Die Erfolge der Quarzlichtbestrahlung bei Rachitis. Münch. med. Wschr. **1920 I**, 838.
1186. Riesenfeld-Handelman-Rose: Inorganic phosphorus in the blood of the newborn. Its seasonal variation and its relation to rickets. Amer. J. Dis. Childr. **30**, 646 (1925).
1187. Rietschel-Szegö-Prinke: Ist eine Prophylaxe gegen die Rachitis durchführbar? Med. Klin. **1928 II**, 1343.
1188. Ritter: Über Epithelkörperchenbefunde bei Rachitis und anderen Knochenerkrankungen. Frankf. Z. Path. **24**, 137 (1920).
1189. Ritter von Rittershain: Die Pathologie und Therapie der Rachitis. Berlin 1863.
1190. Robertson, E. Ch.: The effect of exposure to the sun on the susceptibility of rachitic rats to infection. Prelim. note. Canad med. Assoc. J. **19**, 154 (1928).
1191. Robison: The possible significance of hexosephosphoric esters in ossification. Biochemic. J. **17**, 286 (1923).
1192. — -Soames: A chemical study of defective ossification in rachitic animals. Biochemic. J. **19**, 153 (1925).
1193. Rohmer-Woringer: L'action du phosphate de soude sur la calcémie du nourrisson. C. r. Soc. Biol. Paris **89**, 575 (1923).
1194. — -Allimant: Le métabolisme du calcium et du phosphore du nourrisson bien portant et spasmophile sous l'action du phosphate de sonde. C. r. Soc. Biol. Paris **89**, 577 (1923).

1195. Rohmer-Woringer: Recherches sur la réserve alcaline dans la spasmophilie du nourrisson. Rev. franç. Pédiatr. **1**, 290 (1925).
1196. — — Recherches sur le p_H sanguin dans la spasmophilie du nourrisson. Rev. franç. Pédiatr. **2**, 319 (1926).
1197. — A propos d'un cas de spasmophilie tardive. Bull. Soc. Pédiatr. Paris **24**, 240 (1926).
1198. — -Gery: Tétanie de la vessie. Rev. franç. Pédiatr. **3**, 533 (1927).
1199. — -Woringer et Andersen: Le traitement du rachitisme et de la tetanie par l'ergosterine irradiée. Rev. franc. Pédiatr. **4**, 449 (1928).
1200. Rohr-Schultz: Ultraviolettbestrahltes enteiweißtes Milchfett, ein wirksames, wohlschmeckendes Antirachiticum. Klin. Wschr. **1927 I**, 848.
1201. — — Erfahrungen mit ultraviolettbestrahltem Eigelb bei der Rachitis. Dtsch. med. Wschr. **1927 II**, 1255.
1202. Rona-Takahashi: Beitrag zur Frage nach dem Verhalten des Calciums im Serum. Biochem. Z. **49**, 370 (1913).
1203. Rondoni, P.: L'irradiazione degli alimenti coi raggi ultravioletti e la vitamina antirachitica. Esperienze sull' olio di arachis. Sperimentale **80**, 443 (1926).
1204. Roos: Über die Einwirkung der Schilddrüse auf den Stoffwechsel nebst Vorversuchen über die Art der wirksamen Substanz in derselben. Z. physiol. Chem. **21**, 19 (1895).
1205. Roscoe and H. Chick: The antirachitic value of fresh spinach. Biochemic. J. **20**, 137 (1926).
1206. — A further note on the antirachitic value of fresh spinach. Biochemic. J. **21**, 211 (1927).
1207. Rosenbaum: Cholesterin ein Anti-Rachiticum? Berl. klin. Wschr. **1921 II**, 1299.
1208. — Über Rachitistherapie. Mschr. Kinderheilk. **30**, 547 (1925).
1209. Rosenheim and Webster: Rickets and cholesterol. Lancet **208**, 1025 (1925).
1210. — — Further observations on the photo-chemical formation of vitamin D. J. Soc. Chem. Ind. **45**, 932 (1926).
1211. — — The anti-rachitic properties of irradiated sterols. Biochemic. J. **20**, 537 (1925).
1212. — — Note on the anti-rachitic action of irradiated sawdust. Biochemic. J. **20**, 1340 (1926).
1213. — — On the nature of the parent substance of vitamin D. Lancet **1927 I**, 306.
1214. — — The photochemical production of vitamin D from ergosterol. Lancet **1927 II**, 622.
1215. — — The sources of supply of vitamins A and D. Nature (Lond.) **1927**, 440.
1216. — — The relation of cholesterol to vitamin D. Biochemic. J. **21**, 127 (1927).
1217. — — The parent substance of vitamin D. Biochemic. J. **21**, 389 (1927).
1218. — — The specificity of ergosterol as parent substance of vitamin D. Nature, (Lond.) April **1928**.
1219. — — The specifity of ergosterol as parent substance of vitamin D. Biochemic. J. **22**, 762 (1928).
1220. — — The biological inertness of irradiated mycosterols other than ergosterol. Biochemic. J. **22**, 1426 (1928).
1221. Rosenstern: Zur Wirkung des Lebertrans auf Rachitis und spasmophile Diathese. Berl. klin. Wschr. **1910 I**, 822.
1222. — Calcium und Spasmophilie. Jb. Kinderheilk. **72**, 154 (1910).
1223. — Über bemerkenswerte Abweichungen in der zeitlichen Folge der spasmophilen Erscheinungen. Z. Kinderheilk. **8**, 167 (1913).
1224. — Der Gehirnschädel der Frühgeburten und seine Veränderungen unter besonderer Berücksichtigung der Kraniomalacie. Z. Kinderheilk. **32**, 298 (1922).
1225. — und Bruns: Physiologische Kraniotabes? Z. Kinderheilk. **46**, 270 (1928).
1226. Roth: Case of renal dwarfism shown after operation for genu valgum. Proc. roy. Soc. Med., Sect. orthop. **16**, 45 (1923).
1227. Rothlin, E.: Zur Physiologie der Calciumtherapie. Schweiz. med. Wschr. **1927 I**, 388.
1228. Rudd: The calcium und phosphorus content of the blood in fractures. Med. J. Austral. **2**, 398 (1927).
1229. Rudinger: Physiologie und Pathologie der Epithelkörperchen. Erg. inn. Med. **2**, 221 (1908).
1230. Rupprecht: Kalk- und Phosphorbilanz unter dem Einfluß wasser-, fett- und lipoidlöslicher akzessorischer Nährstoffe mit Berücksichtigung ihrer wechselseitigen Beziehungen. Mschr. Kinderheilk. **26**, 321 (1923).

1231. Russell, W. C. and O. M. Massengale: The transmission of ultra-violet light by a glass substitute. J. of biol. Chem. **74**, LXXVI (1927).
1232. Sabatini: Moderni concetti sulla cura del rachitismo. Policlinico **33**, 1417 (1926).
1233. Sachs, F.: Untersuchungen über den Einfluß des Ultraviolettlichtes auf die latente Säuglingstetanie. Jb. Kinderheilk. **93**, 167 (1920).
1234. — Die Heilung der Säuglingstetanie durch Bestrahlung mit Ultraviolettlicht. Münch. med. Wschr. **1921 I**, 984.
1235. — Neueres über die Rachitis. Hess. Ärztebl. **1927**, Nr 13.
1236. Salant-Wise: The action of sodium citrate and its decomposition in the body. J. of biol. Chem. **28**, 27 (1916).
1237. — -Swanson: Observations on the action of tartrates, citrates and oxalates. A study in tolerance, cumulation and the effect of diet. J. of Pharmacol. **11**, 27 (1918).
1238. Salvesen-Lindner: Observations on the inorganic bases and phosphates in relation to the protein of blood and other body fluids in Bright's lisease and in heart failure. J. of biol. Chem. **58**, 617 (1923).
1239. — — The relation between calcium and protein of serum in tetany due to parathyroidectomy. J. of biol. Chem. **58**, 635 (1923).
1240. — -Baird Hastings and Mc Intosh: Blood changes and clinical symptoms following oral administration of phosphates. J. of biol. Chem. **60**, 311 (1924).
1241. — Du calcium du sang. Acta med. scand. (Stockh.) Suppl. **16**, 286 (1926).
1242. Sander: Angriffspunkt und Wirkungsweise der ultravioletten Strahlen in der Nahrung und im Körper des Kindes. XI. Mitt. Messungen der Durchlässigkeit verschiedener Gläser für ultraviolette Strahlen mit der Blutkörperchenmethode. Arch. Kinderheilk. **86**, 8 (1928).
1243. Sauer: Ein Fall von Hungerosteomalacie und Tetanie. Dtsch. med. Wschr. **1920 I**, 45.
1244. — Über Spätrachitis und ihre Beziehung zu den endokrinen Drüsen. Dtsch. Z. Chir. **162**, 356 (1921).
1245. Schabad: Der Kalk in der Pathologie der Rachitis I. II. Berl. klin. Wschr. **1909 I**, 823 u. 923.
1246. — Der Phosphor in der Therapie der Rachitis. Z. klin. Med. **67**, 454 (1909).
1247. — Phosphor, Lebertran und Sesamöl in der Therapie der Rachitis. Ihr Einfluß auf den Kalk-, Phosphor-, Stickstoff- und Fettstoffwechsel. Z. klin. Med. **69**, 435 (1910).
1248. — Zur Bedeutung des Kalkes in der Pathologie der Rachitis. I. Der Mineralgehalt gesunder und rachitischer Knochen. II. Der physiologische Kalkbedarf und Rachitis infolge von unbefriedigtem Kalkbedarf. Arch. Kinderheilk. **52**, 47, 68 (1909).
1249. — Zur Bedeutung des Kalkes in der Pathologie der Rachitis. III. Der Kalkstoffwechsel bei Rachitis. Arch. Kinderheilk. **53**, 380 (1910).
1250. — Zur Bedeutung des Kalkes in der Pathologie der Rachitis. IV. Der Phosphorstoffwechsel bei Rachitis. Arch. Kinderheilk. **54**, 83 (1910).
1251. — Die gleichzeitige Verabreichung von Phosphorlebertran mit einem Kalksalze bei Rachitis. Jb. Kinderheilk. **72**, 1 (1910).
1252. — Zur Frage vom Wesen der günstigen Wirkung des Lebertrans. Mschr. Kinderheilk. **11**, 63 (1912).
1253. — -Soroschowitsch: Die Behandlung der Rachitis mit Lebertranemulsionen (Emulsion Scott und Parke Davis mit Natrium und Calciumhypophosphit und Emulsion mit essigsaurem Kalk) und ihre Einwirkung auf den Stoffwechsel. Mschr. Kinderheilk. **10**, 12 (1912).
1254. — — Ist der weiße Lebertran bei der Behandlung der Rachitis dem gelben gleichwertig? Arch. Kinderheilk. **57**, 276 (1922).
1255. Schaferstein: Über die Wirkung des Vigantols bei Rachitis, speziell bei interkurrenten Krankheiten. Fortschr. Ther. **4**, 490 (1928).
1256. Scheer: Die Beeinflußbarkeit der Spasmophilie durch Salzsäuremilch. Jb. Kinderheilk. **97**, 130 (1922).
1257. — und Salomon: Zur Pathogenese und Therapie der Tetanie. I. Mitt. Der Gehalt des Blutserums an säurelöslichem und lipoidem Phosphor. Jb. Kinderheilk. **103**, 129 (1923).
1258. — — Zur Pathogenese und Therapie der Tetanie. II. Mitt. Die Beziehungen zwischen Calcium-, Phosphat- und Chlorgehalt des Blutserums bei Tetanie und ihre Veränderung durch Salzsäuremilch. Jb. Kinderheilk. **104**, 65 (1924).

1259. Scheer-Müller-Salomon: Zur Pathogenese und Therapie der Tetanie III. Mitt. Experimentelle Untersuchungen über Salzsäuremilch. Jb. Kinderheilk. **106**, 56 (1924).
1260. — Rosenthal: Die antirachitische Wirkung von in Kohlensäureatmosphäre bestrahlter Milch. Z. Kinderheilk. **44**, 235 (1927).
1261. — Zur Pathogenese und Therapie der Rachitis. Med. Klin. **1928 I**, Nr 1.
1262. — -Fuhrberg-Koß: Ergebnisse der Behandlung der Rachitis mit in Kohlensäure bestrahlter Milch. Arch. Kinderheilk. **84**, 161 (1928).
1263. v. d. Scheer: Osteomalacie und Psychose. Arch. f. Psychiatr. **50**, 845; **51**, 79 (1913).
1264. Scheidt: Milch und Ultraviolettstrahlen. Süddtsch. Molkereiztg **1927**, Nr 11.
1265. Schenk: Erfahrungen über die großen Heilkräfte des Lebertrans gegen chronische Rheumatismen und besonders gegen das Hüft- und Lendenweh. J. prakt. Wundarzneikunst **55**, 31 (1822).
1266. — Ebenda **62**, 3 (1826).
1267. Scheunert-Schieblich: Über eine auf dem Schutzversuch beruhende Methode zur Wertbestimmung von Vitamin-D-Präparaten. Klin. Wschr. **1929 I**, 699.
1268. — — Zur Frage der Toxizität bestrahlter Ergosterinpräparate. Klin. Wschr. **1929 I**, 983.
1269. Schier-Stern: Über einen Fall von unheilbarer Rachitis. Arch. Kinderheilk. **78**, 176 (1926).
1270. Schiff: Unstimmigkeiten zwischen klinischer und anatomischer Rachitisdiagnose. Mschr. Kinderheilk. **22**, 46 (1921).
1271. — Der Säure-Basenhaushalt des gesunden und kranken Kindes. Erg. Med. **12**, 59 (1928).
1272. Schippers: Die Behandlung der Rachitis mit bestrahltem Ergosterin (Vitamin D). Ref. Zbl. Kinderheilk. **22**, 623 (1928).
1273. Schittenhelm-Eisler: Über Bildung von antirachitischem Vitamin unter Lichtabschluß. Klin. Wschr. **1928 I**, 1118.
1274. — — Untersuchungen über den Vitamingehalt von Gerstenkeimen (Malzkeimen). Z. exper. Med. **58**, 645 (1928).
1275. Schlack: Über Spätspasmophilie. Mschr. Kinderheilk. **40**, 89 (1928).
1276. Schlesinger: Über Störungen der Fettresorption und ihre Beziehung zur Ausscheidung von Kalk, Magnesia und Ammoniak. Z. klin. Med. **55** (1904).
1277. — I. Zur Kenntnis der gehäuften osteomalacieähnlichen Zustände in Wien. II. Zur Klinik der Hunger-Osteomalacie und ihre Beziehungen zur Tetanie. Wien. klin. Wschr. **1919 I**, 245 u. 336.
1278. — Erkrankungen des Nervensystems durch Nährschäden und Hunger. Z. Neur. **59**, 1 (1920).
1279. Schloß: Vergleichende Untersuchungen über die Wirkung anorganischer und „organischer" Kalkphosphorpräparate auf den Stoffwechsel bei frischer und abheilender Rachitis. Arch. Kinderheilk. **63**, 359 (1914).
1280. — Zur Therapie der Rachitis. 2. Mitt. Die Wirkung von Phosphorlebertran, Calcium aceticum und organischen Kalkphosphaten auf den Stoffwechsel des natürlich ernährten rachitischen Kindes. 3. Mitt. Die Wirkung von organischen und anorganischen Kalkphosphorpräparaten auf den Stoffwechsel des natürlich ernährten rachitischen Kindes. Jb. Kinderheilk. **79**, 40 u. 194 (1914).
1281. — Zur Therapie der Rachitis. 8. (Schluß-)Mitteilung. Jb. Kinderheilk. **82**, 435 (1915).
1282. — Zur Therapie der Rachitis 8. (Schluß)-Mitteilung. Forts. Jb. Kinderheilk. **83**, 46 (1916).
1283. — Die Pathogenese und Ätiologie der Rachitis sowie die Grundlagen ihrer Therapie. Erg. inn. Med. **15**, 55 (1917).
1284. Schlutz-Morse: Some spectroscopic observations on cod liver oil. Amer. J. Dis. Childr. **30**, 199 (1925).
1285. — -Ziegler: Some observations on the antirachitic factors in cod-liver oil. Trans. amer. Pediatr. Soc. **38**, 46 (1926).
1286. — — Some spectroscopic observations on cod liver oil. II. The absorption bands of cholesterol. J. of biol. Chem. **69**, 415 (1926).
1287. — — -Morse: The influence of irradiation upon oxidation products of cholesterol. J. of biol. Chem. **73**, 209 (1927).

1288. Schmidt, M. B.: Die Verkalkung. In Krehl-Marchand, Handbuch der allgemeinen Pathologie. Bd. 3, 2, S. 215. 1921.
1289. — Virchows pathologisch-anatomische Forschungen über die Erkrankungen des Knochensystems. Virchows Arch. **235**, 273 (1921).
1290. — Die Pathogenese der Rhachitis. Arch. Sci. med. **50**, 367 (1927).
1291. — Der Einfluß eisenarmer und eisenreicher Nahrung auf Blut und Körper. Jena: Gustav Fischer 1928.
1292. Schmitt, W.: Vitaminprobleme. I. Mitt. Ist die Rachitis eine gemischte (B + C) Avitaminose (Reyher)? Z. Kinderheilk. **40**, 601 (1925).
1293. — Vitaminprobleme. II. Mitt. Z. Kinderheilk. **42**, 205 (1926).
1294. Schmorl: Die pathologische Anatomie der rachitischen Knochenerkrankung mit besonderer Berücksichtigung ihrer Histologie und Pathogenese. Erg. inn. Med. **4**, 403 (1909).
1295. — Über die Beziehungen der Ostitis fibrosa zur Osteomalacie und Rachitis. Klin. Wschr. **1926 I**, 496.
1296. Schönberger: Über den Vitamingehalt des Knochenmarkes. Z. Kinderheilk. **42**, 306 (1926).
1296a. Schoenholz: Experimentelle Untersuchungen mit Vigantol an trächtigen Ratten. Klin. Wschr. **1929 II**, 1257.
1297. Schüller: Rachitis tarda und Tetanie. Wien. med. Wschr. **1909 II**, 2238.
1298. Schütte: Beobachtungen über den Nutzen des Berger Lebertrans. Arch. med. Erfahrg **79**, 80 (1824).
1299. Schultz: Neue Wege zur Aktivierung. Z. milchwirtsch. Forschg **4**, 37 (1927).
1300. — Untersuchungen über die Einwirkung ultravioletter Strahlen auf Milch. Z. Fleisch-Milchhyg. **37**, 131, 183 u. 220 (1927).
1301. — -Maurmann: Über experimentelle Rattenrachitis und ihre Beeinflussung durch ultraviolett bestrahltes fettgebundenes Sterin. I. Mitt. Pathologie und Therapie, Röntgenologie und Chemie. Arch. Tierheilk. **56**, 293 (1927).
1302. — Die D-Vitamin-Einheit (D. V. E.). Z. Kinderheilk. **47**, 449 (1929).
1302a. — Experimentelle Rachitis bei Ratten. V. Über chemische Versuchskontrollen. Arch. Tierheilk. **59**, 408 (1929).
1303. Schultzer: Studien über Phosphor- und Calciumstoffwechsel bei mangelhaften Kostformen. I. Mitt. Die Einwirkung ultravioletten Lichtes. II. Mitt. Die Einwirkung von Lebertran. III. Mitt. Veränderung des Phosphor- und Calciumgehaltes der Kost. Biochem. Z. **188**, 409, 427 u. 435 (1927).
1304. Schwechten: Zur Phosphorbehandlung der Rachitis. Berl. klin. Wschr. **1884 I**, 825.
1305. Scipiades, E.: Erster durch Thymusimplantation geheilter Fall von Osteomalacie. Zbl. Gynäk. **48**, 1885 (1924).
1306. Scott-Usher: Infantile tetany. Report of twenty one cases. J. amer. med. Assoc. **87**, 1904 (1926).
1307. Seel, H.: Über den Einfluß des Phosphors auf den respiratorischen Grundumsatz bei gesunden jungen Ratten. Arch. f. exper. Path. **127**, 212 (1928).
1308. — Über den Einfluß der Vitasterine A und D auf den respiratorischen Grundumsatz bei Ratten. Arch. f. exper. Path. **128**, 102 (1928).
1309. Selkirk-Greenebaum-Mitchell: Studies in rickets. III. Prevention by means of ultraviolet irradiation. J. amer. med. Assoc. **91**, 2057 (1928).
1310. Selye: Über die blutgerinnungsbeschleunigende Wirkung des Vigantols. Klin. Wschr. **1928 II**, 1891.
1311. — Knochenveränderungen bei jungen vigantolbehandelten Tieren. Med. Klin. **1929 I**, Nr 4.
1312. Serebrijski-Vollmer-Zadeck: Antirachitische Aktivierung einer rachitogenen Nahrung durch Höhensonnenbestrahlung. Z. Kinderheilk. **40**, 716 (1926).
1313. Seyderhelm-Tammann: Bedeutung der Galle für die Blutmauserung. Klin. Wschr. **1927 I**, 1177.
1314. Sharpe: The guanidine content of faeces in idiopathic tetany. Biochemic. J. **14**, 46 (1920).
1315. Shear and Kramer: Composition of bone III. Physicochemical mechanism. J. of biol. Chem. **79**, 125 u. 161 (1928).

1316. Sheard, Ch.: Ultraviolet radiations and its transmissions by various substances. J. amer. med. Assoc. 88, 1315 (1927).

1317. Sheard Ch. and G. M. Higgins: The effects of selective solar irradiation on the growth and development of chicks. Amer. J. Physiol. 85, 290 (1928).

1318. Shelling, Kramer and Orent: Studies upon calcification in vitro III. Inorganic factors determining calcification. J. of biol. Chem. 77, 157 (1928).

1319. — -Maslow: The effect of sodium citrate, acetate and lactate on the ultrafiltrability of serum calcium. J. of biol. Chem. 78, 661 (1928).

1320. Sherman-Pappenheimer: A dietetic production of rickets in rats and its prevention by an inorganic salt. Proc. Soc. exper. Biol. a. Med. 18, 193 (1921).

1321. — — Experimental rickets in rats I. A diet producing rickets in white rats, and its prevention by the addition of an inorganic salt. J. of exper. Med. 34, 189 (1921).

1322. Shipley-Park-Mc Collum-Simmonds-Parsons: Studies on experimental rickets II. The effect of cod liver oil administered to rats with experimental rickets. J. of biol. Chem. 45, 342 (1921).

1323. — — — — Studies on experimental rickets V. The production of rickets by means of a diet faulty in only two respects. Proc. Soc. exper. Biol. a. Med. 18, 277 (1921).

1324. — — -Powers-Mc Collum-Simmonds: Studies on experimental rickets: The prevention of the development of rickets in rats by sunlight. Proc. Soc. exper. Biol. a. Med. 19, 43 (1921).

1325. — — -Mc Collum-Simmonds: Studies on experimental rickets III. A pathological condition bearing fundamental resemblances to rickets, of the human being resulting from diets low in phosphorus and fat-soluble A: The phosphate-ion in its prevention. Bull. Hopkins Hops. 32, 160 (1921).

1326. — — — — Studies on experimental rickets VII. The relative effectivness of cod liver oil as contrasted with butter fat for protecting the body against insufficient calcium in the presence of a normal phosphorus supply. Amer. J. Hyg. 1, 512 (1921).

1327. — — — — Is there more than one kind of rickets? Amer. J. Dis. Childr. 23, 91 (1922).

1328. — — — — -Mc Kinney: Studies on experimental rickets. XX. The effects of strontium administration on the histological structure of the growing bones. Bull. Hopkins Hosp. 33, 216 (1922).

1329. — Mc Kinney, Mc Collum: Studies on experimental rickets XXIV. The effect of certain extracts of plant tissues on florid rickets. J. of biol. Chem. 59, 165 (1924).

1330. — The healing of rickets bones in vitro. Bull. Hopkins Hosp. 35, 304 (1924).

1331. — -Kramer-Howland: Calcification of rachitic bones in vitro. Amer. J. Dis. Childr. 30, 37 (1925).

1332. — — — Studies upon calcification in vitro. Biochemic. J. 20, 379 (1926).

1333. — -Holt jr.: Effect of starvation on healing of rickets in rats. Proc. Soc. exper. Biol. a. Med. 25, 32 (1927).

1334. Shohl-Bennett-Weed: Rickets in rats VI. Effect of phosphate added to the diet of non-rachitic rats. Proc. Soc. exper. Biol. a. Med. 25, 669 (1928).

1335. — — — Rickets in rats. IV. The effect of varying the acid-base content of the diet. J. of Biol. Chem. 78, 181 (1928).

1336. — Wakeman-Shorr: The effect of parathyroid extract on mineral metabolism in infantile tetany. Amer. J. Dis. Childr. 35, 392 (1928).

1337. — -Bing: Rickets in rats VIII Rickets and tetany. Amer. J. Physiol. 86, 633 (1928).

1338. — -Bennett, Weed: Rickets in rats VII. Metabolism of calcium and phosphorus of rats fed upon non-ricketogenic diets. J. of biol. Chem. 79, 257 (1928).

1339. — -Bing: Rickets in Rats IX. p_H of the feces. J. of biol. Chem. 79, 269 (1928).

1340. Siegert: Zur Frage der Rachitis bei Athyreosis congenita. Mschr. Kinderheilk. 29, 627 (1925).

1341. Silberberg: Pathologie und Pathogenese der osteomalacischen Knochenerkrankungen. Erg. Path. II, 20, 306 (1923).

1342. Simon: Zur Frage der Spontanfrakturen bei den Hungerosteopathien der Adoleszenten. Arch. f. Orthop. 17, 364 (1920).

1343. Simonnet-Tanret: Au sujet de la toxicité de l'ergosterole irradié. Presse méd. 1929 I, 468.

1344. Sinelnikoff: Über den Einfluß von Liebigs Extrakt auf die experimentelle Tetanie. Pflügers Arch. **207**, 351 (1925).
1345. Sjollema: Studies in inorganic metabolism I. The influence of cod liver oil upon calcium and phosphorus metabolism. J. of biol. Chem. **57**, 255 (1923).
1346. Smakula: Zur Kenntnis des Absorptionsspektrums von Ergosterin in bestrahltem und unbestrahltem Zustande. Nachr. Ges. Wiss. Göttingen, Math.-phsik. Kl. **1928**, H. 1, 49.
1347. Smith: Water retention under low barometric pressure. Amer. J. Physiol. **87**, 200 (1928).
1347a. Snapper: Epithelkörperchentumor mit Hypercalcämie und Knochenveränderungen. Verh. dtsch. Ges. inn. Med. Wiesbaden **1929**.
1348. Soames: A preliminary note on the growth-promoting and anti-rachitic value of cod liver oil when injected intraperitoneally. Biochemic. J. **18**, 1449 (1924).
1348a. — und Leigh-Clare: The assay of the antirachitic vitamin D. Biochemic. J. **22**, 522 (1928).
1349. Sobel-Claman: Observations on the use of irradiated ergosterol in active rickets. Arch. of Pediatr. **46**, 1 (1929).
1350. Soltmann: Die funktionellen Nervenkrankheiten. In Gerhardts Handbuch. Tübingen 1880.
1351. Sonne-Rekling: Behandlung experimenteller Rattenrachitis mit monochromatischem ultraviolettem Licht. Strahlenther. **25**, 552 (1927).
1352. Sorour: Versuche über Einfluß von Nahrung, Licht und Bewegung auf Knochenentwicklung und endokrine Drüsen junger Ratten mit besonderer Berücksichtigung der Rachitis. Beitr. path. Anat. **71**, 467 (1923).
1353. Spadolini: Ricerche sulla patogenesi della tetania I. L'influenza della dieta sulla tetania die animali operati di estirpazione dei nervi mesenterici e di animali a regime avitaminico. Arch. di Fisiol. **22**, 417 u. 435 (1925).
1354. Spinka: Untersuchungen über den Einfluß ultravioletter Strahlen auf akzessorische Stoffe. Biochem. Z. **153**, 218, 231 u. 238 (1924).
1355. Stapleton, G.: Late rickets and Osteomalacie in Delhi. An analysis of seventy three cases. Lancet **208**, 1119 (1925).
1356. Starlinger: Über die Beeinflussung des Verlaufes einer schweren Osteomalacie durch bestrahltes Ergosterin. Dtsch. med. Wschr. **1927 II**, 1553.
1357. Steenbock-Nelson: Fat soluble vitamins XIII. Light in its relation to ophthalmia and growth. J. of biol. Chem. **56**, 355 (1923).
1358. — -Hart, Jones, Black: Fat soluble vitamins XIV. The inorganic phosphorus and calcium of the blood used as criteria in the demonstration of the existence of a specific antirachitic vitamin. J. of biol. Chem. 58, 59 (1923).
1359. — -Jones, Hart: Fat soluble vitamins XVI. Stability of the antirachitic vitamin to saponification. J. of biol. Chem. **58**, 383 (1923).
1360. — -Black: Fat soluble vitamins XVII. The induction of growth-promoting and calcifying properties in a ration by exposure to ultra-violet light. J. of biol. Chem. **61**, 405 (1924).
1361. — -Nelson: Fat soluble vitamins XIX. The induction of calcifying properties in a rickets-producing ration by radiant energy. J. of biol. Chem. **62**, 209 (1924).
1362. — -Daniels: Irradiated foods and irradiated organic compounds. J. amer. med. Assoc. **84**, 1093 (1925).
1363. — -Black: Fat soluble vitamins XXIII. The induction of growth-promoting and calcifying properties in fats and their unsaponifiable constituents by exposure to light. J. of biol. Chem. **64**, 263 (1925).
1364. — -Hart, Elvelyem, Kletzien: Dietary factors influencing calcium assimilation VI. The antirachitic properties of hays as related to climatic conditions with some observations of the effect of irradiation with ultraviolet light. J. of biol. Chem. **66**, 425 (1925).
1365. — — -Hoppert, Black: Fat soluble vitamins XXVI. The antirachitic property of milk and its increase by direct irradiation and by irradiation of the animal. J. of biol. Chem. **66**, 441 (1925).
1366. — — Riising, Hoppert: Variations in the antirachitic effect of ultra-violet irradiation. J. of biol. Chem. **74**, LXXIII (1927).

1367. Steinitz: Über chloroprive Tetanie bei Magenerkrankungen. Z. klin. Med. **107**, 560 (1928).
1368. Stepp: Über Vitamine und Avitaminosen. Erg. inn. Med. **23**, 66 (1923).
1369. — Über gleichzeitige experimentelle Erzeugung schwerer Xerophthalmie und Rachitis bei jungen Ratten. Ein einfaches Verfahren für Demonstrationszwecke. Erg. Physiol. **24**, 67 (1925).
1370. — Zur Frage der Bildung des antirachitischen Vitamins D im keimenden Samen. Z. Biol. **83**, 99 (1925).
1371. — Über die Wirksamkeit parenteraler Zufuhr der Vitamine A und D bei experimentellen Avitaminosen. Z. Biol. **83**, 102 (1925).
1372. — -György: Avitaminosen und verwandte Krankheitszustände. Berlin: Julius Springer 1927.
1373. Stern, R.: Über Quarzlampenbestrahlung bei der Tetanie der Säuglinge. Z. physik. Ther. **28**, 59 (1924).
1374. Stern: Zur Therapie der parathyreopriven Tetanie mit Vigantol. Dtsch. med. Wschr. **1928 II**, Nr 31.
1375. Sternberg, M.: Hungerosteomalacie durch Vigantol geheilt. Wien. klin. Wschr. **1928 I**, Nr 19, 681.
1376. Steudel: Über die antirachitische Wirkung eines eiweißfreien Dotterextraktes (Heliocitin). Klin. Wschr. **1929 I**, 830.
1377. Stewart-Percival: Studies on calcium metabolism I. The action of the parathyroid hormone on the calcium content of the serum and on the absorption and excretion of calcium. Biochemic. J. **21**, 301 (1927).
1378. Still: Common disorders and diseases of Childhood Ed. 3, p. 104—105. London 1915.
1379. Stoeltzner: Beiträge zur Pathologie des Knochenwachstums. Berlin 1901.
1380. — Pathologie und Therapie der Rachitis. Berlin 1904.
1381. — Rachitis. In Pfaundler-Schloßmann Handbuch der Kinderkrankheiten. 2. Aufl. Leipzig.
1382. — Zur Behandlung der Rachitis mit Lebertran. Münch. med. Wschr. **1921 I**, 272.
1383. — Aktivierung des Ergosterins durch Phosphor. Verh. dtsch. Ges. Kinderheilk. Budapest **1927**, 351.
1384. — Pseudorachitische Krankheitszustände. Schriften Königsberg gel. Ges. Naturwiss. **1927**, H. 4, 29.
1385. Stoltenberg: Studien über experimentelle Rachitis und Tetanie. Habil.schr. Bergen 1928.
1386. Stransky-Wittenberg: Beiträge zur klinischen Hämatologie im Säuglingsalter. V. Rachitis und morphologisches Blutbild. Gleichzeitig ein Beitrag zur Frage der Beurteilung der Knochenmarksfunktion. Z. Kinderheilk. **41**, 585 (1926).
1387. Straub, H.: Störungen der physikalisch-chemischen Atmungsregulation. Erg. inn. Med. **25**, 1 (1924).
1388. Strohmann: Zur Frage der Spontanfrakturen bei Osteomalacie und osteomalacieähnlichen Erkrankungen. Fortschr. Röntgenstr. **27**, 529 (1920/21).
1389. Strote: Klinische Erfahrungen mit dem bestrahlten Ergosterin Windaus. Klin. Wschr. **1928 I**, 114.
1390. Süßmann: Experimentelle Studien mit Parathormone-Collip an weißen Mäusen. Z. exper. Med. **56**, 816 (1927).
1391. Sumi, Midzuho: Über das aus dem japanischen eßbaren Pilze „Cortinellus Shiitake" isolierte Ergosterin. Biochem. Z. **204**, 397 (1929).
1392. Supplee-Dow: The antirachitic and calcifying properties of summer- and winter-produced dry milk, irradiated and non irradiated. J. of biol. Chem. **73**, 617 (1927).
1393. — Antirachitic properties of irradiated dry milk. Amer. J. Dis. Childr. **34**, 364 (1927).
1394. Sure, B.: Dietary requirements for reproduction. VIII. Further studies of a skimmed milk powder reproduction-deficient diet. J. of biol. Chem. **74**, 37 (1927).
1395. Sutherland: Case of infantilism. Proc. roy. Soc. Med., Sect. Dis. Childr. **5**, 3 (1911).
1396. Swenson-Möllerström: Studien über ultraviolettbestrahlten Dorschlebertran. Acta radiol. (Stockh.) **8**, 164 (1927).
1397. Swingle-Rhinhold: The effect of ultra-violet radiation upon experimental tetany. Amer. J. Physiol. **75**, 59 (1925).

1398. **Swingle-Rhinhold-Wenner**: The prevention and cure of tetany by oral administration of strontium. Amer. J. Physiol. **75**, 378 (1926).
1399. — — **-Stanley**: The effect of CO_2 administration upon parathyroid tetany. Proc. Soc. exper. Biol. a. Med. **25**, 165 (1927).
1400. — The relief of parathyroid tetany by injections of uranium nitrate. Physiologic. Zool. **1**, 496 (1928).
1401. **Szenes**: Über alimentär entstandene Spontanfrakturen und ihren Zusammenhang mit Rachitis tarda und Osteomalacie. Mitt. Grenzgeb. Med. u. Chir. **33**, 618 (1921).
1402. **Takahashi**: J. chem. Soc. Jap. **43**, 826 (1922).
1403. — **-Kawakami**: J. chem. Soc. Jap. **44**, 580 (1923).
1404. — **-Nakamiya, Kawakami, Kitasato**: On the physical and chemical properties of Biosterin (a name given to fat-soluble A) and on its physiological significance. Scient. papers Inst. Physiol. Chem. Res. Tokyo **3**, 81 (1925).
1405. — — Physiological significance of Biosterin (so-called vitamin „A"). Jap. med. World **5**, 2 (1925).
1406. **Tammann**: Über die Beeinflussung der porotischen Osteomalacie nach Gallenfistel durch das D-Vitamin. Bruns' Beitr. **142**, 83 (1927).
1407. **Taylor**: Observations upon the action of the parathyroid hormone Amer. J. Physiol. **76**, 221 (1926).
1408. **Telfer**: The influence of free fatty acids in the intestinal contents on the excretion of calcium and phosphorus. Biochemic. J. **15**, 347 (1921).
1409. — Studies on calcium and phosphorus metabolism. Pt. I. The excretion of calcium and phosphorus. Quart. J. Med. **16**, 45 (1922).
1410. — Studies on calcium and phosphorus metabolism. Pt. II. The metabolism of calcium and phosphorus in rickets. Quart. J. Med. **16**, 63 (1922).
1411. — Studies in calcium and phosphorus metabolism. Pt. III. The absorption of calcium and phosphorus and their fixation in the skeleton. Quart. J. Med. **17**, 245 (1924).
1412. — The mineral content of human milk in normal and rachitic families. Biochemic. J. **18**, 809 (1924).
1413. — Studies in calcium and phosphorus metabolism. IV. The influence of free fatty acids in the intestine on the absorption and excretion of the mineral elements. V. Infantile rickets. The excretion and absorption of the mineral elements and the influence of fats in the diet on mineral absorption. Quart. J. Med. **20** (1 u. 7 1926).
1414. **Tezner, O.**: Beiträge zur Tetaniefrage. Mschr. Kinderheilk. **27**, 398 (1924).
1415. — Tetanie und Alkalose. Mschr. Kinderheilk. **28**, 97 (1924).
1416. — Zur Erklärung des Trousseauschen Phänomens. Mschr. Kinderheilk. **29**, 20 (1924).
1417. — Zur Pathogenese verschiedener Tetanieformen. Mschr. Kinderheilk. **29**, 207 (1924).
1418. — Beobachtungen bei Tetanie. Mschr. Kinderheilk. **29**, 577 (1924).
1419. — Zur Erklärung der Trousseauschen Phänomens. Mschr. Kinderheilk. **29**, 728 (1925).
1420. — Therapeutische Versuche mit Strontiumsalzen bei Säuglingstetanie nebst klinischem Bericht über 2 Fälle von Tetanie ohne Rachitis. Mschr. Kinderheilk. **35**, 37 (1927).
1421. **Theiler**: Der Phosphormangel bei Weidetieren und seine Folgen, Untersuchungen in Südafrika. Klin. Wschr. **1929 I**, 903.
1422. **Thiemich**: Die funktionellen Krankheiten des Nervensystems. In Pfaundler-Schloßmanns, Handbuch. 2. Aufl. Leipzig 1910.
1423. **Tiede-Reyher**: Ultraviolettbestrahlung von Milch. Naturwiss. **14**, 741 (1926).
1424. **Tileston-Underhill**: Tetany in the adult, with special reference to alkalosis and calcium metabolism. Amer. J. med. Sci. **165**, 625 (1923).
1425. **Tisdall-Kramer-Howland**: The concentration of sodium and potassium as compared with that of calcium and magnesium in the serum of patients with active infantile tetany. Proc. Soc. exper. Biol. a. Med. **18**, 252 (1921).
1426. — The influence of the sodium ion in the production of tetany. J. of biol. Chem. **54**, 35 (1922).
1427. — The calcium and phosphorus concentration in the serum of infants with mild rickets or a condition simulating mild rickets. Amer. J. Dis. Childr. **24**, 382 (1922).
1428. — **-Harris**: Calcium and phosphorus metabolism in patients with fractures. J. amer. Med. Assoc. **79**, 884 (1922).

1429. Tisdall-Price: The effect of sunshine on the acidity of the intestenal tract of rachitic rats. Bull. Hopkins Hosp. **41**, 432 (1927).

1430. — -Brown: Seasonal variation of the antirachitic affect of sunshine I. II. Antirachitic effect of skyshine. Antirachitic value of the sun's rays through various special window glasses. Amer. J. Dis. Childr. **34**, 721, 734, 737 u. 742 (1927).

1431. — — The relation of the altitude of the sun to its antirachitic effect. Canad. med. Assoc. J. **20**, 253 (1929).

1432. Tobler: Über Spätrachitis. Verh. dtsch. Ges. Kinderheilk. Karlsruhe **1911**.

1433. Toverud: The influence of diet on teeth and bones. J. of biol. Chem. **58**, 583 (1923).

1434. Trendelenburg-Goebel: Tetanie nach Entfernung der Epithelkörperchen und Calciummangel im Blute. Arch. f. Path. **89**, 171 (1921).

1435. Trousseau: Du rachitisme. Gaz. Hôp. **1848**, 147, 164, 185 u. 263; **1851**, 374.

1436. — Osteomalacie. L'union med. **4**, 537 (1850).

1437. — -Lasègue: Du rachitisme et de l'ostéomalacie comparés. Arch. gén. Méd. **19**, 257 (1849).

1438. Tso: The value of egg-yolk in supplementing diets deficient in calcium. Proc. Soc. exper. Biol. a. Med. **21**, 410 (1924).

1438a. — The value of egg-yolk in supplementing diets deficient in calcium. Amer. J. Physiol. **77**, 192 (1926).

1439. Turpin: La tétanie infantile, Thèse de Paris **1925**.

1440. Ullrich: Biochemisches bei der experimentellen und spontanen Rachitis. Verh. dtsch. Ges. Kinderheilk. Budapest **1927**, 362.

1441. — Experimentelle Beiträge zur Pathogenese der rachitischen Ossifikationsstörung bei Mensch und Tier. I. Vergleichende Untersuchungen über das biochemische Verhalten von rachitischem Skeletmaterial bei Mensch und Tier. II. Untersuchungen zur Pathogenese und zur Ossifikationsstörung bei spontaner Rachitis. Z. Kinderheilk. **47**, 105 u. 581 (1929).

1442. Ulmer: Zur Spasmophiliefrage. I. Spasmophilie und elektrische Nervenübererregbarkeit. Z. Kinderheilk. **39**, 132 (1925).

1443. — Zur Frage der Rachitisbehandlung. Arch. Kinderheilk. **79**, 275 (1926).

1444. — -Hillenberg-Schimmelpfeng: Untersuchungen über den Kalk- und Phosphorgehalt des Blutserums bei Säuglingen. I. Mitt. Arch. Kinderheilk. **82**, 179 (1927)

1445. — — Untersuchungen über den Kalk- und Phosphorgehalt des Blutserums bei Säuglingen. II. Mitt. Arch. Kinderheilk. **83**, 106 (1928).

1446. Underhill-Nellans: The influence of thyroparathyroidectomy upon blood sugar content and alkali reserve. J. of biol. Chem. **48**, 557 (1921).

1447. — -Tileston-Bogert: Metabolism studies in tetany. J. metabol. Res. **1**, 723 (1922).

1448. — -Groß and Cohen: Studies in inorganic metabolism. III. The significance of phosphates in the production of tetany. J. metabol. Res. **3**, 679 (1923).

1449. Urechia-Popoviciu: Quelques recherches sur la biochimie de la tétanie expérimentale. C. r. Soc. Biol. Paris **97**, 1012 (1927).

1450. — — L'ergostérine irradiée dans la tetanie expérimentale. C. r. Soc. Biol. Paris **98**, 405 (1927).

1451. Variot: A propos de la carence solaire dans la pathogénie du rachitisme. Bull. Soc. méd. Hôp. Paris **41**, 909 (1925).

1452. — -Nazarie: Remarques sur les modalités de la nutrition générale dans le rachitisme infantile. Rapports du processus rachitique avec le developpement du poids et de taille dans le premier âge. Bull. Soc. méd. Hôp. Paris **41**, 1433 (1925).

1453. Vassale-Generali: Sur les effets de l'extirpation des glandes parathyroides. Arch. di Biol. **25**, 459 (1896).

1454. — — Sur les effets de l'extirpation des glandes parathyroides. Arch. di Biol. **26**, 61 (1896).

1455. Vierordt: Rachitis und Osteomalacie. In Nothnagels Handbuch der speziellen Pathologie und Therapie. Bd. 7. II. 1903.

1456. Virchow: Das normale Knochenwachstum und die rachitische Störung desselben. Virchows Arch. **5**, 490 (1853).

1457. — Kalk-Metastasen. Virchows Arch. **8**, 103 (1855).

1458. Voegtlin - Mc Callum: On the influence of various salts upon tetany following parathyroidectomy. J. of Pharmacol. **2**, 421 (1910/11).
1459. Völckers-Blum: Beobachtungen über die Heilwirkung bestrahlten Ergosterins bei kindlicher Rachitis. Med. Klin. **23**, 1409 (1927).
1460. Völtz-Kirsch-Falkenheim: a) Quarzlampenbestrahlung von Kühen und antirachitische Wirksamkeit ihrer Milch. b) Experimentelle Untersuchungen. Klin. Wschr. **1926 II**, 2072.
1461. — — — Der Einfluß der Bestrahlung von Kühen mit der künstlichen Höhensonne und mit Sonnenlicht auf die Sekretion von antirachitisch wirkender Milch. Landw. Jb. **65**, 375 (1927).
1462. — — Der Nachweis des antirachitischen Faktors bei im Dunkeln und hinter Fensterglas gewachsenen Gräsern. Biochem. Z. **186**, 255 (1927).
1463. Vogt: Über die Bedeutung der Vitamine für die erste Lebenszeit. Klin. Wschr. **1928 II**, 1941.
1464. — Erfahrungen mit der Anreicherung der Nahrung an Vitaminen durch Zufuhr von Vigantol während der ersten Lebenszeit. Münch. med. Wschr. **1928 I**, 721.
1465. — Vitamine und Fortpflanzung. Med. Klin. **1928 I**, Nr 8/10.
1466. Vollmer-Serebrijski: Beobachtungen bei Spasmophilie. Z. Kinderheilk. **39**, 655 (1925).
1467. — Ist die Höhensonnenwirkung bei Rachitis von gleichzeitiger Vitaminzufuhr abhängig? Z. Kinderheilk. **40**, 655 (1926).
1468. — Serebrijski: Zur Stoffwechselpathologie des Pylorospasmus. Z. Kinderheilk. **41**, 209 (1926).
1469. — — Photoaktivitätsstudien. V. Die Beziehungen zwischen photographischer und antirachitischer Wirksamkeit. Biochem. Z. **176**, 84 (1926).
1470. — Beziehungen zwischen photographischer und antirachitischer Wirkung. Klin. Wschr. **1927 I**, 17.
1471. — Zur Cholesterintherapie der Rachitis. Z. Kinderheilk. **44**, 87 (1927).
1472. — Beitrag zur Ergosterinbehandlung der Rachitis. Dtsch. med. Wschr. **1927 II**, 1634.
1473. — Experimentelle und klinische Untersuchungen mit bestrahltem Ergosterin. Z. Kinderheilk. **45**, 265 (1928).
1474. — Möglichkeiten einer umfassenden Rachitisprophylaxe. Gesdh.fürs. Kindesalt. **3**, 192 (1928).
1475. Wacker-Beck: Über Cholesterin und über den Cholesterinstoffwechsel beim Säugling. Berl. klin. Wschr. **1921 I**, 453.
1476. — — Untersuchungen über den Cholesteringehalt von Frauen- und Kuhmilch. Z. Kinderheilk. **27**, 288 (1921).
1477. Wagner-Wimberger: Clinical observations upon the value of oxidised cod-liver oil in the therapy of rickets. Lancet **207**, 55 (1924).
1478. — — Über den Einfluß von Lebertranverfütterung an Milchkühe auf den Vitamingehalt der Milch. Eine klinisch-experimentelle Studie. Z. Kinderheilk. **40**, 295 (1925).
1479. Wagner, R.: Ostelinbehandlung bei Rachitis und Xerophthalmie. Mitt. Ges. inn. Med. Wien **1926**, 106.
1480. Walkhoff, O.: Die Vitamine in ihrer Bedeutung für die Entwicklung, Struktur und Widerstandsfähigkeit der Zähne gegen Erkrankungen. Berlin 1929.
1481. Waltner: Insulin und galvanische Erregbarkeit. Klin. Wschr. **1925 I**, 168.
1482. — Beiträge zum Rachitis-Tetanieproblem. Mschr. Kinderheilk. **31**, 129 (1925).
1483. — Über die Wirkung großer Mengen Eisens. I. Mitt. Über die Wirkung des Eisens auf die Knochenentwicklung. Biochem. Z. **188**, 381 (1927).
1484. — Über die Funktion der Nebenschilddrüse. Mschr. Kinderheilk. **40**, 317 (1928).
1485. Wampler: Osteomalacia in China. China med. J. **38**, 349 (1924).
1486. Warburg, E. J.: Bemerkungen über die Berechnung der Konzentration der im Plasma löslichen Calciumionen. Biochem. Z. **178**, 208 (1926).
1487. Warkany, J.: Die phosphatämische Kurve des normalen und des rachitischen Organismus I. Z. Kinderheilk. **46**, 1 (1928).
1488. — Die phosphatämische Kurve des normalen und des rachitischen Organismus II. Z. Kinderheilk. **46**, 716 (1928).

1489. Watanabe: Studies in the metabolic changes induced by the administration of guanidine bases. V. The change of phosphate and calcium content in serum in guanidine tetany and the relation between the calcium content and sugar in the blood. J. of biol. Chem. **36**, 531 (1918).
1490. Watt: The development of bone a) The process of development in bones of different types; b) normal physiologic calcification of the matrix in cartilage and in bone; c) the problem of the manner of deposition of calcium salts. Arch. Surg. **17**, 1017 (1928).
1491. Webster, Th. A. and L. Hill: The supposed influence of irradiated air on growth. Biochemic. J. **18**, 340 (1924).
1492. — — The causation and prevention of rickets. Brit. med. J. **3360**, 956 (1925).
1493. — and R. B. Bourdillon: Notes on the irradiation of ergosterol. Biochemic. J. **22**, 1223 (1928).
1494. — — Activation of Ergosterol at — 180 C⁰ Nature (Lond.) **121**, 502 (1928).
1495. Weech-Smith: The anatomic basis for interpreting roentgenograms in rickets. Amer. J. Dis. Childr. **26**, 117 (1923).
1496. — The influence of the administration of cod-liver oil to the mother on the development of rickets in the infant. Bull. Hopkins Hosp. **40**, 244 (1927).
1497. Weese: Über die Beeinflussung der Rattenrachitis durch gelben Phosphor. Arch. f. exper. Path. **135**, 111 (1928).
1498. Wegner: Über das normale und pathologische Wachstum der Röhrenknochen. Arch. f. path. Anat. **61**, 44 (1874).
1499. Weidenreich: Domestikation und Kultur in ihrer Wirkung auf Schädelform und Körpergestalt. Z. Konst.lehre **11**, 1 (1925).
1500. Wejdling: The predominance of diatoms in the origin of cod liver oil. A contribution to the question of the formation of „vitamin D". Acta paedriatr. (Stockh.) **7**, Suppl., 259 (1928).
1501. — Some aspects of the problem of spasmophilia. Acta paediatr. (Stockh.) **7**, Suppl., 295 (1928).
1502. — The predominance of diatoms in the origin of cod liver oil. A contribution to the question of the formation of the „vitamin D". Acta med. scand. (Stockh.) Suppl. **26**, 324 (1928).
1503. Wells, H. G.: Calcification and ossification. Arch. int. Med. **7**, 721 (1911).
1504. — Chemical Pathology Ed. 3. Philadelphia and London: W. B. Saunders and Co. 1918.
1505. Wenckebach: Über die Spontanfraktur der Tibia bei Adoleszenten. Wien. klin. Wschr. **1919 II**, 739.
1506. Wenner: The prevention and cure of tetany by oral administration of magnesium lactate. Proc. Soc. exper. Biol. a. Med. **23**, 432 (1926).
1507. — The prevention of tetany by the oral administration of ammonium chloride. Proc. Soc. exper. Biol. a. Med. **24**, 210 (1926).
1508. — -Muntwyler: Hydrogen ion concentration and carbon dioxide content of blood of parathyroidectomized dogs. Proc. Soc. exper. Biol. a. Med. **24**, 480 (1927).
1509. — The prevention of tetany by oral administration of magnesium lactate. Amer. J. Physiol. **81**, 392 (1927).
1510. Wenzel: Über sclerotische Organveränderungen insonderheit der Arterien. II. Über experimentelle Gefäßveränderungen beim Kaninchen durch bestrahltes Ergosterin. Arch. f. exper. Path. **137**, 215 (1928).
1511. Wernstedt: Näheres über die krampferregende Wirkung der Kuhmilchmolke auf spasmophile Kinder. Z. Kinderheilk. **19**, 71 (1919).
1512. — Beiträge zur Kenntnis der spasmophilen Diathese. Acta paediatr. (Stockh.) **1**, 133 u. 257 (1921).
1513. — Contribution à la pathogénèse de la spasmophilie. Acta med. scand. (Stockh.) Suppl. **16**, 253 (1926).
1514. — Spasmophilia in infants. Pylorospasm. Osteogenesis imperfecta. Epidemic poliomyelitis. Internat. Clin. **4**, 75 (1927).
1515. — Zur Frage der Ernährung spasmophiler Säuglinge. Jb. Kinderheilk. **115**, 307 (1927).

1515a. Wesselow, de: On the phosphorus and calcium of the blood in renal disease. Quart. J. Med. **16**, 341 (1923).
1516. Westhues: Klinisches zur genuinen und parathyreopriven Tetanie, Beziehungen zu verwandten Krankheitsbildern, Differentialdiagnose, Therapie. Klin. Wschr. **1928 I**, 673.
1517. Wiedow: Zur Ergosterinfrage. Münch. med. Wschr. **1928 II**, 1501.
1518. Wieland: Die Frage der angeborenen und der hereditären Rachitis. Erg. inn. Med. **6**, 64 (1910).
1519. — Spezielle Pathologie des Bewegungsapparates (Stützapparates) im Kindesalter. In Brüning-Schwalbes Handbuch der allgemeinen Pathologie des Kindes. Bd. 2, I. Wiesbaden 1913.
1520. — Rachitis tarda. Erg. inn. Med. **13**, 616 (1914).
1521. — Aus der Bestrahlungstherapie der Rachitis. Mschr. Kinderheilk. **34**, 237 (1926).
1522. — Die Rachitis und ihre moderne Behandlung. Fortschr. Med. **45**, 37 (1927).
1523. — Direkte und indirekte Lichttherapie der Rachitis. Die rachitische Anämie. Schweiz. med. Wschr. **1927 I**, 169.
1524. Wilder: The tetany of fasting in experimental rickets. J. of biol. Chem. **81**, 65 (1929).
1525. Wilkes-Follett-Marples: The treatment of rickets with irradiated ergosterol. Amer. J. Dis. Childr. **37**, 483 (1929).
1526. Wilkins-Kramer: Infantile rickets. Treatment by intramuscular injection of a cod-liver concentrate. Bull. Hopkins Hosp. **40**, 52 (1927).
1527. Williams, C. T.: The infrequency of severe rickets in New Orleans and vicinity. An attempt to correlate some of the responsible factors. Amer. J. Dis. Childr. **35**, 590 (1928).
1528. Willimott, St. G. and Fr. Wokes: Vitamins A and D of spinach. Biochemic. J. **21**, 887 (1927).
1529. — The vitamines of orange juice. Biochemic. J. **22**, 67 (1928).
1530. Wilson-Thornton-Stearns-Janney jr.: The effect of acid administration on parathyroid tetany. J. of biol. Chem. **21**, 169 (1915).
1531. — -Stearns-Janney jr.: The excretion of acids and ammonia after parathyroid ectomy. J. of biol. Chem. **23**, 123 (1915).
1532. — — -Thurlow: The acid-base equilibria in the blood after parathyreoidectomy. J. of biol. Chem. **23**, 89 (1915).
1533. Wilson, S. J. and Seldowitz: Clinical observations on craniotabes and rickets. Amer. J. Dis. Childr. **29**, 603 (1925).
1534. Wilson, Marg.: The prevention of rickets. The influence of the routine administration of cod-liver oil in the prevention of rickets in infants. Amer. J. Dis. Childr. **31**, 603 (1926).
1535. Wimberger: Röntgenometrische Wachstumsstudien am gesunden und rachitischen Säugling. Z. Kinderheilk. **35**, 182 (1923).
1536. — Mechanotherapie der Säuglingsrachitis. Z. Kinderheilk. **49**, 119 (1925).
1537. — Klinisch-radiologische Diagnostik von Rachitis, Skorbut und Lues congenita im Kindesalter. Erg. inn. Med. **28**, 264 (1925).
1538. Windaus-Hess: Sterine und antirachitisches Vitamin. Nachr. Ges. Wiss. Göttingen, Math.-physik. Kl. **1926**, 175.
1539. — -Holtz: Die experimentelle Rattenrachitis und ihre Beziehung zum Ergosterin. Nachr. Ges. Wiss. Göttingen, Math.-physik. Kl. **1927**, H. 2.
1540. — -Borgeaud-Brunken: Über die photochemische Oxydation und Dehydrierung des Ergosterins. Nachr. Ges. Wiss. Göttingen, Math.-physik. Kl. **1927**.
1541. — Brunken: Über die photochemische Oxydation des Ergosterins. Liebigs Ann. **460**, 225 (1928).
1542. — -Borgeaud: Über die photochemische Dehydrierung des Ergosterins. Liebigs Ann. **460**, 235 (1928).
1543. — -Linsert: Über die Ultraviolettbestrahlung des Dehydroergosterins. Liebigs Ann. **465**, 148 (1928).
1544. — -Rygh: Über die Ester des Ergosterins und ihr Verhalten bei der Ultraviolettbestrahlung. Nachr. Ges. Wiss. Göttingen, Math.-physik. Kl. **1928**, 202.

1545. Windaus-Westphal, v. Werder und Rygh: Einige Beobachtungen über die Ultraviolettbestrahlung des Ergosterins. Nachr. Ges. Wiss. Göttingen, Math.-physik. Kl. **1929**, 45.

1546. Winkler, F.: Über die Strahlungstherapie der Rachitis. Mschr. Kinderheilk. **15**, 520 (1918).

1547. Winterstein: Neue Untersuchungen über die physikalisch-chemische Regulierung der Atmung. Biochem. Z. **70**, 45 (1915).

1548. — Die Reaktionstheorie der Atmungsregulation im Lichte neuerer Untersuchungen. Klin. Wschr. **1928 I**, 241.

1549. Wiskott: Zur Vigantolbehandlung der Rachitis. Münch. med. Wschr. **1928 II**, 1445.

1550. Wolf, B.: Spasmophile Krämpfe im ersten Quartal der Säuglingszeit. Arch. Kinderheilk. **66**, 385 (1918).

1551. — Zum Alterstermin der manifesten Tetanie. Arch. Kinderheilk. **68**, 141 (1920).

1552. Wolff, S.: Seltene Beobachtungen aus der Praxis. Jb. Kinderheilk. **108**, 55 (1925).

1553. Wolf, J.: Zur Ätiologie der Kyphosis adolescentium. Z. orthop. Chir. **48**, 138 (1927).

1554. Woringer: Hypocalcémie et spasmophilie. Arch. Méd. Enf. **26**, 713 (1923).

1555. — Carence solaire et infection. Rev. franç. Pédiatr. **2**, 161 (1926).

1556. Wurzinger: Erfahrungen mit Vigantol bei Behandlung der Rachitis. Klin. Wschr. **1928 II**, 1859.

1557. Wyman-Weymüller: The organization of a special clinic for the treatment of rickets with the mercury vapor quartz lamp in an out patient department. J. amer. med. Assoc. **83**, 1479 (1924).

1558. — -Holmes-Smith-Stockbarger-Pigott: A comparison of the antirachitic potency of irradiated cod-liver oils. Boston. med. J. **195**, 525 (1926).

1558a. Wyman, E. T.: The prevention and treatment of rickets. Boston. med. J. **197**, 373 (1927).

1559. Wyman-Holmes-Smith-Stockbarger-Pigott: The value of different types of glass for transmitting ultraviolet light. Amer. J. Dis. Childr. **37**, 473 (1929).

1560. Yanase: Über Epithelkörperchenbefunde bei galvanischer Übererregbarkeit der Kinder. Jb. Kinderheilk. **67**, Erg.-H., 57 (1908).

1561. Yoder, Lester: Effect of antirachitic vitamin on the phosphorus, calcium and p_H in the intestinal tract. J. of biol. Chem. **74**, 321 (1927).

1562. Zehnter-Foncin: L'acidité urinaire dans la tétanie du nourrisson. Critique de la théorie de l'alcalose. Arch. Méd. Enf. **27**. 11 (1924).

1563. Zilva-Wells: Changes in the teeth of the guinea-pig, produced by a scorbutic diet. Proc. roy. Soc. Med. Lond., Ser. B. **90**, 505 (1919).

1564. — Biochemic. J. **13**, 164 (1919). Zit. nach Zilva (1565).

1565. — The action of ozone on the fat-soluble factor in fats. Prelim. note. Biochemic. J. **14**, 740 (1920).

1566. — -Miura: A note on the relative activity of the fat-soluble accessory factor in cod-liver oil and butter. Lancet **200**, 323 (1921).

1567. Zimmermann: Über die Durchlässigkeit verschiedener Glassorten für ultraviolette Strahlen. Klin. Wschr. **1927 II**, 2384.

1567a. Zondek-Petow-Siebert: Zur Frage der Funktionsstörung der Niere. Klin. Wschr. **1922 II**, 2172.

1568. Zucker-Pappenheimer-Barnett: Observations on cod-liver oil and rickets. Proc. Soc. exper. Biol. a. Med. **19**, 167 (1922).

1569. — -Gutman: The distribution of inorganic phosphate of the blood between plasma and cells. Proc. Soc. exper. Biol. a. Med. **19**, 169 (1922).

1570. — Further observations on the chemistry of cod-liver oil. Proc. Soc. exper. Biol. a. Med. **20**, 136 (1922).

1571. — -Barnett: Observations on the distribution of anti-rachitic substances. Proc. Soc. exper. Biol. a. Med. **20**, 375 (1923).

1572. — -Matzner: On the pharmacological action of the anti-rachitic active principle of cod-liver oil. Proc. Soc. exper. Biol. a. Med. **21**, 186 (1924).

1573. Zybell: Die Einwirkung alimentärer und pharmakodynamischer Faktoren auf den Verlauf der Spasmophilie. Jb. Kinderheilk. **67**, Erg.-H., 57 (1908).

Einleitung.

Die Rachitisforschung blickt in diesem Jahre auf ein Dezennium zurück, das mit seiner reichen Ernte an praktischen und therapeutischen Erkenntnissen für alle Zeiten den Höhepunkt in der Entwicklung der Rachitislehre bedeuten dürfte. Wir brauchen nur an die um 1919 erfolgte Einführung der Strahlentherapie [Huldschinsky (739)], sowie an die von Mellanby (995, 995a) ebenfalls etwa 1919 begonnene reichhaltige „Vitaminforschung" und an den vorläufigen Schlußstein, an die Entdeckung des Ergosterins als der Muttersubstanz des spezifischen „Rachitisschutzstoffes" zu erinnern. Wenn wir auch von dem endgültigen Ziel, der Lösung des Rachitisrätsels in seiner Gesamtheit, besonders aber in pathogenetischer Hinsicht immer noch weit entfernt sind, so ist heute zumindest die praktische Seite des Problems, die Behandlung und Verhütung der Rachitis und verwandter Zustände als eine völlig und vermutlich endgültig geglückte anzusehen. Aber auch in mehr theoretischer Hinsicht hat die in den letzten 10 Jahren geleistete planmäßige Kleinarbeit die Rachitislehre weitgehend gefördert, und die Ansätze zu weiterer verheißungsvoller Forschung gelegt.

An dieser neuen fruchtbaren Entwicklungsphase waren die verschiedenen Arbeitsrichtungen der Medizin beteiligt. Rein klinische Beobachtungen, die Röntgendiagnose, Laboratoriumsbefunde, die Erforschung des intermediären Stoffwechsels, ergänzt durch bilanzstoffwechselchemische Untersuchungen, die Einführung der Tierversuche mit ihren wechselbaren, übersichtlichen Bedingungen, sowie die kritische Berücksichtigung der pathologisch-anatomischen Grundlagen haben in erfolgreicher Synthese zu diesem Aufschwung geführt. Allerdings verdanken wir den experimentell-chemischen Arbeiten die wichtigsten Aufschlüsse und die reichsten Früchte. Die von Schmorl bereits 1909 (1294) geäußerte Meinung hat sich bewahrheitet: „Fragen wir, auf welchem Wege wir hoffen dürfen, weitere Aufklärung über das Wesen und die Ursache der Rachitis zu erhalten, so glaube ich, daß uns hier morphologische Forschungen kaum weiter bringen werden. Fortschritte dürfen wir nur von chemischen und experimentellen Untersuchungen an Tieren erwarten."

Beschleunigte Arbeitsweise, oft beinahe in dramatischer Zuspitzung kennzeichnet die neue Rachitisforschung. Die in früheren Epochen geleistete Vorarbeit wurde vielfach kaum mehr beachtet, zu großem Teile, meist wohl infolge Unkenntnis sogar wiederholt, so daß die Forschung des letzten Dezenniums außer zahlreichen neuen Befunden auch alte Fragestellungen, wenn auch gelegentlich in neuem Gewand, in großer Anzahl gebracht hat. Dementsprechend spiegelt sich in ihr ein Bild wieder, das die Gesamtheit der mit der Rachitis in näherer oder weiterer Beziehung stehenden Probleme umfaßt, und nicht nur einem Teilgebiet der Rachitislehre entspricht.

Solche Teilgebiete sind bereits früher wiederholt im Rahmen dieser „Ergebnisse" zur Darstellung gelangt. So haben Schmorl (1294), Wieland (1518, 1520), auch Lehnerdt (900) mehr die pathologisch-anatomische, später Orgler (1074), Schloß (1283) die bilanzstoffwechselchemische Seite des Problemkomplexes hervorgehoben. In der zuletzt erschienenen Zusammenfassung versuchte Klotz (835) bereits auch der neueren Betrachtungsweise gerecht zu werden. Sie fiel jedoch in eine Zeit, in der die jüngste Etappe der Rachitisforschung noch zu sehr in ihren Anfängen gesteckt hat und die wichtigsten, erst seither gewonnenen Ergebnisse gar nicht berücksichtigt werden konnten. Wenn wir uns noch vor Augen halten, daß die Forschung der letzten Jahre sich nicht allein auf die Rachitis beschränkt, sondern auch die rachitisverwandten Störungen, wie Osteomalacie, besondere Formen der Osteoporose, weiterhin auch die Beziehungen der Rachitis und verwandter Zustände zur Tetanie, mithin einen Problemenkreis umfaßt, der sein rein pädiatrisches Gebiet weit überschritten hat, so kann eine Neubearbeitung des Gegenstandes in den „Ergebnissen" durchaus als erwünscht bezeichnet werden. In den vergangenen Jahren hat Verfasser bereits an verschiedenen Stellen (525, 533, 538, 546), zuletzt vor etwa $2^1/_2$ Jahren im gemeinsam mit Stepp herausgegebenen „Vitaminbuch" (550) über den gleichen Gegenstand berichtet. Der Aufforderung der Herausgeber, eine kritische Zusammenfassung auch für die „Ergebnisse" bereit zu stellen, glaubte Verfasser, sich trotzdem nicht entziehen zu dürfen. Es dünkte ihm reizvoll, auch die Ergebnisse der vergangenen $2^1/_2$ Jahre zu berücksichtigen und in erster Linie zu den immer noch ungelöst gebliebenen Problemen, die man, in der Begeisterung über die erreichten Erfolge hauptsächlich praktischer Art, leicht außer acht läßt, kritisch Stellung zu nehmen. So sollen in der folgenden Übersicht außer den positiven Ergebnissen auch die noch vorhandenen Lücken klar herausgearbeitet werden.

Fragen der Begriffsbestimmung.

a) Rachitis.

Schon bei der Begriffsbestimmung stößt man auf fast unüberwindbare ungelöste Schwierigkeiten. Die noch von Heubner (674) eingeführte von uns früher angewandte Fassung: Die Rachitis ist eine allgemeine Stoffwechselstörung mit besonderem Hervortreten pathologischer Knochenveränderungen, ist zu wenig genau, um für praktische Zwecke voll genügen zu können. Ihre Ergänzung kann auf verschiedene Weise erfolgen, je nachdem man sich nach pathologischen, klinischen, therapeutisch-pharmakologischen, ätiologischen Gesichtspunkten richtet.

Unzweifelhaft am besten gesichert dürfte die pathologisch-anatomische, d. h. morphologische Betrachtungsweise sein. Wir müssen uns nur z. B. an die von Schmorl, Stöltzner (1379, 1380, 1384) u. a. angegebene Definition halten: Die Rachitis besteht letzten Endes in einer vermehrten Bildung von osteoidem Gewebe, das kalkfrei bleibt. Besonders charakteristische Veränderungen dieser Art treten an den Wachstumszonen der Knochen, d. h. im Gebiet der endochondralen Ossifikation in Erscheinung. Nach dieser Anschauung gehören sowohl osteoporotische wie durchgreifende, mit Steigerung der Osteoklasie und mit fibröser Umwandlung einhergehende Markveränderungen nicht zur Rachitis. Andererseits bietet diese auch in anatomisch-histologischer Hinsicht etwas schematisierende Auffassung die Möglichkeit, die Spätrachitis und die Osteomalacie nur als altersbedingte Variationen der Rachitis aufzufassen. Die Osteomalacie ist die Rachitis des ausgewachsenen Skelets. Dieser unitaristische Standpunkt, der in der Rachitis, Spätrachitis, Osteomalazie eine nosologische Einheit erblickt, wird heute ganz allgemein auch von den Pathologen geteilt [Looser (925), Pommer (1132), Schmorl (1294), v. Recklinghausen (1165), M. B. Schmidt (1289, 1290) u. a.]. Der alte Streit zwischen dem Dualisten Virchow (1456, 1457) und dem Unitaristen Trousseau (1435, 1436) hat, selbst vom Standpunkt der Anatomie, mit dem Sieg des Klinikers über den Anatomen geendet. Christeller (220) bezeichnet die Rachitis und die Osteomalacie als die achalikotischen Malacien und trennt sie scharf von den ebenfalls mit Erweichung, jedoch gleichzeitig mit fibrösen Markumwandlungen einhergehenden sog. metaplastischen Malacien mit ihrem Hauptvertreter der Ostitis fibrosa ab. Ein noch deutlicherer Trennungsstrich wird zwischen den 2 Hauptgruppen der Malacien und den rein rarefizierenden progressiven Knochenatrophien, den Osteoporosen gezogen.

Bei dieser Einstellung wären die Rachitis und Osteomalacie pathologisch-anatomisch scharf umrissen und gut charakterisierbar. Allein es soll nicht verschwiegen werden, daß — soweit Verfasser als Nichtanatom die Sachlage überblicken kann — eine völlige Einmütigkeit in der Annahme der obigen Begriffsbestimmung selbst bei den Anatomen nicht besteht. So bestreiten v. Recklinghausen (1165), besonders Lang (876, 877) u. a. die völlige Selbständigkeit der Ostitis fibrosa. Nach Lang soll sogar die Ostitis fibrosa stets mit Osteomalacie oder Spätrachitis kombiniert zur Beobachtung gelangen, eine Ansicht, die von Schmorl (1295) noch in der letzten Zeit energisch bestritten wird. Allerdings gibt auch Schmorl zu — und verwischt damit die scharfen Grenzen der früheren Trennung —, daß nicht selten Kombinationen von Ostitis fibrosa mit Rachitis und Osteomalacie vorkommen können.

Auch Rarefikation, Abbau des Knochengewebes, d. h. Reaktionen, die sinngemäß mehr der Osteoporose eigen sein müßten, werden heute von einem Kenner der Rachitispathologie wie M. B. Schmidt (1289, 1290), als bei den rachitischen Malacien gesetzmäßig wiederkehrende Befunde anerkannt. Die Onkose und Thrypsis von Recklinghausen — früher von den meisten Pathologen scharf bekämpft —, gehören nach dem letztgenannten Autor ebenfalls zum histologischen Bild der Rachitis. Eine völlig zutreffende Begriffsbestimmung könnte aber dann die frühere Fassung für die Rachitis, Osteomalacie auch von pathologisch-anatomischem Gesichtspunkte aus nicht abgeben.

Indessen sprechen auch rein medizinisch-klinische Erwägungen dagegen, die Rachitis und verwandte Zustände pathologisch-anatomisch ausreichend und sämtliche Möglichkeiten umfassend definieren zu können. So ist es bekannt, daß klinisch voneinander nicht zu trennende, auch ätiologisch und bezüglich ihrer therapeutischen Beeinflußbarkeit zusammengehörige Osteopathien, pathologisch-anatomisch verschieden zu werten sind. Man kann diesen Einwand in erweiterter Form folgendermaßen formulieren: Der gleiche äußere und innere Reiz kann verschiedene anatomische Veränderungen, und umgekehrt, nicht zusammengehörige ätiologisch-pathogenetische Bedingungen können den gleichen pathologisch-anatomischen Reizeffekt hervorbringen. Bei Greisen, oder unter schlechten Ernährungsbedingungen auch bei Kindern oder Jugendlichen bewirkt der gleiche Reizkomplex eine reine Knochenatrophie, Osteoporose, bei gut entwickelten, rasch wachsenden Säuglingen Rachitis, in der Pubertät Spätrachitis, und bei Erwachsenen Osteomalacie. Die Kombination von Osteoporose mit Rachitis kennzeichnet dementsprechend die bei Unterernährung, wie bei der Verdauungsinsuffizienz (Coeliakie) vorkommenden, oder in den Blockadejahren bei Erwachsenen in Österreich, Deutschland epidemisch aufgetretenen Osteopathien. Eine klinische Abtrennung dieser Formen von der Rachitis bzw. von der Osteomalacie ist in den meisten Fällen nicht möglich. Man gewinnt den Eindruck, daß hier das äußere Bild durch die Unterernährung und als deren im Knochensystem zur Frage stehendes Zeichen, durch die Knochenatrophie bestimmt ist. Gar nicht so selten müssen jedoch auch sogar pathologisch-anatomisch die Knochenstörungen bei der Verdauungsinsuffizienz zu echter Rachitis [Lehmann (898), Parsons (1097)] und die Hungerosteopathien zur echten Osteomalacie [Partsch, unter Schmorl (1099)] gerechnet werden. Bei der sog. renalen Rachitis, dieser besonderen Rachitisform, können anatomisch echt rachitische und in anderen Fällen wiederum nur pseudorachitische Knochenveränderungen bei klinisch-röntgenologisch gleichem, oder zumindest nicht differenzierbarem Bild vorkommen [Parsons (1096)]. Bei Tieren, wie bei Affen, in Gefangenschaft gehaltenen Wildtieren, tritt unter den gleichen ätiologischen Bedingungen, die bei Menschen zur Entstehung der Rachitis führen, eine reine Ostitis fibrosa auf [Christeller (220)]. Wäre es nicht verfehlt, hier in den pathologisch-anatomischen Unterschieden wesentliche Trennungsmerkmale erblicken zu wollen? W. Müller erzeugte (1035—1037) nach Resektion eines großen Stückes aus der Diaphyse des Radius bei jungen Tieren in der Ulna, die nach dem Eingriff die ganze Stützfunktion übernehmen mußte, typisch rachitische Veränderungen. Ist es erlaubt, diese rachitische Knochenstörung als echt zu bezeichnen? Und zum Schluß noch ein Beispiel: Die experimentelle Rattenrachitis soll nach dem einmütigen Urteil der Kenner [M. B. Schmidt (1290), Aschoff, vgl. (305), Lang (875), Park-Shipley (1322, 1326 u. a.)] der spontanen kindlichen Rachitis anatomisch-histologisch fast in allen Einzelheiten entsprechen. In ätiologischer, und nach den neuesten Ermittlungen Ullrichs (1441) auch in pathogenetischer Hinsicht bestehen jedoch zwischen beiden Rachitisarten nicht zu vernachlässigende Differenzen, die gegen eine, vom pathologisch-anatomischen Standpunkt aus vielleicht sogar erlaubte Gleichstellung sprechen.

Auch die selbständige klinische Betrachtungsweise vermag keine brauchbare Begriffsbestimmung für die rachitische Osteopathie zu liefern. Die klinische Beschreibung der Knochenstörung als eines mit Deformitäten einhergehenden Erweichungsprozesses würde sich als ebenso unzulänglich erweisen, wie die entsprechende, von pathologisch-anatomischen Gesichtspunkten geleitete Definition. Man braucht nur an die schlagenden Beispiele des sicher nicht rachitischen angeborenen Weichschädels und an die sich oft auch ohne begleitende Rachitis einstellenden Verkrümmungen (z. B. Kyphoskoliose) der Jugendlichen, oder an die Restzustände, wie Genua valga, Brustkorbdeformitäten usw., mit der Frage nach der Floridität des ihnen zugrundeliegenden Prozesses zu erinnern, um die Undurchführbarkeit einer klinischen Begriffsbestimmung zu beweisen.

Eine weitere Möglichkeit, die rachitische Stoffwechselstörung zu definieren, besteht in der Berücksichtigung gewisser in der letzten Zeit durch wichtige Ergebnisse erweiterten pathogenetischen, stoffwechselchemischen Daten. Ebenso wie der Diabetes durch die Befunde der Zuckerausscheidung im Urin und der begleitenden Hyperglykämie stoffwechselchemisch genügend gekennzeichnet ist, könnte man geneigt sein, die rachitische Stoffwechselstörung mit der verschlechterten Ca-P-Bilanz und der veränderten Ca- und P-Verteilung im Blute zu umschreiben. In der Tat lassen sich diese chemischen Befunde bei der Rachitis und verwandten Störungen — wie wir es bei der Besprechung der diagnostischen Hilfsmittel noch ausführlich belegen werden — in der überwiegenden Mehrzahl der Fälle erheben. Ausnahmen kommen jedoch, wenn auch selten, vor, so daß auch dieser vorgeschlagenen Definition eine Allgemeingültigkeit nicht zugesprochen werden kann. Nichtsdestoweniger dürfte sie den Forderungen der klinischen Praxis weitgehend entsprechen und nach Ansicht des Verfassers, bei genauer Kenntnis ihrer Grenzen, weniger Anlaß zu Fehlschlüssen geben, als die übrigen Vorschläge zur Begriffsbestimmung der rachitischen Erkrankung.

In der letzten Zeit, wohl im Hinblick auf die sehr eindrucksvollen praktischen Ergebnisse der Rachitisforschung wurde von verschiedenen Seiten das ätiologische, oder in reziproker Fassung das pharmakologisch-therapeutische, d. h. das „ex iuvantibus“-Prinzip für die Definition der Rachitis und verwandter Zustände in Vorschlag gebracht. Auf diese Weise würde man zu einer Fassung, zu einer Erweiterung der ursprünglichen Definition gelangen, etwa folgender Art: Die Rachitis ist eine allgemeine Stoffwechselstörung mit besonderem Hervortreten pathologischer Knochenveränderungen; sie beruht auf einem Mangel am Rachitisschutzstoff (am D-Vitamin), an Licht und wird durch Behebung des Mangels, d. h. durch Zufuhr von Rachitisschutzstoff (D-Vitamin), Licht geheilt. Ein gewisser heuristischer Wert und eine weitgehende Brauchbarkeit kann dieser Formulierung, die auch dem praktisch medizinischen Denken Genüge leistet, nicht abgesprochen werden. Andererseits haften ihr jedoch schwerwiegende Mängel an. So zunächst auch in praktischer Hinsicht. In vielen Fällen läßt sich das ätiologische Moment anamnestisch gar nicht scharf erfassen, und andererseits der Beweis „ex iuvantibus“ kann sich erst im weiteren Verlauf, d. h. nur katamnestisch erbringen. Auch die notwendige weitere Schlußfolgerung, daß eine Knochenerkrankung, die durch „spezifisch-antirachitische“ Mittel nicht behoben werden kann, gar nicht zur Rachitis gerechnet werden darf, braucht nicht immer zu stimmen. So ist z. B. durchaus möglich, daß die in der letzten Zeit von Fanconi (350) gegen den rachitischen Charakter der bei der Verdauungsinsuffizienz zur Beobachtung gelangenden Knochenveränderungen ins Treffen geführte „Beweis“: ihre Unbeeinflußbarkeit durch die gewöhnlichen antirachitischen Verfahren, darauf beruht, daß hier an der Entstehung der rachitischen Ossifikationsstörung außer einem Mangel am Rachitisschutzstoff noch eine zweite ergänzende Bedingung, etwa die mangelhafte Ca- und P-Resorption mitbeteiligt ist. In diesem Falle müßte aber die Osteopathie als eine in ihrem Kern echt rachitische und der ablehnende Standpunkt als ein logisch fehlerhafter bezeichnet werden.

Ein weiterer, mehr prinzipieller Einwand befaßt sich mit der Frage, ob es erlaubt sei, trotz der vielen aus der Ätiologie und der Therapie geschöpften Beweise die Rachitis zu einer „Avitaminose“ oder „Anaktinose“ sensu strictiori zu stempeln, wobei wir zunächst von der Angreifbarkeit der Bezeichnung der Avitaminose absehen möchten. Die Praxis, auch die engere Vitaminlehre, würden diese Fragen bejahen. Von einem mehr rein erkenntnistheoretischen Standpunkte aus muß jedoch zugegeben werden, daß der Rachitisschutzstoff trotz der bedeutenden Rolle, die er in der Ätiologie und der Therapie der

Rachitis spielt, dem Krankheitsprozeß nicht unbedingt übergeordnet sein muß. So bewirkt z. B. bei Ratten Mangel am Rachitisschutzstoff nur dann rachitische Veränderungen, wenn gleichzeitig das Ca- und P-Angebot, richtiger der Quotient $\frac{Ca}{P}$ in der Nahrung innerhalb eines bestimmten „rachitogenen" Bezirkes liegt. v. Pfaundler (1120) hat diesem Einwand folgende zutreffende grundsätzliche Fassung gegeben: „Wenn sich herausgestellt hat, daß das Fehlen eines Faktors x in der Nahrung zum Auftreten einer bestimmten Krankheitserscheinung K führt, dann wird gefolgert, daß x-Mangel die wahre Ursache von K sei, und daß die Ätiologie des letzteren Zustandes damit aufgeklärt erscheint. Dabei ist offenbar übersehen, daß es auch anders sein könnte, daß nämlich der Faktor x lediglich einen (beispielsweise infolge Anlagefehlers oder infolge peristaltischer Schäden) in Gang oder in Vorbereitung befindlichen oder drohenden Krankheitszustand K in seiner Manifestation behindert. Der x-Mangel hätte dann mit den wahren Urquellen des Übels nichts zu tun."

Wir sehen somit, auch das ätiologische und das „ex iuvantibus"-Prinzip kann die Rachitis beim heutigen Stand der Forschung nicht einwandfrei und logisch völlig zutreffend definieren. Nur die klinische Empirie und abwägende Überlegung im Zweifelsfalle, bei Berücksichtigung der verschiedenen Betrachtungsweisen vermag uns heute über die Schwierigkeiten der Begriffsbestimmung hinwegzuhelfen.

b) Tetanie.

Bei gleichem klinischen Bild stellt die Tetanie ätiologisch und pathogenetisch — hier weniger in den End- als in den Anfangsreaktionen des intermediären Stoffwechsels — einen vielgestaltigen Krankheitsprozeß dar. Mit allem Nachdruck muß betont werden, daß die Tetanie auch in ihren letzten, die nervösen Merkmale auslösenden Bedingungen eine Stoffwechselstörung besonderer Art ist. Ihre auch heute noch in Lehrbüchern übliche Einreihung unter die Nervenkrankheiten geht auf die einseitige Berücksichtigung des äußeren Bildes zurück. Eine rein klinische Definition würde jedoch bei keiner der vielen Tetaniearten — auch in unserem speziellen Falle nicht — das Wesen der Krankheit erfassen.

In klinischer Hinsicht wird der tetanische Zustand durch die galvanische und mechanische Übererregbarkeit der peripherischen Nerven und durch die klonischen und tonischen lokalen und allgemeinen Krämpfe genügend gekennzeichnet. Gewisse diagnostischen Schwierigkeiten, auf die wir im entsprechenden Abschnitt noch näher einzugehen haben werden, berühren nicht den Kern dieser Definition. Durch Zufügen der wichtigsten spezifischen pathogenetischen Daten läßt sich die Gültigkeit dieser klinischen Definition auf die besondere Tetanieform abstimmen, die für uns im Zusammenhang mit den rachitischen Osteopathien von Bedeutung ist. Hier entsteht die Tetanie auf dem Boden der Rachitis und zeichnet sich, in Analogie zur unkomplizierten Rachitis, durch eine Störung in der Blut-, Ca- und P-Verteilung, im besonderen durch eine Hypocalcämie und relative oder absolute Phosphatstauung, mit ihren weiteren stoffwechselchemischen Folgen, aus. Die übergeordnete Bedingung des tetanischen Übererregbarkeitszustandes stellt bei allen Tetanieformen, auch bei der mit der rachitischen

Störung kombinierten, die Ca-Ionenverminderung, hervorgerufen und unterstützt durch eine besondere Ionenverschiebung in der nächsten Umgebung der Nerven, richtiger gesagt, ihrer zentralen und peripherischen Reizstellen dar. In dieser Gestalt erfüllt die Definition der Tetanie ihren Zweck vollauf. Allerdings blieb dabei die Frage der Ätiologie, die letzten Endes hier wiederum mit der rachitischen Grundstörung in Verbindung steht, unberücksichtigt.

Diagnose.

a) Rachitis.

Die Fragen der Begriffsbestimmung eignen sich nicht nur zur Befriedigung des Hanges zur Systematik, sie stehen auch mit dem wichtigsten Problem der Praxis, mit der Diagnose in engstem Zusammenhang.

Bei der Diagnose der Rachitis stützen wir uns:

1. Auf die äußeren klinischen Symptome des pathologischen Skelets.
2. Auf die Röntgenoskopie.
3. Auf gewisse chemische Daten aus dem intermediären Stoffwechsel.

Erst die Kombination dieser drei sich wechselseitig kontrollierenden Erhebungen erlaubt uns einen klaren Schluß auf das Vorhandensein, auf die Floridität, Stärke, eventuell Heilungstendenz der Rachitis beim jeweils vorliegenden Falle zu ziehen.

Klinik. Hierher gehören zunächst in erster Linie die Kraniotabes, der Rosenkranz, die Epiphysenauftreibungen, im späteren Stadium — auch bei der Spätrachitis, Osteomalacie und bei den hierher gehörigen Formen der Osteoporose — noch die verschiedenartigen Verkrümmungen am Brustkorb, Becken, an den Extremitäten, wie auch die Infraktionen, Frakturen, Umbauzonen. Einige mit diesen klinischen Symptomen zusammenhängende Streitfragen können nutzbringend und übersichtlich erst nach Besprechung der röntgenoskopischen und der stoffwechselchemischen diagnostischen Verfahren erörtert werden.

Röntgenoskopie. Für die Diagnose, so in erster Linie für die Beantwortung der Frage nach der Floridität eines rachitischen Prozesses leistet die Röntgenoskopie wertvolle, oft sogar (gemeinsam mit den blutchemischen Daten) entscheidende Dienste. Das große Verdienst Huldschinskys (739, 740, 742) bei der Einführung der Strahlentherapie besteht unseres Erachtens eben in der Verwendung des zu der Zeit bereits genügend entwickelten röntgenoskopischen Verfahrens, das die eingetretene Heilung objektiv zu verfolgen und zu beurteilen gestattete. Es ist sehr lehrreich zu erfahren, daß Heß und Unger (615), die mit der Quarzquecksilberdampflampe bereits 2 Jahre vor Huldschinsky therapeutische Versuche ausgeführt hatten, mangels dieser objektiven röntgenoskopischen Kontrolle, allein nach dem subjektiven klinischen Eindruck sich kein günstiges Urteil bilden konnten.

Park-Howland (1091), ebenso Wimberger (1537) haben sich später der Röntgenoskopie auch zum Nachweis der antirachitischen Lebertranwirkung mit Erfolg bedient.

Die Röntgenoskopie eignet sich bestens auch für die Diagnose der experimentellen Rachitis und sie liefert auf diese Weise die praktisch brauchbarsten

Grundlagen zur Prüfung und biologischen Auswertung antirachitischer Mittel an Tieren.

Die röntgenoskopischen Skeletbilder bringen sowohl die makro- wie auch die mikroskopischen Knochenveränderungen zur Darstellung. In diesem Sinne sind sie gewissermaßen auch als histologische und histochemische Präparate zu betrachten. Sie verdanken ihre Entstehung der Undurchlässigkeit der Kalksalze und somit auch der verkalkten Knochenteile für Röntgenstrahlen [vgl. Wimberger, hier auch Literatur (1537), Weech - Smith (1495)]. Da das anatomisch-histologische Korrelat der rachitischen Stoffwechselstörung hauptsächlich in einer mangelhaften Knochenapposition besteht, die bei der endochondralen Ossifikation besonders stark in Erscheinung tritt, so dürften auch die Röntgenbilder an den Epi-, Dia- (richtiger gesagt Meta-)physenenden die stärksten und charakteristischen Veränderungen aufweisen. Unter normalen Verhältnissen ist das Röntgenphotogramm der Epimetaphysenenden durch eine haarscharf abschließende, homogene, kalkdichte Linie abgegrenzt, die im histologischen Präparat der sog. provisorischen Verkalkungszone entspricht. Diaphysenwärts folgt eine hellere, ganz schmale Querzone (der primordiale Markraum) mit einer undeutlichen Strukturierung, aus der das feingegitterte Balkenwerk der fertigen Spongiosa hervorgeht. Die Diaphysen sind gleichmäßig kalkhaltig, ihre Corticalis schließt gegen die Weichteile mit einer scharfen Kontur ab. Die rachitische Osteopathie beginnt im Röntgenbild zunächst mit einer Verminderung des Kalkgehaltes in den Knochen. Auch die scharfe Abschlußlinie der provisorischen Verkalkungszone erfährt größere und kleinere Defekte. Sie erscheint im Röntgenbild unscharf, oft wie durchsiebt, kann sogar in späteren Stadien völlig verschwinden. Die angrenzende Spongiosa verliert allmählich ihre feine regelmäßige Struktur. Infolge Osteoidwucherung nimmt die Entfernung zwischen der Gelenkspalte (dem Epiphysenende) und dem freien, unscharf begrenzten Metaphysenende stetig zu. Im weiteren Verlauf tritt dann die Vergröberung und die Kalkverarmung der Spongiosa und der Corticalis immer stärker in Erscheinung. Die kalkarme oft gespaltene Corticalis hebt sich nicht mehr so scharf von den umgebenden Weichteilen ab, wie in der Norm. Zum Bilde der schweren Rachitis gehört auch ein freier, mehr oder weniger breiter Schattensaum auf der Corticalis einzelner Diaphysen. Dieser wird aber in der Regel erst bei beginnender Heilung, infolge frischer Einlagerung von Kalksalzen sichtbar (Osteophyt). In seltenen Fällen trifft man solche osteophytäre, kalkhaltige, periostale Auflagerungen auch im floriden Stadium an, im besonderen an verkrümmten, geknickten, deformierten und mechanisch stark beanspruchten Röhrenknochen, so z. B. an der Fibula, an den Vorderarmknochen.

Die provisorische Verkalkungslinie oder das freie Metaphysenende können auch bei schwerster Rachitis ihre ursprüngliche Form behalten, so besonders bei Kindern, die sich körperlich wenig bewegen („passive Form“, Wimberger). In einer weiteren großen Anzahl der Fälle, und zwar bei körperlich und geistig regen Rachitikern („aktive Form“, Wimberger) kommt es im Verlaufe des fortschreitenden rachitischen Prozesses zu starken Ausfransungen der Verkalkungslinie (des Metaphysenendes) in ihren zentralen Partien und gleichzeitig zu einer Kalkapposition in den peripherischen Teilen. So entsteht dann die bekannte Becherform der Epimetaphysengrenze als ein sekundäres Knochensymptom [Fränkel, Reyher, Wimberger (1537)]. Die Ausbildung der Becherform hängt außer den mechanischen Momenten, der Agilität, Beweglichkeit des Kindes, auch noch vom Alter und Grade der rachitischen Störung, sowie vom Charakter des betreffenden Metaphysenendes ab. So lassen manche

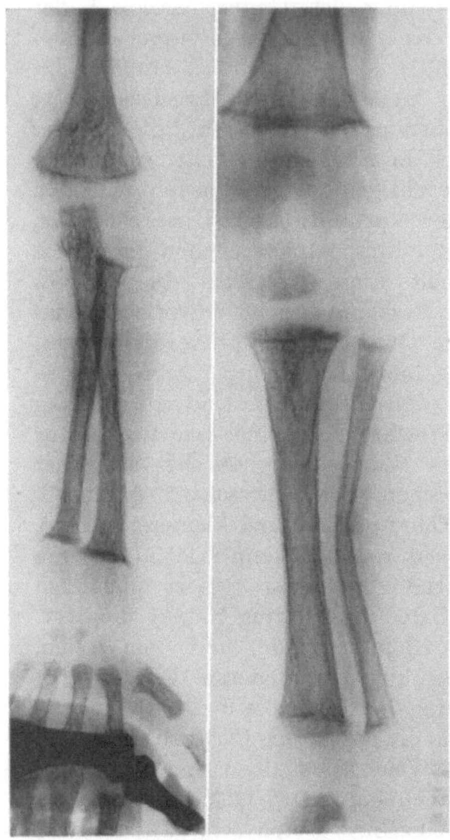

Abb. 1. Schwere floride Rachitis. H. K., 11 Monate. 20. März 1922 (H. Wimberger, 1537.) Schwer florid-rachitisches Skelet mit hochgradiger Kalkarmut und Knickungen einzelner Schäfte. Die Spongiosa ist sehr grob strukturiert, die Corticalis ist wie in Lamellen zerlegt. Die Metaphysenenden zeigen statt des normalen linearen Querschattens der präparatorischen Verkalkungszone eine Auffaserung, über der keine Spur einer Reparation zu sehen ist. Einzelnen Schäften sind zarte Osteophytsäume abgelagert, am breitestens an den Einknickungen (Humerus distal, Ulnamitte, Fibulamitte lateral).

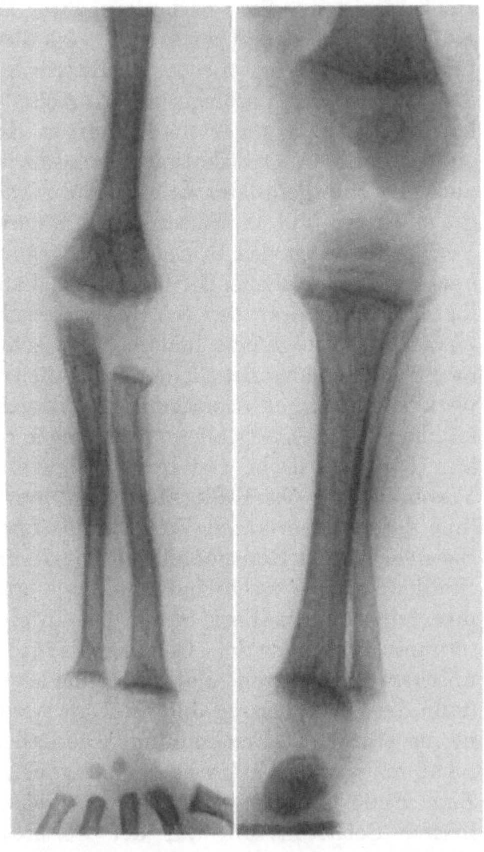

Abb. 2. Beginnende Heilung unter Lebertran. 28. März 1922. (H. Wimberger, 1537.) Über allen Metaphysen werden in mehr-minder großer Distanz als Ausdruck der beginnenden Heilung zarte Quersäume sichtbar (neue präparatorische Verkalkungszone). Auch das reichliche Osteophyt erscheint nun deutlicher an den Diaphysen.

Knochen, wie z. B. das distale Femur- und das proximale Tibiaende diese Konkavität der Verkalkungslinie stets vermissen, während sie bei der distalen Ulnametaphyse oft schon in einem frischen Stadium der Erkrankung beobachtet wird.

Dies ist das Bild der floriden Rachitis im Röntgenogramm (Abb. 1). Auch Verkrümmungen, Infraktionen und Frakturen gelangen dabei in gegebenen

Fällen zur Darstellung. Ihre differentialdiagnostische Bedeutung soll weiter unten noch ausführlich erörtert werden.

Bei der Heilung der Rachitis tritt zunächst eine neu präparatorische Verkalkungszone in der gewucherten kalkarmen Epiphyse, und zwar in einem

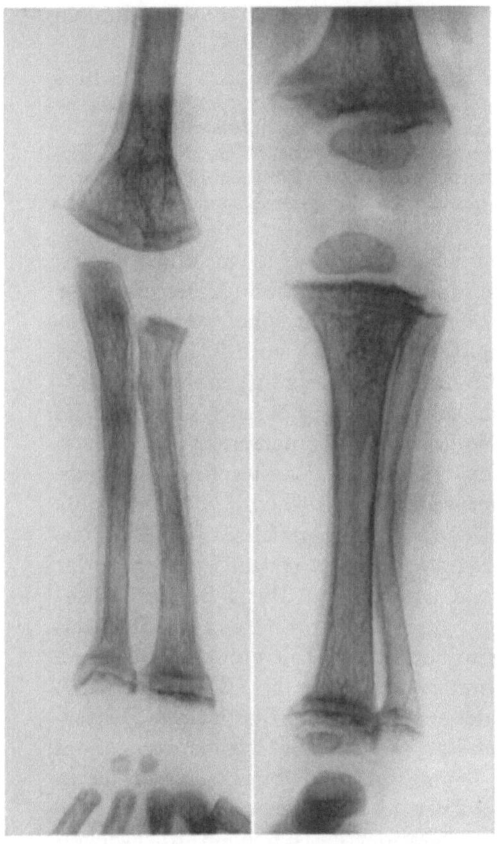

Abb. 3. Fortschreitende Heilung. 11. April 1922. (H. Wimberger, 1537). Durch Kalkeinlagerung in die während des floriden Stadiums zugewachsene rachitische Wucherungszone zwischen altem Schaftende und der neuen präparatorischen Verkalkungslinie werden erst die klinisch als „Epiphysenauftreibungen" imponierenden verdickten Metaphysen röntgendarstellbar. Das kräftige Osteophyt überbrückt alle Unregelmäßigkeiten (Schaftenden) und Knickungen (Fibula). Zunahme des Kalkgehaltes, besonders in den Knochenkernen erkennbar.

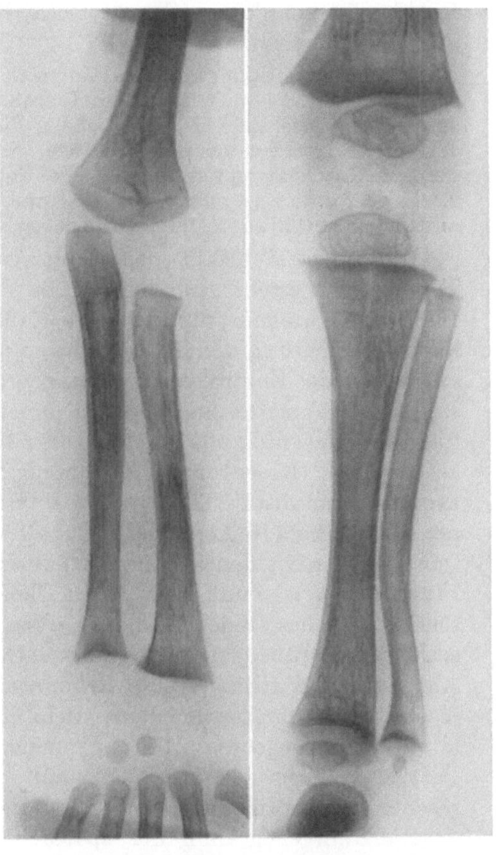

Abb. 4. Weiteres Reparationsstadium. 10. Juni 1922. (H. Wimberger, 1537.) Die Reparation ist nahezu vollendet. Die Zonen der endochondralen Ossification schließen etwas ungleichmäßig, aber glatt gegen die Epiphyse ab. Die Schäfte haben durch reichlichen Umbau wieder fast normale Formen angenommen, das Osteophyt ist meist in der Corticalis aufgegangen. Kalkgehalt normal. Außer der Biegung der Fibula läßt aber die grobe Struktur der alten vorrachitisch angewachsenen Schaftteile noch eindeutig die überstandene Rachitis erkennen.

gewissen Abstand vom Diaphysenende auf (Abb. 2—4). Zwischen dieser neuen Verkalkungslinie und der verkalkt gebliebenen Diaphyse liegt ein kalkfreier osteoider Saum, der um so breiter ist, je stärker und älter der rachitische Prozeß war. Die fortschreitende Verkalkung führt dann bald zu einer Verschmelzung der neuen Verkalkungslinie mit der Spongiosa der Diaphysen. Die frühere Becherform verschwindet, die neue Verkalkungszone ist jetzt gegen die Epiphyse zu wiederum haarscharf abgegrenzt. Die osteophytären Räume werden jetzt ganz allgemein sichtbar. Mit der Restitution der Epidiaphysengrenze geht eine verstärkte Kalkeinlagerung auch in die Diaphysen, in die Corticalis parallel. Die Epidiaphysenenden zeigen aber zunächst eine viel dichtere kompakte Struktur, sind viel kalkreicher als normale Knochen oder die übrige Diaphyse [Manschettenform, Goettche (461a)]. Eine abgelaufene Rachitis ist aus diesem Symptom im Röntgenbild bisweilen über Jahre hinaus noch zu erkennen.

Auf die Entwicklung und das Auftreten der Knochenkerne bleibt die leichte Rachitis ohne Einfluß. Bei mittelschwerem Prozeß kann die Kalkablagerung verzögert sein, so daß bei röntgenologischer Untersuchung die Knochenkerne, obgleich histologisch völlig vorgebildet, trotzdem unsichtbar bleiben. Nur bei schwerer Rachitis, in Gegenwart anderweitiger Knochensymptome, kann eine Entkalkung vorher im Röntgenbilde sichtbarer Kerne oder aber eine wirkliche Verzögerung in der Entwicklung der Knochenkerne beobachtet werden [Plaut (1130), Goldberger - Mellion (465)].

Die Rachitis befällt das Skeletsystem nicht gleichzeitig in allen seinen Teilen. Es besteht eine bestimmte Reihenfolge im zeitlichen Auftreten der einzelnen Knochensymptome. So äußert sich die Rachitis bei jungen Säuglingen zunächst in der Kraniotabes, erst später (meist erst vom 2. halben Jahr an) treten die Epiphysenschwellungen auf. An Hand der röntgenologisch feststellbaren Veränderungen der Epimetaphysengrenze ergibt sich hierfür die folgende Reihenfolge (Wimberger): 1. Die sternalen Rippenenden der oberen Brustwirbel (Rosenkranz), 2. Femur, Ulna distal, 3. Radius distal, Fibula proximal und distal, Tibia proximal, Humerus distal und 4. Ulna, sowie Radius proximal. Diese Reihenfolge, wie überhaupt das zeitlich ungleichmäßige Befallensein der verschiedenen Knochenpartien hängt wohl in erster Linie mit der Wachstumsgeschwindigkeit dieser Skeletteile zusammen. Die schneller wachsenden Knochen (Knochenenden) erkranken früher und werden von der Rachitis schwerer in Mitleidenschaft gezogen. Diese in der letzten Zeit von verschiedenen Autoren als neu hingestellte Erkenntnis finden wir schon bei Elsässer (329) in seinem berühmten im Jahre 1843 erschienenen Buche, „Der weiche Hinterkopf" klar angegeben: „Im allgemeinen schlägt sie (die Rachitis) in denjenigen Partien vorzugsweise ihren Sitz auf, wo Vegetation und Funktion gerade in rascher vorherrschender Entwicklung und Energie begriffen sind".

Im Röntgenogramm der spätrachitisch veränderten Knochen überwiegen die Kalkverarmung, die Atrophie und die Rarefizierung. Die breite Osteoidschicht und die becherförmige Auffransung der provisorischen Verkalkungszone in den dafür in Betracht kommenden Epiphysenenden gehören durchaus zum normalen Bild der Erkrankung [Tobler (1432), Wieland (1520) u. a.]. Als führendes Symptom kommen sie jedoch nicht mehr in Betracht. So bildet die Spätrachitis einen Übergang zur Osteomalacie oder auch zu entsprechenden Formen der Osteoporose, bei denen von seiten der endochondralen Ossifikation keine Symptome mehr zu erheben sind, und atrophische, porotische Veränderungen an den Diaphysen, an den platten Beckenknochen das Bild völlig beherrschen. Die bekannte Erklärung für diese altersbedingten Unterschiede liefert uns die Physiologie des Wachstums. Das Längenwachstum erfolgt mit Hilfe der endochondralen Ossifikation. Mit vollendeter Pubertät erfolgt aber kein Wachstum mehr, d. h. der endochondrale Mechanismus schwindet und so können wir bei der Osteomalacie und der senilen Osteoporose, die erst später in Erscheinung treten, an den gleichen Stellen keinen pathologischen

Prozeß, und auch bei der Spätrachitis nur weniger intensive Veränderungen erwarten.

Die klinische Verwendung der Röntgenoskopie für die Diagnose der Rachitis und verwandter Osteopathien stößt zunächst auf zwei Schwierigkeiten: 1. Bei ganz leichter Rachitis wie auch stets im Beginn des Krankheitsprozesses — hier wohl auch bei Spätrachitis, Osteomalacie — fehlen röntgenologisch sicher feststellbare Störungen an den Röhrenknochen [Heß, Unger (628), Marfan (977—979), Ferri (357), Wimberger (1537), eigene Erfahrungen]. 2. Die Begutachtung der Röntgenbefunde läßt stets eine gewisse subjektive Note zu, insbesondere wiederum im Beginn der Krankheit oder aber der Heilung. Die von Eliot (325), auch von Wilson (1534) mit Hilfe einer besonders „verfeinerten" Röntgendiagnose festgestellte sehr hohe Rachitisfrequenz bei prophylaktisch mit Lebertran und Bestrahlung behandelten Säuglingen, eine Feststellung, die mit den allgemeinen Erfahrungen und Literaturangaben in scharfem Gegensatze steht, dürfte nach Gerstenberger, Nourse (446), auch nach unserem Empfinden in der Zuweisung physiologischer Varianten im Knochenbild zur rachitischen Störung ihre Erklärung finden.

Trotz der erwähnten Mängel dürften wir in der Röntgenoskopie, die sich heute in der Klinik und der Praxis einer weiten Verwendung erfreut, ein bei entsprechender Kritik überaus wertvolles Hilfsmittel zur Erkennung von florider und heilender (wie auch geheilter) Rachitis, sowie zur Beurteilung antirachitischer Heilverfahren erblicken. In diesem Zusammenhang soll auch an die 926 Rachitisfälle umfassenden Vergleichsuntersuchungen von Groover-Christie-Marritt (511) erinnert werden, die eine sehr gute Übereinstimmung der getrennt durchgeführten klinischen und röntgenoskopischen Begutachtung ergeben haben.

Chemische Diagnostik. Mit der Ausbildung der mikrochemischen Blutanalyse war die Möglichkeit gegeben, den intermediären Stoffwechselvorgängen bei der Rachitis näher zu kommen. Ein weiterer Vorteil dieser Mikroanalysen liegt darin, daß sie häufig wiederholt werden können und wir somit in der Lage sind, den ganzen Verlauf der Krankheit, in unserem Falle den der Rachitis, genau chemisch analytisch zu verfolgen und den jeweiligen Zustand stets mit reproduzierbaren Zahlen zu belegen.

Schon in den älteren Bilanzuntersuchungen [Schabad (1245—1254), Schloß (1279—1283) u. a.] konzentrierte sich die Aufmerksamkeit auf das Schicksal der wichtigsten Knochensalze, auf das Ca- und das Phosphat-Ion. Auch in den neueren Blutanalysen traten die gleichen Ionen in den Mittelpunkt der Forschung.

Der normale Ca-Gehalt des Säuglingserums wird in neueren Untersuchungen auf recht genau 10 mg% Ca angegeben [Howland-Marriott (728), J. Handowsky (571), Howland-Kramer (729, 730), György (521), Jul. Heß-Calvin-Wang-Felcher (673), Kneschke (839) u. a.]. Die Schwankungsbreite liegt zwischen 9—11 mg%. Diese Konstanz besteht aber nur bei Analysen im Serum (Plasma). Wegen der fast völligen Kalkfreiheit der Erythrocyten ist der Blutkalkwert eine von der Zahl der roten Blutkörperchen abhängige, und somit auch überaus schwankende Größe. Vergleichswerte kann uns demnach allein die Serum- (Plasma-) Analyse liefern. Bei der Rachitis bewegt sich nun der Serumkalkspiegel meist an der unteren Grenze des normalen Schwankungsbereiches. Sehr häufig begegnet man aber sowohl völlig normalen, wie auch pathologischen, wenn auch nur leicht gesenkten (bis 8 mg%) Zahlen. Eine stärkere Erniedrigung deutet fast ohne Ausnahme auf eine Komplikation mit Tetanie hin. Erhöhungen wurden bisher bei unbehandelter Rachitis der Säuglinge und Kleinkinder, zumindest nach den übereinstimmenden Angaben der Autoren, die die ausgedehntesten Erfahrungen besitzen, vermißt [Gerstenberger (445—446), sowie persönliche Mitteilung, Gamble (432), eigenes Material von über 2000 Bestimmungen]. Gegenteilige Angaben dürften auf fehlerhafter Methodik beruhen, besonders dann, wenn man ihnen so gehäuft begegnet, wie z. B. bei Gil (455), der über Ca-Werte von 18—27 mg% (!!), bei Scheer-Rosenthal (1260), die über Ca-Werte von 12,6—13,8 mg% bei einer großen Anzahl von unbehandelter Säuglingsrachitis berichten. Die praktische Verwertbarkeit chemischer Daten setzt naturgemäß — dies kann nicht genügend stark gefordert werden — eine fehlerfreie Untersuchungstechnik voraus.

Es soll schon an dieser Stelle darauf hingewiesen werden, daß nach übermäßig hohen Dosen von bestrahltem Ergosterin bei länger behandelten rachitischen oder normalen Kindern Hypercalcämie, bis 17 mg% und darüber, beobachtet wurde [Heß-Lewis (670), Bamberger (57), György (556)].

Die diagnostische Bedeutung der Serumkalkzahl dürfte nach dem Gesagten — mit Ausnahme der mit Tetanie komplizierten Fälle, sowie gewisser Kraniotabesarten, besonders bei Frühgeburten — eine nur beschränkte sein. Auch bei einem schwersten floriden Prozeß kann das Serum normale Kalkwerte zeigen. Die Kalkverarmung der Knochen greift also nicht auf das Blut zurück.

Bei der Spätrachitis und bei der Osteomalacie sind wir über die Störungen des Blutchemismus bisher nur sehr mangelhaft unterrichtet. Es liegen nur vereinzelte einschlägige Befunde vor, nach denen allerdings bei der Spätrachitis und bei der Osteomalacie eine Abweichung der Serumkalkzahl von der Norm häufiger zu sein scheint, als bei der Frührachitis. Hypocalcämische Werte bei Spätrachitis geben Hottinger (720), bei Osteomalacie Miles und Feng Chi Tung (1012) an. Im Gegensatz zur Frührachitis soll bei Osteomalacie nach Hottinger (720) auch Hypercalcämie vorkommen können. Es ist möglich, daß sich diese Beobachtungen Hottingers auf Störungen, die in der letzten Zeit von verschiedener Seite [Mandl (973), Gold (464), Kerl (816), Barr, Bulger, Dixon (64), Aub[1], Snapper (1347a)] bei Jugendlichen und bei Erwachsenen als generalisierte Ostitis fibrosa, in der Regel mit cystischen Veränderungen beschrieben wurden, beziehen. Die Knochenveränderungen stehen in diesen Fällen mit Epithelkörperchentumoren in kausalem Zusammenhang. Die verstärkte Epithelkörperchentätigkeit bewirkt ihrerseits eine Hypercalcämie (Barr-Bulger-Dixon, Aub, Snapper), in Analogie zur künstlichen mit hohen Epithelkörperchenhormongaben bei Gesunden erzeugten vorübergehenden Erhöhung des Serumkalkspiegels. Vermutlich gehört auch die von Duken (295) bei einem 14jährigen Mädchen beobachtete Ostitis fibrosa cystica generalisata mit dem hohen Kalkspiegel von 16—20 mg% hierher. In einem Falle unserer eigenen Beobachtung wurden normale Kalkwerte erhoben. Demnach braucht anscheinend nicht jede Ostitis fibrosa generalisata gleicher

[1] Persönliche Mitteilung.

Genese zu sein. Wir kommen auf diese in pathogenetischer Hinsicht sehr aufschlußreichen Fälle in einem weiteren Abschnitt noch ausführlich zurück.

Der Phosphor befindet sich in der Blutflüssigkeit in organischer und anorganischer Bindung. Elektrochemisch different wirken und durch Phosphat fällende Mittel direkt erfaßbar sind allein die anorganischen freien Phosphationen. Diesen P-Anteil nennt man den „anorganischen Phosphor". Die Menge dieser vorgebildeten Phosphate ist im Blutserum unter normalen Bedingungen eine relativ konstante Größe und beträgt im Säuglings-, Kindesalter bis zur Vollendung der Pubertät etwa 5 mg%. Nach abgeschlossenem Wachstum im Alter von 18—22 Jahren stellt sich die Serumphosphatzahl auf 3 mg% [Tisdall-Harris (1428), György - Wilkes (534)]. Dieser Wert wird dann in der Folge konstant beibehalten, und kennzeichnet gewissermaßen das „Erwachsenenalter". Die Kongruenz zwischen den altersbedingten Wachstums- und Serumphosphatkurven ist so auffallend, daß wir — besonders im Hinblick auf die ähnliche Rolle der Phosphate für die Pflanzenwelt — im Phosphat wohl mit Recht das „anorganische Wachstumshormon" vermuten dürfen [Verfasser (528)].

Die Phosphatbestimmung kann im Gegensatz zum Kalk auch im Gesamtblut erfolgen. Der anorganische Phosphor verteilt sich ziemlich gleichmäßig auf das Plasma und auf die Zellen. Im menschlichen Blut scheinen aber die Formelelemente doch etwas weniger Phosphate in präformiertem Zustande zu enthalten als die Blutflüssigkeit (Mittelwert nach eigenen Untersuchungen im Gesamtblut 4,0—4,5 mg%, im Serum 5,0 mg% P). Es dürfte mithin empfehlenswert sein, sich an die Serumzahlen zu halten, dies um so mehr, weil die in den Blutkörperchen befindlichen organischen P-Verbindungen extravasal rasch zerfallen, und durch die Neubildung von Phosphaten eine Erhöhung des organischen Phosphors vortäuschen können. Es geht z. B. nicht an, das zur Phosphatbestimmung entnommene Blut erst nach 3stündigem Warten zu zentrifugieren (722). Manche in der neueren Literatur angegebenen hohen Phosphatzahlen dürften durch diese Fehlerquelle erklärt werden. Die von Ulmer, Hillenberg, Schimmelpfeng (1444) neuerdings erhobene Forderung zur Phosphatbestimmung nur Nüchternblut zu verwenden, ist eine natürliche und wohl auch früher schon stets beachtet gewesene Voraussetzung.

Bei der Rachitis ergibt die Serumanalyse stark gesenkte Phosphatzahlen [Hypophosphatämie, Iversen - Lenstrup (773), Howland - Kramer (729), Verfasser (521)]. Allein bei einer mit Tetanie komplizierten Rachitis können normale, sogar erhöhte Phosphatwerte erhoben werden [Kramer - Tisdall-Howland (855), Verfasser (521), Scheer - Salomon (1257), Nourse - Smith-Hartmann (1069)]. In diesen Fällen hilft uns außer den klinischen Symptomen die Hypocalcämie, die für die Tetanie ebenso charakteristisch ist, wie die Hypophosphatämie für die Rachitis, die richtige Diagnose zu stellen.

Die Menge des organisch gebundenen Phosphors weist auch im Blute rachitischer Kinder keine Abweichungen von der Norm auf [Zucker - Gutman (1569), Verfasser (542)]. Das Verhältnis des organischen P zum anorganischen P ist somit bei der Rachitis zu Ungunsten der vorgebildeten Phosphate verschoben, die auch absolut vermindert gefunden werden.

Die Hypophosphatämie fällt im Säuglingsalter eine erhebliche, oft ausschlaggebende diagnostische Bedeutung zu. In Abwesenheit von tetanischen Komplikationen entscheidet der Befund einer erniedrigten Phosphatzahl fast gesetzmäßig für floride Rachitis. Gewisse akute Zustände, wie z. B. Pneumonie, fieberhafte Erkrankungen [Gerstenberger-Burhans-Smith-Wetzel (445)], Narkose [Jeans - Tallerman (781)], die ebenfalls mit einer Hypophosphatämie einhergehen können, sind schon klinisch leicht auszuschließen und bieten somit keine differentialdiagnostischen Schwierigkeiten. Es muß jedoch zugegeben werden, daß besonders bei Nichtsäuglingen, etwa vom vollendeten 2. Lebensjahr an, d. h. in einem Alter, das für die Frührachitis in der Regel kaum mehr in Betracht kommt, leicht erniedrigte Serumphosphatwerte bis zu 3,5 mg unter anscheinend normalen Bedingungen, zumindest sicher ohne begleitende rachitische Merkmale, wenn auch sehr selten doch vorkommen können [eigene Beobachtungen, auch Fanconi (350)]. Auch bei stark dystrophischen, klinisch, röntgenologisch rachitisfreien Säuglingen kann gelegentlich Hypophosphatämie beobachtet werden (eigene Beobachtungen). Hier besteht jedoch die Möglichkeit, daß bei rachitisch verändertem Stoffwechsel die Knochenveränderungen aus lokalen Gründen, etwa infolge des darniederliegenden Wachstums nicht in Erscheinung treten können [„Rachitis sine rachitide", Verfasser (550)]. Andererseits wird bei klinisch rachitischen, nosologisch jedoch nicht über jeden Zweifel als echt rachitisch zu bezeichnenden Symptomen, z. B. mancher Kraniotabes junger Säuglinge — wie wir es noch sehen werden — die Hypophosphatämie und überhaupt jede Störung der Blut-, Ca- und P-Verteilung vielfach vermißt. Trotz diesen ungeklärten, übrigens nur sehr selten vorkommenden Ausnahmen muß man sich heute auf den Standpunkt stellen, daß die Serumphosphat- (und Kalk-) Bestimmung ebenso den üblichen klinischen Laboratoriumsmethoden zuzurechnen ist, wie etwa die Blutzuckerbestimmung bei Diabetes, Reststickstoff bei Nephritis usw. Für die klinische Diagnose der floriden Rachitis bringen neben den in dieser Hinsicht oft weniger zuverlässigen äußeren Symptomen allein die blutchemischen Daten, sowie die Röntgenoskopie die letzte Entscheidung. Die Hypophosphatämie tritt meist sogar noch früher auf, als die röntgenoskopisch wahrnehmbaren Knochenveränderungen, so daß ihre Ermittlung auch die Frühdiagnose zu erleichtern vermag [Heß - Unger (628)]. Mit der Heilung geht eine Hebung des Serumphosphatspiegels parallel. Der Beginn der Heilung ist indessen nicht an die Rückkehr der Serumphosphat- (und Kalk-)zahlen zur Norm gebunden: dieser kann noch bei erniedrigtem, wenn auch bereits gehobenen Werten stattfinden [Falkenheim (348, 349), Hottinger (722), Vollmer (1472, 1473), eigene Beobachtungen u. a.]. Der Abschluß der Heilung gibt sich jedoch in der völligen Nivellierung der bei Rachitis gestörten Serum-Ca- und Phosphatverteilung kund. Dementsprechend läßt sich der Wert und die Wirkung eingeschlagener Methoden, von den erwähnten Ausnahmen abgesehen, schon aus Serienbestimmungen des anorganischen Serumphosphors und des Serumkalkes beurteilen. Die vereinzelten weniger günstig lautenden Erfahrungen mit chemischer Rachitisdiagnostik [Anderson (31), Goldblatt - Rosenbaum - Thoenes (472), Ulmer-Hillenberg (1445)] können neben der großen Anzahl zustimmender Arbeiten [Howland - Kramer (729), Verfasser (550), Heß und Mitarbeiter (638, 639, 640, 641, 663, 670), de Buys-v. Meysenbug (258, 259), Gamble (432), Gerstenberger und Mitarbeiter (445, 447, 449 bis 451), Hottinger (720, 722), Falkenheim (112, 348, 349), Vollmer (1471, 1473)] vernachlässigt werden.

Bei Spätrachitis und Osteomalacie werden nach vorliegenden, bereits erwähnten, sehr spärlichen Angaben sowohl normale, wie erniedrigte Serumphosphatwerte erhoben. Die Kyphoskoliose der Adolescenten, die von vielen Autoren als spätrachitisches Symptom aufgefaßt wird, geht nach Wolf (1553) mit normalen Serumphosphatzahlen einher.

Bei Verdacht auf Tetanie, die bekanntlich eine floride Rachitis oft begleitet, kann die Serumphosphatzahl oft versagen. Hier bedürfen wir noch der Bestimmung des Kalkspiegels, der stark erniedrigt zu sein pflegt.

Unter normalen Verhältnissen (Ca = 9 — 11 mg°/₀ anorg., P = 4,5 bis 5,0 mg°/₀) würde im Serum das Produkt Ca × P = 40 betragen. Wird nun ein höherer Wert als 40 gefunden, so kann nach Howland - Kramer (730) eine floride Rachitis mit Bestimmtheit abgelehnt werden; beträgt der Wert 30—40, so wird die Annahme eines akutrachitischen Prozesses immerhin schon wahrscheinlich, ein Produkt < 30, zeugt wiederum nach Howland-Kramer (730) eindeutig für eine floride Rachitis. Nach unseren eigenen Erfahrungen dürfte auch dieses Schema nur auf die unkomplizierte Rachitis Anwendung finden, bei einer Tetanie kann dieses „Gesetz“ durchbrochen werden (z. B. Ca = 7 mg°/₀, P = 6 mg°/₀), ebenso auch bei beginnender Heilung einer floriden Rachitis. Eine Allgemeingültigkeit kommt diesen Formeln außerdem auch schon aus dem Grunde nicht zu, weil wir somit bei Erwachsenen schon unter physiologischen Bedingungen eine Rachitis postulieren müßten. Die gleiche Einschränkung gilt auch für die Verwendbarkeit des Quotienten $\frac{\mathrm{Ca}}{\mathrm{P}}$ (aus den blutchemischen Daten) als differential - diagnostischen Hilfsmittels [Verfasser (521)]. Während bei normalen Säuglingen dieser Quotient im Serum etwa 2,0 beträgt, finden wir bei der floriden Rachitis einen Mittelwert von 3,5 und bei der Tetanie einen solchen von 1,2.

Einen für die Rachitis charakteristischen, indessen für die Bestimmung in der Praxis wenig geeigneten Befund sollen auch die erhöhten Diastasewerte im Urin darstellen [Mc Clure - Chancellor (949), Dodds (278), Adam (8), Hensch-Kramar (606), R. Beck (74)]. Mit der Heilung geht eine Abnahme der Diastaseausscheidung parallel, aber viel langsamer und weniger konstant (R. Beck), als die Nivellierung des Blutphosphatspiegels. Für die Beurteilung des Heilungsvorganges dürfte demnach die Verfolgung der Urindiastasekurven kaum von entscheidendem Wert sein.

Ein weiteres spezifisches, jedoch für die praktische Diagnostik ebenfalls kaum geeignetes Symptom der Rachitis fanden Freudenberg-Welcker (413) in der Blutglykolyse (in vitro). Diese ist bei florider Rachitis stark gehemmt, sehr oft völlig aufgehoben. Bei heilender Rachitis erhöht sich die Blutglykolyse. Bei Tetanie ist sie ebenfalls vorhanden, kann sogar verstärkt sein und erniedrigt sich dann mit dem Schwinden der Tetanie.

Die weiteren chemischen Merkmale der Rachitis, so die verschlechterte Ca- und P-Bilanz, sodann die Acidose und die mit dieser Störung in weiterem Zusammenhang stehenden sekundären Veränderungen im intermediären Stoffwechsel, auf die im Rahmen der Betrachtungen über die Pathogenese der Rachitis noch eingehender zurückzukommen sein wird, kommen für die Diagnostik teils wegen ihrer Umständlichkeit (Ca- und P-Bilanz), teils wegen ihrer Unspezifität (Acidose) nicht in Betracht.

Eine Reihe alter Streitfragen aus der Klinik der Rachitis konnte durch den Ausbau der röntgenoskopischen und blutchemischen Verfahren einer endgültigen Lösung oder zumindest einer weitgehenden Klärung zugeführt werden.

Wir beginnen mit der Frage der angeborenen Rachitis und des angeborenen Weichschädels.

Im Jahre 1853 hatte sich schon Virchow dahin ausgesprochen (1456), „daß sich theoretisch nichts gegen die Möglichkeit einer fetalen Rachitis sagen läßt. Auch im Mutterleibe wachsen die Knochen, und zwar nach den gleichen Gesetzen wie im extrauterinen Leben, sie könnten daher in diesem Wachstum auch dieselben Hemmungen der Verkalkung erfahren.“ Praktisch blieb jedoch von der angeborenen Rachitis, nachdem die Chondrodystrophie, die Osteopsathyrosis als charakteristische klinische Einzelheiten allmählich von der rachitischen Osteopathie abgetrennt werden konnten, mit der Zeit nur der angeborene Weichschädel als die einzige Stütze für den intrauterinen Beginn der Rachitis [vgl. die ältere Literatur bei v. Ritter (1189), Rehn (1170)]. Für das von Ylppoe als Symptom der fetalen Rachitis gedeutete verspätete Auftreten von Knochenkernen in den unteren Femurepiphysen bestreitet Wimberger (1537) auf Grund eingehender Untersuchungen die erforderliche Konstanz und den Zusammenhang mit echt rachitischen Veränderungen.

Es ist von besonderem Interesse, daß selbst die Kinder osteomalacischer Frauen bei der Geburt frei von Rachitis sind (A. F. Heß) [1]. Möglicherweise entwickelt sich jedoch bei diesen Kindern sehr frühzeitig eine starke Rachitis. Darauf deutet auch der früheste von Dunham (297) beobachtete Fall von schwerer klinisch, röntgenologisch und blutchemisch sehr ausgeprägter Rachitis bei einem 34 Tage alten frühgeborenem Kinde einer osteomalacischen Frau.

Nur ein einziges scheinbar echt rachitisches Symptom trifft man schon bei Neugeborenen an, und zwar kleinere und größere Knochenlücken meist im Bereich der Parietalknochen, in der Nähe der Sagitalnaht, die bindegewebig überbrückt und leicht eindrückbar sind und mithin klinisch als eine Kraniotabes imponieren. Ähnlich der später entstandenen Schädelerweichung sollte nach Kassowitz (811, 812) auch bei diesem angeborenen Weichschädel, den er schon aus diesem Grunde als einen echt rachitischen auffaßt, ein progressiver Verlauf mit stetiger Ausbreitung und mit späterem Auftreten weiterer rachitischer Merkmale die Norm bilden.

Der von Kassowitz leidenschaftlich verteidigten These vom rachitischen Charakter der angeborenen Weichschädel, trat dann Wieland (1518, 1519) im Besitze eines umfangreichen klinischen und pathologisch-anatomischen Materials mit Schärfe entgegen. Er erkennt den angeborenen Weichschädel — auch Kuppenerweichung, Kuppendefekt genannt — keineswegs als rachitisches Symptom an, und stützt sich dabei hauptsächlich auf folgende Beweisgründe: 1. Verteilung: Die rachitische Kraniotabes bevorzugt regelmäßig die Hinterhauptgegend, die Kuppenerweichung hingegen die Parietalknochen in der Nähe der Sagitalnaht. 2. Konsistenz: Die rachitische Kraniotabes fühlt sich „teigig elastisch“, die Lücken des Weichschädels mehr „knitternd“ an. 3. Der Weichschädel bildet sich nach der Geburt meist in kurzer Zeit und restlos zurück. Ein Übergang in die rachitische Kraniotabes ist selten. Die letztere tritt auch nach dem Krankenmaterial von Schloß (1283) viel später nach der Konsolidierung der angeborenen Schädelweichheit auf, als daß man ein Wandern des Erweichungsprozesses im Sinne Kassowitz annehmen könnte. 4. Die Kuppendefekte bringt Kassowitz mit der häufigen intrauterinen Schädellage

[1] Persönliche Mitteilung. — Anm. b. d. Korrektur: Vgl. auch das soeben erschienene ausgezeichnete Sammelwerk von A. F. Hess (Rickets including Osteomalacia and tetany. Lea & Febiger, Philadelphia. 1929).

in Beziehung. Den Druck, den bei der rachitischen Kraniotabes die Unterlage auf die Hinterhauptsgegend ausübt, übernimmt beim Weichschädel intrauterin der knöcherne Beckeneingang. Demgegenüber konnte aber Wieland Weichschädel auch bei Neugeborenen, die in Steißlage geboren sind, etwa im gleichen Prozentsatz wie bei der Schädellage beobachten. 5. Das Festwerden des Weichschädels weist keine jahreszeitliche Abhängigkeit auf (Wieland, auch Schloß), wie das von Kassowitz in Analogie zur rachitischen Kraniotabes angegeben wurde. 6. Auch in pathologisch-histologischer Hinsicht bestehen deutliche Differenzen zwischen der angeborenen Kuppenerweichung und der rachitischen Kraniotabes. Bei der ersteren fehlen die breiten Osteoidschichten [Wieland, auch v. Recklinghausen (1165)]. 7. Bei voll ausgebildeter rachitischer Schädelweichheit sind auch andere Skeletteile, wenn oft auch nur in histologisch erkennbarer Weise mitbefallen [Schmorl (1294)], was aber beim angeborenen Weichschädel nicht der Fall ist. Dies konnte seither auch mit Hilfe des röntgenoskopischen Verfahrens bestätigt werden.

Als eine weitere Stütze der Wielandschen Ansicht kann auch das Fehlen jedweder Störung in der Serum-Ca- und P-Verteilung [eigene Beobachtungen (528)], sowie die nicht erhöhte Diastaseausscheidung im Urin beim Weichschädel [Adam (8)] in Erwägung gezogen werden. Die Angabe Greiffs (508) von der Neigung zur Hypophosphatämie bei angeborenem Weichschädel, besonders bei Frühgeburten steht mit unseren ausgedehnten Erfahrungen sowie mit den Befunden Hottingers (722) im Gegensatz.

Die erdrückende Fülle der vorgebrachten Gegenbeweise führte in der Pädiatrie mit wenig Ausnahmen [so nach Hochsinger (691), Marfan (982)] zu einer Ablehnung der Kassowitzschen These vom rachitischen Ursprung des angeborenen Weichschädels. Dieser dürfte viel eher auf einer Inkongruenz zwischen Schädel und Gehirnwachstum beruhen. Die Verknöcherung des Schädels kann mit dem Gehirnwachstum in diesen Fällen keinen Schritt halten, es kommt zu einer pseudorachitischen Osteoporose [Stoeltzner (1384)]. Die funktionelle Bedeutung der Kuppenerweichung dürfte in ihrer Eigenschaft als überzählige „Wachstumsventile“ für das Gehirn erblickt werden [Wieland (1518)].

Ohne ihre Zugehörigkeit zur Rachitis ausdrücklich behaupten zu wollen, wird die Kuppenerweichung von manchen neueren Autoren [Abels, auch in Mitarbeit von Karplus (1—6), Hughes (734)] zumindest als ein Prädispositionsmoment für die postnatale Rachitis angesehen. Abels spricht von einer „prärachitischen Osteoporose“, die in erster Linie durch unklare „konstitutionelle Faktoren“. durch eine Schwäche des osteopoetischen Apparates, vielleicht auch durch besondere Ernährungseinflüsse bedingt, und — hier in Anlehnung an die Ansichten von Kassowitz — durch mechanische Momente, durch den intrauterinen Druck der mütterlichen Beckenknochen bei Schädellage der Fetus ausgelöst wird. Allein schon die Lokalisation des angeborenen Weichschädels soll nach Abels, Hughes (734) für die Bedeutung des mechanischen Momentes sprechen. Die Kuppenweichheit ist meist an eine bestimmte Stelle gebunden, nämlich an einen Punkt, etwa 3 cm oberhalb der kleinen Fontanelle an der Sagitalnaht. Dies erklärt sich nach Abels daraus, daß in dieser Gegend des Schädels der Fetus in der letzten Schwangerschaftszeit bei Schädellage den stärksten Kontakt mit dem mütterlichen knöchernen Becken, insbesondere mit der Linea innominata hat. Tatsächlich soll nach den erwähnten Autoren in der ersten Hinterhauptslage das rechte Scheitelbein, in der 2. Lage das linke Scheitelbein wesentlich häufiger betroffen sein, als die jeweils andere Seite. Ein besonders eindrucksvolles und wohl entscheidendes Beispiel betrifft ein Zwillingspaar aus dem ausgedehnten Beobachtungsmaterial von Abels. Hier wurden anstatt der Kuppenweichheit, entsprechend der besonderen intrauterinen Lage der Zwillinge zueinander ausgedehnte Erweichungsstellen an den Schläfenbeinen festgestellt. Wenn nun Hottinger (722) in Anlehnung an die früheren Wielandschen Gedankengänge neuerdings wieder darauf hinweist, daß Kuppenweichheit keineswegs an Schädellage gebunden sei, sondern auch bei Beckenendlage vorkommen kann, so sind damit die Ansichten von Abels, Hughes keineswegs widerlegt. Denn das mechanische Moment ist nur eine unterstützende, aber keine wesentliche Bedingung für das Zustandekommen des angeborenen Weichschädels. Die gleichen Verhältnisse finden wir auch bei der Genese der späteren, erst nach der Geburt auftretenden Kraniotabes wieder.

Zusammenfassend müssen wir den angeborenen Weichschädel als eine nichtrachitische Osteoporose einstweilen noch ungeklärten Ursprungs bezeichnen. Sie heilt spontan, ohne antirachitische Behandlung aus, geht ohne Störung des Kalkstoffwechsels einher [Eckstein - Sindler (309), kann sich jedoch im späteren Verlaufe mit einer echten Rachitis kombinieren.

Wenn auch recht rachitische Veränderungen, somit eine angeborene Rachitis überhaupt, bei Neugeborenen bisher nicht nachgewiesen werden konnten, so besteht doch die Möglichkeit, daß das fetale Skeletsystem rachitogenen Schädigungen ausgesetzt ist, diese jedoch bei der Geburt noch latent nicht in Erscheinung treten. Einen gewissen indirekten Beweis für diese Möglichkeit, der allerdings durch weitere Erhebungen noch gestützt werden müßte, erblicken wir in den Hypoplasien des Milchgebisses [Abb. 17—19, M. Mellanby (1003)], die man sich nur durch intrauterine Einflüsse entstehen denken kann. M. Mellanby zieht zur Erklärung vornehmlich spezifisch-rachitogene (D-Hypovitaminose bei der Mutter), Walkhoff (1480) mehr skorbutigene Reize (C-Hypovitaminose bei der Mutter) heran. Wir kommen auf diese, übrigens auch vom Standpunkt der allgemeinen Krankheitslehre wichtigen Fragen der Zahnhypoplasien in einem späteren Abschnitt noch ausführlicher zurück.

Während die Ansicht vom nicht rachitischen Charakter des angeborenen Weichschädels von der überwiegenden Mehrzahl der Pädiater fast allgemein geteilt wird, hat sich die alte Streitfrage von der Zugehörigkeit der später nach der Geburt auftretenden Kraniotabes zur Rachitis in der letzten Zeit noch verschärft. Sehr lehrreich sind in dieser Hinsicht die bei Frühgeburten obwaltenden Verhältnisse. Bei reifen Neugeborenen trifft man den angeborenen Weichschädel in etwa 20% (Wieland, Schloß), bei Frühgeburten viel weniger, in etwa 7% an [Rosenstern (1224), Hottinger (722)]. Der Schädel der Frühgeburten zeichnet sich sogar durch Kleinheit der Fontanellen, Enge der Nähte aus [Wieland (1518), Rosenstern (1224)]. Erst im extrauterinen Leben kommt es dann zur Kuppenerweichung, später zu weiteren rachitischen Symptomen. Die Kraniomalacie nimmt zuweilen schon bei ihrem ersten Erscheinen die Hinterhauptsknochen ein. Die Erklärung für das extrauterine Entstehen des Weichschädels liegt nach Rosenstern im periodischen Wachstum des Schädels, bzw. des Gehirns, das im 9. Fetalmonat eine besonders starke

Zunahme aufweist. Bei Frühgeburten fällt der 9. Monat schon in das extrauterine Leben, daher die verzögerte Entwicklung des Weichschädels, die sich dann mit der bei Frühgeburten besonders früh auftretenden Rachitis kombinieren kann. Allein schon die Tatsache, daß bei Frühgeburten der angeborene Weichschädel viel seltener beobachtet wird als bei reifen Neugeborenen, führt zum weiteren, unseres Erachtens zwingenden Schluß, daß hier der gleiche nichtrachitische Weichschädel häufig erst nach der Geburt entstehen muß. Denn es ist kaum anzunehmen, daß die intrauterinen Lebensbedingungen für die reifen Neugeborenen ungünstiger wären, als die Umweltfaktoren für die Frühgeburten. Das Fehlen blutchemischer (auch sonstiger stoffwechselchemischer) Veränderungen, röntgenoskopisch am übrigen Skelet nachweisbarer rachitischer Zeichen [eigene Beobachtungen, Hottinger (722)], die prophylaktische Unbeeinflußbarkeit ihrer Entstehung, besonders bei stark untergewichtigen Frühgeburten [Wieland (1522), Hottinger (722), Jundell (800)] spricht nach Jundell und auch nach unserer Meinung gegen den rachitischen Charakter dieser nicht angeborenen Kraniotabesart. Beachtenswerterweise treten gar nicht so selten auch bei reifen Neugeborenen nach der Geburt solche Schädelknochen-, hauptsächlich Supraoccipitalerweichungen, wiederum ohne blutchemische, röntgenologische Befunde und ohne die volle Möglichkeit ihrer prophylaktischen Bekämpfung, dagegen mit Neigung zur Spontanheilung auf [Tisdall (1427), Barenberg - Bloomberg (62), Höjer (694), Comby (236—237), Jundell (800), Fürst (425), Klotz (838), Cozzolino (246), Aurnhammer - Kollmann (43), eigene Beobachtungen (550)]. Die Zugehörigkeit dieser Kraniotabesmalacieformen zum Symptomenbild der echten Rachitis wird von den erwähnten und auch von anderen Autoren [Abels (2, 4), B. Hamilton (565—566), Lasch - Behrens (888), Pestalozza (1112), Reyher - Schmaucks (1179), Schiff (1270), Stoeltzner (1381, 1384), Wilson - Seldowitz (1533)] bestritten und ihnen eine besondere nosologische Stellung, etwa in der Art des angeborenen Weichschädels eingeräumt.

Indessen besteht gegen diese Ansicht, die in der letzten Zeit allmählich durchzudringen scheint, eine energische Opposition [Wieland (1518, 1522), Marfan (982), Moore - Denis (1020), Haverschmidt (592), Hottinger (722), Rosenstern - Bruns (1225)]. Ihre Beweisführung erscheint uns jedoch in den meisten Punkten nicht als zwingend. Insbesondere vermag sie für die Tatsache der geringen prophylaktischen Unbeeinflußbarkeit — selbst mit sehr hohen Dosen von bestrahltem Ergosterin (Wieland, Hottinger, Jundell) — weiterhin auch für das Fehlen der blutchemischen Veränderungen keine plausible Erklärung zu geben. Die von Hottinger (722) neuerdings für die Verhältnisse bei Frühgeburten in die Diskussion geworfene „primäre Insuffizienz des unterentwickelten Knochensystems“ könnte und müßte sogar ebenso für den Wielandschen angeborenen Weichschädel herangezogen werden. Auch im häufigen Übergang solcher isolierten Kraniomalacien in eine echte röntgenoskopisch belegbare Rachitis und parallel hierzu die allmähliche Entwicklung einer Hypophosphatämie oder Hypocalcämie aus einer früher normalen Serum-Ca- und P-Verteilung [Haverschmidt (592), Hottinger (722), Rosenstern-Bruns (1225)] können wir — in Übereinstimmung mit Klotz (838) — keine logisch zulässige, geschweige denn bindende Stütze für den rachitischen

Charakter der Schädelerweichung als eines regelmäßigen rachitischen Anfangssymptomes erblicken. Selbst den von Hottinger (722) gebrachten anatomisch-histologischen Beweis möchten wir nicht als über jeden Zweifel erhaben anerkennen, denn auch dieser vermag nicht über die erwähnten Einwände gegen die rachitische Genese mancher isolierten Kraniomalacien hinwegzuhelfen. Es ist durchaus möglich, daß im Gegensatz zum angeborenen Weichschädel, d. h. zu den intrauterinen Verhältnissen, postnatal, hier vielleicht durch das stärkere Hineinspielen mechanischer Momente oder allein durch Altersbedingtheit weniger eine reine Osteoporose, sondern — wir brauchen nur an die bereits besprochenen Versuche W. Müllers hinzuweisen (S. 61) — auch Osteoidwucherung in der von Hottinger an den Schädelknochen besprochenen Art auf „unspezifischer" Basis entsteht. Überdies fehlen im Material Hottingers gleichaltrige Kontrollen zu den „rachitischen" Frühgeburten.

Unsere zusammenfassende Ansicht geht also dahin, daß wir eine nicht-rachitische postnatal entstandene Kraniotabes bei Frühgeburten, seltener bei jungen Säuglingen im ersten Trimenon, nicht in Abrede stellen, wenn wir auch zugeben, daß eine klare Entscheidung in dieser Streitfrage bisher noch nicht erbracht wurde. Für die Beurteilung antirachitischer, prophylaktischer und therapeutischer Verfahren dürfte sich demnach bei jungen Säuglingen, Frühgeburten das Symptom der Kraniotabes — dies ist die praktisch wichtigste Schlußfolgerung aus den obigen Darlegungen — nicht eignen, oder höchstens in Gemeinschaft mit anderen klinischen, blutchemischen, röntgenologischen Symptomen. Mit dieser Stellungnahme soll jedoch das häufige Vorkommen einer echtrachitischen Kraniotabes im Sinne ihrer ersten Beschreiber [Portal (1140), besonders Elsässer (329)] nicht geleugnet werden. Es ist sogar für die Diagnose, besonders wenn die röntgenologischen und blutchemischen Hilfsmittel entbehrt werden müssen, empfehlenswert jede Kraniotabes als echtrachitisch aufzufassen, allerdings nur unter stillschweigender Vernachlässigung rein wissenschaftlicher Prinzipien.

Die gemeinsame gegenseitige ergänzende Betrachtung der klinischen, röntgenologischen, blutchemischen Symptome führt außer bei der Kraniotabes auch bei einer Reihe anderer auf das Skeletsystem lokalisierten Merkmale zu wertvollen Aufschlüssen. So sprechen stärkere Grade einer Osteoporose, sofern sie rachitischen Ursprungs ist, weiterhin auch die bei solchen Osteoporosen häufig auftretenden Frakturen, Infraktionen, „Umbauzonen" (Looser) für eine Störung im Blutchemismus, bei der keine oder nicht nur eine Hypophosphatämie, sondern allein oder vorherrschend eine Hypocalcämie besteht [Parsons (1096—1098)]. Dies läßt sich dann auch durch die blutanalytischen Daten belegen. Solchen „kalkarmen" Formen der Rachitis begegnet man häufig bei atrophischen Zuständen, wie bei der Verdauungsinsuffizienz [Lehmann (898), Parsons (1097), Lehndorff-Mautner (899), Fanconi (350)], oft auch ohne eine klinisch und röntgenologisch sicher nachweisbare, für die Frührachitis sonst charakteristische Störung der endochondralen Ossification („Rachitis sine Rachitide" — Verfasser). Auch die renale Rachitis liefert röntgenologische Bilder mit entsprechenden blutchemischen Daten, die im Sinne einer „kalkarmen" Rachitis sprechen [Parsons (1096), Verfasser (553)]. Wir dürfen jetzt nachträglich, allein schon auf Grund der überlieferten klinischen und röntgenologischen Beschreibung annehmen, daß auch bei der Kriegshungerostheopathie eine „kalkarme Form“ der Rachitis vorgelegen hat. Hierfür spricht die vorherrschend gewesene Osteoporose, sowie die Neigung zu Infraktionen, Spontanfrakturen, die vermutlich mehr Loosersche Umbauzonen als echte Kontinuitätstrennungen darstellten [s. die Literatur bei Beninde (85), Blencke (124), Edelmann (311), Fromme (418), Haß (585), Looser (927), Lubarsch (928), Simon (1342), Strohmann (1388), Wenckebach (1505) u. a.].

Die Osteopsathyrosis symptomatica, wie wir die seltene mit zahlreichen Frakturen einhergehende Rachitisform nennen, läßt sich in erster Linie ebenfalls nur auf Grund röntgenologischer und blutchemischer Daten von der echten idiopathischen Osteopsathyrosis (Lobstein, auch Osteogenesis imperfecta — Vrolik — genannt) trennen. Bei der rachitogenen Osteopsathyrosis besteht meist eine röntgenologisch nachweisbare Störung der enchondralen Ossification und eine veränderte Blut- Ca- und P-Verteilung [H. Meyer (1008)], während die echte Osteospathyrosis die enchondrale Ossification ungestört läßt und einen normalen Blutchemismus aufweist [Friedmann (417), Key (818)]. Die rachitische Osteopsathyrosis ist einer antirachitischen Behandlung gut zugänglich [H. Meyer (1008)]; die echte Osteopsathyrosis verhält sich refraktär. Eine besondere von der rachitischen scharf zu trennende Form der Osteopsathyrosis symptomatica nur deswegen aufstellen, weil diese auf Rübensaft (+ Lebertran!) gut ansprechen soll [Czerny-Keller (251b)], erscheint Verfasser abwegig [vgl. auch Meyer (1008)].

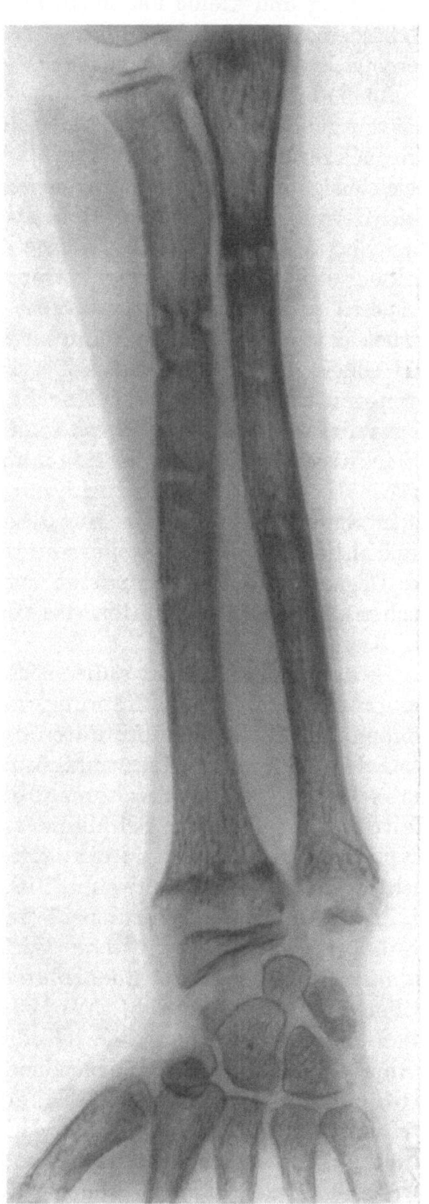

Abb. 5. Floride Rachitis, Osteoporose und multiple Loosersche „Umbau“-(Aufhellungs) Zonen, diese z. T. (s. proximales Ulnaende) mit Kallus-Bildung in einem Falle von renaler Rachitis (György, 553).

Die Looserschen Umbauzonen, auch Aufhellungszonen genannt (Abb. 5), deren praktische Bedeutung in der neueren Rachitisliteratur nicht genügend betont wird, und die in der Regel mit Frakturen, Infraktionen gleichgesetzt werden, sind kein spezifisches rachitisches Merkmal. Man trifft sie gelegentlich auch bei Lues oder bei der echten Osteopsathyrosis an [vgl. Looser (926, 927)]. Dies steht mit dem Wesen der

Umbauzonen, das Looser in einer „schleichenden langsamen Kallusbildung innerhalb des Knochens, unter Einwirkung mechanischer Irritationen durch Verbiegung und kleine lokale Infraktionen“ erblickt, in guter Übereinstimmung. Nichtsdestoweniger bleibt ihre Kenntnis für die Diagnose der rachitischen Osteopathie von nicht zu vernachlässigendem Wert.

Auch für die Beurteilung der rachitischen Knochendeformitäten leistet die röntgenologische und die blutchemische Diagnose entscheidende Dienste. Knochenverkrümmungen zeugen nur dann für eine floride Rachitis, wenn sie gleichzeitig mit den entsprechenden röntgenologischen und blutchemischen Veränderungen vergesellschaftet sind. Sie können bei abgeheilter, inaktiver Rachitis (und Osteomalazie) längere Zeit, oft das ganze Leben hindurch bestehen bleiben, sich vielleicht infolge veränderter Wachstumstendenz der deformierten Knochen noch zum Teil verstärken, in anderen Fällen dagegen sich allmählich zurückbilden: Sie gehören dann als Restzustände in das Gebiet der Orthopädie und sollen im Rahmen dieses Berichts nicht behandelt werden. Andererseits vermögen aber gerade diese Knochendeformitäten, die Genua valga, vara, die Thoraxdeformitäten, die Kyphoskoliosen, das enge Becken, das sogar schon bei schweren Formen der Frührachitis zur Entwicklung gelangen kann [Czerny (251a), Hoffa (697)] und nicht nur als ein spätrachitisches oder osteomalacisches Symptom zu werten ist, die Wichtigkeit der planmäßigen allgemeinen Rachitisbekämpfung als eines der brennendsten sozialhygienischen Probleme der Gegenwart am schlagendsten vor Augen zu führen. Liefern doch die rachitischen Knochendeformitäten das reichste Material für die Krüppelheime und die Krüppelfürsorge.

Es darf indessen nicht außer acht gelassen werden, daß nicht jede Knochendeformität rachitischen Ursprungs sein muß. Auch die Lues, Osteopsathyrose können zu Knochendeformitäten, oft schwerster Art führen, ebenso auch besondere halbseitige Lungenerkrankungen (z. B. Empyem) zu nicht rachitischen Assymetrien des knöchernen Brustkorbes. Auch in bezug auf die bekannten Haltungsanomalien der Schulkinder und der Adoleszenten, auf die Kyphosen, Kyphoskoliosen gewinnt in der letzten Zeit die Anschauung an Boden, daß sie nicht spezifisch-spätrachitischer, vielmehr besonderer unspezifischer Natur sind [s. die einschlägige Literatur bei Wieland (1518), Klotz (835), Rabl (1159a)]. So haben sich antirachitische Verfahren bei der Therapie dieser Zustände als unwirksam erwiesen; auch blutchemische Veränderungen wurden bei ihnen bisher nicht beobachtet [J. Wolf (1553)]. Ob bei ihrer Entstehung kongenitalen besonderen Anomalien [Keilwirbel, Defekte, Wirbel- oder Rippenverschmelzung, numerische Variationen — Schultheis, Böhm siehe bei Wieland (1518)] oder ausschließlich einer unphysiologischen Belastung, gepaart mit verstärktem Wachstum der Wirbel [Maaß (939)], oder aber — was neuerdings in sehr eindrucksvoller Weise durch Rabl (1159a) in Anlehnung an die in der modernen orthopädischen Literatur besonders beachteten Theorien von v. Meyer, Heuer, Farkas ausgeführt wurde — einer früher durchgemachten Rachitis mit der in ihren verschiedenen Teilen stark diskongruent veränderten Wachstumstendenz der Wirbel, die übergeordnete pathogenetische Bedeutung zukommt, ist eine heute noch unentschiedene Frage. Würde es sich in der Zukunft herausstellen, daß ein rachitischer Prozeß auch nach seiner Abheilung in den Knochen, insonderheit in den Wirbeln, vielleicht auch in den Beckenknochen Spuren hinterläßt, die dann später zu solchen unspezifischen Deformitäten Anlaß geben, so könnte sich eine erfolgreiche allgemeine Prophylaxe der Rachitis auch in dieser Richtung günstig auswirken. Bezüglich der Zähne dürfte dieser Beweis nach den Untersuchungen von M. Mellanby (1001 bis 1005), auf die wir noch ausführlicher eingehen werden, allem Anschein nach als bereits erbracht gelten.

Die Rachitis als eine allgemeine Stoffwechselstörung kann außer dem Skeletsystem auch andere Organe und Gewebe befallen. Spezifische und diagnostische auf Grund der besprochenen Verfahren mit einwandfreier Sicherheit verwertbare Merkmale stellt jedoch nur die Störung der Ossification dar. Wir halten es für unzulässig, Merkmale wie die Muskelatonie, pathologische Abweichungen in der nervös-psychischen Entwicklung, die schon Elsässer[1] (329) wohl bekannt, neuerdings durch Czerny (251a), Karger (806) in ihrer Gesamtheit als „cerebrale Rachitis" bezeichnet wurde, eine von den Knochensymptomen getrennte Stellung in der Klinik der Rachitis einzuräumen. Allein die tetanischen Übererregbarkeitszeichen stellen einen abgerundeten und innerhalb gewisser noch näher zu erörternden Grenzen selbständigen Symptomenkomplex auf dem Boden der rachitischen Störung dar. Nie gelingt es, weder bei der Tetanie noch bei den unspezifischen nervös-psychischen Symptomen der „cerebralen Rachitis" oder bei der Muskelatonie, die rachitische Osteopathie auf dem Umwege über die erwähnten, nicht im Skelet lokalisierten Störungen zu heilen. So wird z. B. durch Massage die Muskelatonie, die mangelhafte Statik und Motorik, d. h. die „cerebrale Rachitis" im Sinne Czernys meist sehr günstig beeinflußt ohne Förderung der Ossification [Gallbraith (426, 427), Wimberger (1536)]. Umgekehrt dagegen führt jede erfolgreiche antirachitische Therapie nicht nur zur Behebung der Knochenstörung, sondern auch zur Rückbildung der übrigen unspezifischen Symptome. Wir kennen kein antirachitisches Verfahren, für das diese These nicht gelten würde. Wir halten dementsprechend, auch mit Rücksicht auf die Beurteilung einer eingeleiteten antirachitischen Therapie, unsere auf dies Skeletsystem und den Blutchemismus bezogenen diagnostischen Kautelen als zuverlässig und völlig ausreichend. Wenn in der letzten Zeit von verschiedener Seite darauf hingewiesen wird [Reyher (1179), Aron (38)], daß mit der Heilung der Ossificationsstörung die Rachitis noch nicht geheilt ist, sondern auch der allgemeine Körperzustand, die Resistenz, die psychische Entwicklung eine vollkommene Restitutio ad integrum aufweisen muß, so möchten wir uns dieser Ansicht nicht anschließen. Unseres Erachtens ist mit der völligen Heilung der Knochenveränderung der rachitische Prozeß als solcher restlos behoben. Die allgemeinen unspezifischen Symptome, die Resistenzschwäche usw. gehören ebensowenig zur rachitischen Erkrankung, wie z. B. die Rekonvaleszenz mit ähnlichen Merkmalen nach einer langdauernden, jedoch selbst schon anatomisch abgeheilten Pneumonie.

Eine Reihe weiterer häufiger Begleitsymptome der Rachitis, wie z. B. die Störung der Hämatopoese [Benjamin (86, 87), Dick (274), Marfan (977 bis 979, 981), Stransky - Wittenberg (1386)] die Lymphdrüsen-, Tonsillen-,

[1] „Sie fangen später an zu lachen, mit Augen und Ohren aufzumerken, mit anderen scherzen, ihre Hände zum Greifen und Halten zu gebrauchen, allein zu sitzen, selbständig zu spielen" (Elsässer im Jahre 1843).

Milzschwellungen, die v. Jaksch - Hayemsche Anämie, stehen mit dem rachitischen Krankheitsprozesse in keiner direkten Beziehung. Eine antirachitische Behandlung läßt diese Veränderung unbeeinflußt. Auch hier erweisen sich unsere diagnostischen Methoden als ausreichend und zuverlässig.

b) Tetanie.

Die Tetanie, soweit sie ein Teilproblem der Rachitis darstellt, entsteht auf dem Boden der Rachitis. In dieser Hinsicht stützt sich die Diagnose der Tetanie indirekt auf die erörterten rachitischen Merkmale. Nur in verhältnismäßig seltenen Fällen, so hauptsächlich bei ganz jungen Säuglingen in den ersten 4 Lebensmonaten kann die Tetanie, meist in Form von eklamptischen Krämpfen [„Früheklampsie" — Finkelstein (364), Nassau (1043, 1044), Rosenstern (1223)] die rachitische Stoffwechselstörung gewissermaßen einleiten, so daß klinisch, röntgenologisch wahrnehmbare Knochenveränderungen zu diesem Zeitpunkt gar nicht vorliegen können. Diese folgen dann der ersten Krampfmanifestation in weitem Abstande. Faßt man die auch noch durch blutchemische Daten gestützte tetanische Früheklampsie als das sichere Zeichen einer floriden rachitischen Grundstörung auf, so stellt sie nicht nur eine „Tetania sine rachitide", sondern auch eine „Rachitis sine rachitide", wie wir sie z. B. bei der Verdauungsinsuffizienz kennen gelernt haben, dar. Tatsächlich begegnet man tetanischen Krampfmanifestationen oft auch bei dieser letzteren Krankheit, ohne sichere rachitische Begleitsymptome [Vollmer - Serebrijski (1466)].

Die Tetanie kann sich nicht nur mit der Frührachitis, sondern ebenso auch mit spätrachitischen und osteomalacischen Zuständen kombinieren [v. Frankl-Hochwarth (390), neuerdings Krajewska (854), Hutchison (761), Hutchison - Stapleton (763) u. a.]. Das häufig beobachtete Auftreten von Tetanie bei den Kriegs- und Hungerosteopathien [Schlesinger (1278)] könnte in diesem Sinne als eine weitere, wenn auch nicht unbedingt stichhaltige Stütze für die echt rachitisch-malacische Natur dieser Knochenveränderung gewertet werden.

Bei der langen Latenzzeit der Spätrachitis, insbesondere der Malacie, können hier tetanische Manifestationen häufiger als bei der infolge des starken Knochenwachstums viel rascher mit sichtbaren Veränderungen einhergehenden Frührachitis ohne sichere Knochensymptome verlaufen. So halten wir es für möglich, daß die behauptete idiopathische Tetanie der Schuster, Schneider, Tischler u. a. diese sog. Arbeiter- (Handwerks-) Tetanie, die sich in ihren ätiologischen Bedingungen mit denen der Rachitis gut deckt, rachitischen Ursprungs ist.

Bei der direkten Diagnose der Tetanie als einer in ihrer äußeren Erscheinungsform selbständigen nosologischen Einheit bedient man sich der zugehörigen spezifischen klinischen und blutchemischen, sowie der elektrophysiologischen Merkmale. Wichtig ist die Trennung in die Krampfbereitschaft (Spasmophilie) mit ihren latenten Zeichen der nervösen Übererregbarkeit (latente Tetanie), und in die manifeste Tetanie, die sich durch das Auftreten von Krampfsymptomen äußert.

Die blutchemischen Daten der verschiedenen Tetanieformen sind keineswegs völlig identisch. Bei der mit der rachitisch-malacischen Stoffwechselstörung in Beziehung stehenden Tetanie stellt die Hypocalcämie die diagnostisch brauchbarste blutchemische Veränderung dar [Howland-Marriott

(728), Brown-Mc Lachlan-Simpson (178), Kramer-Tisdall-Howland (855), Verfasser (521), Blühdorn, Thyssen (142), Nourse-Smith-Hartman (1069), Woringer (1554), Drucker (290) u. a.]. Sowohl das latente, wie auch das manifeste Stadium gehen mit einer Abnahme des Serumkalkgehaltes einher. In einer größeren Untersuchungsreihe kam Verfasser (550) zu folgenden Mittelwerten:

Manifeste Tetanie	Ca = 5,9 mg%
Latente Tetanie	Ca = 6,8 mg%
Normale Säuglinge	Ca = 10,2 mg%

Durch eine besondere Konstanz sind indessen nur die Normalwerte ausgezeichnet, bei der tetanischen Stoffwechselstörung bewegen sich dagegen die stets erniedrigten Serumkalkwerte von Fall zu Fall innerhalb weiter Grenzen. Wir können bei manifester Tetanie ebenso hohe Kalkzahlen im Serum nachweisen wie im latenten Stadium und umgekehrt bei latent tetanischen Säuglingen werden häufig auffallend niedrige Kalkwerte beobachtet. Wenn auch im Durchschnitt die Hypocalcämie bei manifester Tetanie — wie dies auch aus den obigen Mittelwerten eindeutig hervorgeht — viel stärker ausgeprägt zu sein pflegt, als im latenten Stadium, so dürfte als Kriterium für den Intensitätsgrad der tetanischen Störung die Höhe des Serumkalkspiegels nur mit Vorbehalt zahlreicher Ausnahmen gelten.

Die definitive Heilung der Tetanie setzt stets eine Rückkehr der Kalkwerte zur Norm, d. h. eine Ausgleichung des gestörten Blutchemismus voraus. Die tetanische Hypocalcämie ist somit mit der rachitischen Hypophosphatämie auf die gleiche Stufe zu setzen und stellt — obgleich zunächst nur in Form eines Symptoms — den ersten sicherlich stichhaltigen Beweis für unsere Ausgangsthese dar: Die Tetanie ist eine allgemeine Stoffwechselstörung.

Auch bei der „idiopathischen" und die malacischen Knochenveränderungen begleitenden Tetanie der Erwachsenen besteht nach den vorliegenden, allerdings noch spärlichen Berichten eine Hypocalcämie [Miles-Chi-Tung Feng (1012), eigene Beobachtungen].

Nicht jede Form der genetisch verschiedenen Tetanien geht mit einer Hypocalcämie einher. So vermißt man die Serumkalkerniedrigung, wie wir es noch sehen werden, bei der sog. Hyperventilationstetanie und bei der Magentetanie. In außerordentlich seltenen Ausnahmefällen, über die z. B. wir im eigenen sehr reichhaltigen Material nicht verfügen, kann auch bei der Säuglingstetanie die Hypocalcämie ausbleiben oder nur sehr wenig ausgeprägt sein [Anderson-Graham (33), Griffith (509), Scott-Usher (1306)]. Möglicherweise gehören diese Fälle gar nicht in die Gruppe der „rachitogenen" Tetanien, die für uns im Zusammenhang mit den rachitischen Osteopathien allein von Interesse sind. Eine Hypercalcämie schließt unter allen Umständen überhaupt jede Tetanie ein. Die durch Duken bei einem Fall von renaler Rachitis beobachteten (296), klinisch latent tetanischen Symptome mit einer gleichzeitig gehobenen Serumkalkzahl von 16 mg% (!) sind nur so zu erklären, daß sie entweder nicht echt tetanischer Natur waren, oder aber die Serumkalkbestimmung eine fehlerhafte war.

Die von Collip und Clark (232) bei durch Epithelkörperchenhormonüberdosierung erzielter Hypercalcämie beschriebene Guanidinvergiftung dürfte nicht mehr eine Guanidintetanie, wie wir sie nach Guanidingaben zu sehen gewohnt sind [1], sondern nur noch eine

[1] Siehe auch S. 125.

spezifische Guanidinintoxikation gewesen sein. Auch durch andere antitetanische Mittel können die tetanischen Begleitsymptome nach Guanidingaben zum Verschwinden gebracht werden, ohne jedoch dadurch die eigentliche tödliche Vergiftung günstig beeinflussen zu können [György - Vollmer (526)].

Der analytisch bestimmte Gesamtkalk umfaßt verschiedene Fraktionen; neben dem freien, ionisierten, auch einen inaktiven Anteil. Vom physikochemischen Standpunkte aus kommt eine physiologische Wirkung nur den aktiven Kalkionen zu. Da wir eine brauchbare, leicht ausführbare Methode zur Bestimmung dieser Fraktion zur Zeit noch nicht haben, müssen wir uns in der Klinik mit der Erfassung der Gesamtkalkzahl begnügen.

Bei der Beziehung der Tetanie zur Rachitis dürften Serumphosphatanalysen ein besonderes Interesse für sich beanspruchen. An Stelle der zu erwartenden rachitischen Hypophosphatämie findet man bei infantiler Tetanie in der Regel normale Werte [Iversen-Lenstrup (773), Kramer - Tisdall - Howland (855), Verfasser (521), Scheer - Salomon (1257) u. a.]. Der Mittelwert betrug in eigenen Untersuchungen bei der manifesten Tetanie 5,0 mg$^0/_0$, im latenten Stadium 4,5 mg$^0/_0$ gegen 5,1$^0/_0$ in der Norm. In etwa 20$^0/_0$ der Fälle wurden auch niedrigere Phosphatzahlen nachgewiesen, die aber im Mittelwert durch einen entsprechenden Prozentsatz an Fällen mit erhöhtem Serumphosphatgehalt kompensiert werden und so nicht mehr in Erscheinung treten. Die Zunahme der Serumphosphate ist nach den obigen Zahlen im manifesten Stadium stärker ausgeprägt als im latenten Stadium. Gehen wir von der Annahme aus, daß die Tetanie auf dem Boden der Rachitis entsteht, so könnte man bei der Tetanie von einer allmählich fortschreitenden, gegenüber der Norm nur relativen Phosphatstauung sprechen [Verfasser (521)]. An Stelle der rachitischen Hypophosphatämie treten normale, oft sogar leicht erhöhte Phosphatzahlen. Gegenüber den ursprünglich rachitischen Werten könnte übrigens auch ein erniedrigter Phosphatspiegel schon eine Erhöhung bedeuten. In den seltenen Fällen von infantiler Tetanie, bei denen die Tetanie die rachitische Stoffwechselstörung gewissermaßen einleitet, die also klinisch nachweisbare rachitische Symptome nicht zeigen, werden fast gesetzmäßig erhöhte Serumphosphatwerte ermittelt [Powers (1149), Freudenberg-György (414), Tezner (1420)].

Bei der idiopathischen Tetanie der Erwachsenen so bei der Arbeits-, Graviditäts-, Maternitätstetanie besteht nach Elias - Spiegel, Elias-Weiß (320) gleichfalls eine meist starke Erhöhung der sog. säurelöslichen Phosphatfraktion im Serum, die zum größten Teile auf die anorganischen Phosphate bezogen werden muß. Bei klinisch deutlich entwickelter Begleitosteomalacie besteht auch bei der Tetanie der Erwachsenen meist keine absolute Phosphatstauung [Miles - Chi - Tung Feng (1012)].

Der Quotient $\frac{\mathrm{Ca}}{\mathrm{P}}$, den wir aus den Serumkalk- und Phosphatzahlen bilden [Verfasser (521)], nimmt, wie wir es schon angedeutet haben, bei Tetanie gegen die Norm ab (von 1,95 auf 1,2), bei florider unkomplizierter Rachitis dagegen deutlich zu. In der Produktgröße Ca $\times$ P [Howland-Kramer (730)] verwischt sich der Unterschied zwischen Rachitis und Tetanie: Sie zeigt sowohl bei Rachitis, wie bei Tetanie in der Regel erniedrigte Werte. Nur bei absolut erhöhten P-Zahlen kann diese Abnahme, trotz des gleichzeitig gesenkten Kalkspiegels, ausbleiben (s. auch S. 73).

Die übrigen blutchemischen und stoffwechselchemischen Merkmale der Tetanie eignen sich entweder wegen technischer Schwierigkeiten ihrer Ausführung, oder aber — und dies vielmehr — wegen ihrer geringen Spezifität kaum für praktisch-diagnostische Zwecke.

Für die Diagnose der Tetanie genügen in der Regel allein schon die klinischen und elektrophysiologischen Daten. Die Serumkalk- und Phosphatzahlen brauchen nur in Zweifelsfällen zur Ergänzung der klinischen und elektrophysiologischen Befunde herangezogen werden.

Unter dem elektrophysiologischen Befund verstehen wir die zahlenmäßige Feststellung der elektrischen Nervenerregbarkeit, des bekannten Erbschen Phänomens. Bei tetanischen Zuständen, sowohl im latenten wie im manifesten Stadium, besteht eine erhöhte elektrische Erregbarkeit der peripherischen Nerven. Diese äußert sich in einer mehr oder minder starken Senkung der Reizschwelle für sämtliche Werte, d. h. sowohl für die Kathoden- wie die Anodenschließungs- und Öffnungszuckungswerte. Die kausale Beziehung dieser Erregbarkeitssteigerung zur Tetanie geht schon aus der Tatsache hervor, daß bei Heilung die „Zuckungsformel" sich rasch wieder der Norm nähert.

Für diagnostisch klinische Zwecke eignet sich die Bestimmung der K.Ö.Z. am besten [Thiemich, s. (1422)]. Werte, die unter 5 M.A. liegen, zeigen eindeutig die tetanische Krampfbereitschaft an. Hier hat sich diese scharfe Grenzziehung bei 5,0 M.A. in der Praxis gut bewährt. Bei der weiten Entfernung, die die K.Ö.Z.-Werte für Norm und Krankheit trennt, ist die Entscheidung, ob im gegebenen Falle eine wahre Erregbarkeitssteigerung anzunehmen sei, viel leichter zu treffen, als bei den anderen Zuckungswerten, die eine Trennung zwischen Norm und Krankheit nicht mit der erforderlichen Eindeutigkeit erkennen lassen.

Die erhöhte elektrische Erregbarkeit ist ein meist ausreichendes, aber kein unerläßliches Kriterium der Tetanie. In der überwiegenden Mehrzahl der Fälle ist sie konstant, während der ganzen Krankheitsdauer vorhanden; in anderen seltenen Fällen weist sie dagegen unregelmäßige Schwankungen mit völlig normalen Werten auf, so z. B. meist bei der sog. „Früheklampsie". In der Regel besteht jedoch ein durchgreifender Parallelismus zwischen der Schwere der klinischen Manifestationen einerseits und der Erhöhung der elektrischen Erregbarkeit andererseits. Bei schwerer Tetanie sind K.Ö.Z. = 1,0—2,0 M.A. die Norm. Die gegensätzlichen Beobachtungen Ulmers (1442) sind als Ausnahme zu betrachten.

Das Fehlen des Erbschen Symptoms, zumindest bei einer einmaligen Untersuchung, gibt uns keine Berechtigung, die Tetaniediagnose a limine abzulehnen. Hier müssen die weiteren spezifischen klinischen und blutchemischen Symptome, wie auch Wiederholungen der elektrischen Erregbarkeitsprüfung zur Klärung herangezogen werden.

Die unkontrollierbaren Veränderungen des Hautwiderstandes, die bei der üblichen Versuchsanordnung die absolute Höhe der erhaltenen „Zuckungswerte" stark zu beeinflussen pflegen, lassen sich durch Einschaltung großer Widerstände in den äußeren Stromkreis und durch Untersuchung bei hoher Klemmenspannung, wie es zuerst von Gärtner, dann von Gildemeister angegeben wurde (vgl. auch Salge) in weitgehendem Maße ausschalten (Freise-Schimmelpfeng). Man erhält dann bei dieser Versuchsanordnung den **wahren** Wert für die K.S.Z. Diese etwas komplizierte Untersuchungsmethode hat sich jedoch bisher nicht eingebürgert.

Die elektrophysiologischen Grundlagen des Erbschen Symptoms sind in neuerer Zeit von französischer Seite einer scharfen kritischen Analyse unterzogen worden. So beruht nach Weiß, Lapique u. a. [s. Turpin (1439)] die Pflügersche Zuckungsformel auf falschen Voraussetzungen, weil sie die Einwirkungszeit vernachlässigt. Die von Lapique eingeführte Zeitkonstante (Chronaxie) gestattet einen tieferen Einblick in das Wesen veränderter Erregbarkeit. Bestimmt man die Chronaxie, so erhält man die Zeit, die ein Strom von der Intensität der doppelten Rheobase (Rheobase-Kathodenschließungszuckungsschwelle) benötigt, um eben eine sichtbare Zuckung hervorzubringen.

Tabelle nach György-Stein (555).

Nr.	Datum (1928)	Name, Alter, Geschlecht	Klinische Symptome der Tetanie	Serum- Ca mg%	Serum- P (anorg.) mg%	K.Ö.Z.	Chronaximetrische Untersuchung: Nerv, Muskel	Rheobase in Volt	Chronaxie in 1/1000 sek. (σ)	Behandlung
1	27. I.	Limbeck	Krämpfe,	6,4	4,3	2,1	N. ulnaris	28	0,3	Be-
		♂ 8 Mon.	Laryngospasmen				M. flexor. carpi uln.	52	0,4	strahlte
			Fac. ++,							Milch
			Per. ++							
	29. II.		Ø	10,8	4,8	>5,0	N. ulnaris	32	0,2	
							M. inteross. II	68	0,25	
							M. flexor. carpi uln.	60	0,2	
2	28. II.	Schmitt	Tetanische	5,6	5,6	1,3	N. ulnaris	22	1,4	Vigan-
		♂ 2 Jahre	Krämpfe				M. flexor. carpi uln.	20	1,7	tol
			Fac. +, Per. +				M. flexor. dig. sub.	20	1,7	
							N. facialis, ob. Ast	24	2,0	
	27. IV.		Ø	10,8	5,5	>5,0	N. ulnaris	56	0,18	
							M. flexor. carpi uln.	48	0,18	
3	16. III.	Seel ♀	Fac. +, Per. +	7,6	3,0	0,6	N. ulnaris	44	0,38	Vigan-
		21 Mon.	Keinemanifesten				M. flexor. carpi uln.	44	0,4	tol
			Symptome				N. radialis	46	1,0	
	1. V.		Ø	—	—	>5,0	N. ulnaris	72	0,2	
							M. flexor. carpi uln.	72	0,16	
4	27. III.	Moser ♀	Fac. +, Per. +	7,8	2,2	1,9	N. ulnaris	50	0,8	Vigan-
		8 Mon.	Eklamptische				M. add. policis	54	1,0	tol
			Krämpfe (Spas-				M. flexor. carpi uln.	48	0,6	
			mus nutans)							
	1. V.		Ø	10,5	5,1	>5,0	N. ulnaris	60	0,24/0,2	
							M. add. policis	80	0,3	
							M. flexor. carpi uln.	—	0,26	
5	4. V.	Fleck ♀	Tetanische	7,6	3,6	4,6	N. ulnaris	38	0,4	Vigan-
		19 Mon.	Eklampsie				M. flexor. carpi uln.	44	0,6	tol
			Fac. +, Per. +							
	24. V.		Ø	11,0	6,5	>5,0	N. ulnaris	64	0,19	
							M. flexor. carpi uln.	70	0,19	
6	12. V.	Freiseis ♀	Laryngospasmus	6,5	4,5	1,0	N. ulnaris	22	0,9	Vigan-
		3 Mon.	Fac. +, Per. +				M. flexor. carpi uln.	28	1,0	tol
	28. VI.		Ø	10,7	5,3	>5,0	N. ulnaris	70	0,16/0,20	
							M. flexor carpi uln.	76	0,16	

Die Chronaxie ordnet die verschiedenen Muskeln, deren elektrische Erregbarkeit den gleichen Gesetzen wie die der Nerven unterliegt, und Nerven in bestimmte Gruppen ein. Die Synergisten, wie überhaupt Muskeln gleicher Funktion weisen die gleiche Zeitkonstante auf. Der Muskel und sein Nerv haben unter physiologischen Verhältnissen die gleiche Chronaxie (loi de l'isochronisme), was man auch so ausdrücken kann, daß zwischen Muskel und zugehörigem Nerv Resonanz bestehen muß. Bei Neugeborenen und noch im ersten Lebensmonat ist die Chronaxie im Verhältnis zu den bei Erwachsenen gefundenen Normalwerten auf das $1^1/_2$ bis 10fache verlängert. Die Werte fallen etwa bis zum sechsten Monat schnell, dann langsam zu denen der Erwachsenen herab und erreichen an den Nerven im 8.—9. Lebensmonat ihren Endwert [Bourguignon (160)]. Dieser Zeitpunkt ist jedoch individuell sehr verschieden [György-Stein (555)]. Kinder, die sich langsam entwickeln, die spät anfangen sich aufzurichten und koordinierte Bewegungen auszuführen, haben einen späteren Zeitpunkt dieser Umwandlung, in der sich demnach zu einem Teil die ganze Entwicklungsgeschwindigkeit ausspricht.

Die zu tetanischen Krämpfen neigende Muskulatur weist sowohl im latenten, wie noch stärker im manifesten Stadium einen erhöhten Zeitbedarf, eine verlängerte Chronaxie auf [Bourguignon (160, 162), Lesné-Turpin-Guillaumin (909, 910), György-Stein (555)]. Man könnte auch sagen, sie ist imstande, von dem ihr dargebotenen Reiz mehr auszunutzen. Die letztere Ausdrucksweise charakterisiert die biologische Eigentümlichkeit im Falle der Tetanie besonders treffend und macht die Krampfkontraktion als Effekt übermäßiger Nutzung eines Reizes verständlicher. Gleichzeitig findet man verminderte Intensitätsschwellen (niedrige Rheobasen). Denn nun kann, weil ein Reiz über längere Zeit wirksam ist, an Intensität gespart werden. Außer dem Steigen der Chronaxie und einem Fallen der Rheobasenwerte besteht bei Tetanie auch ein Heterochronismus zwischen Muskel und zugehörigem Nerv, der jedoch meist innerhalb enger Grenzen bleibt, und die Relation 1 : 2 nie übersteigt. Bei Heilung der Tetanie erreichen die Chronaxie und die Rheobase wieder normale Werte. Die genaue Bestimmung der Rheobase ist infolge zahlreicher möglicher Fehlerquellen mit viel größeren Schwierigkeiten verbunden als die der Chronaxie. Auch aus diesem Grunde dürfte die Chronaxie ein sichereres Zeichen der veränderten Erregbarkeit sein, als die Schwelle der K.S.Z. oder der K.Ö.Z. Dies geht auch aus den in der vorstehenden Tabelle mitgeteilten Daten hervor [György-Stein (555)]. Mit Vereinfachung der heute noch für den gewöhnlichen klinischen Betrieb wenig geeigneten chronaximetrischen Methode wird ihr praktischer Wert für die Tetanie-Diagnose erheblich zunehmen. Ihre ausführliche Besprechung dürfte indessen jetzt schon im Hinblick auf ihre theoretische, in klinischen Kreisen noch nicht genügend gewürdigte Bedeutung gerechtfertigt sein.

Die tetanische Übererregbarkeit der Nerven kann nicht nur elektrisch, sondern auch rein mechanisch, durch Beklopfen geprüft werden. Dieser geringe Reiz genügt, um nicht nur im manifest, sondern bereits im latent tetanischen Stadium das zugehörige Muskelgebiet in Kontraktion zu bringen. Die bekanntesten hierher gehörigen Symptome sind das Facialis- (Chvostek), Peroneus- (Lust), Radialis-, das Schlesinger-Poolsche Bein- und das Trousseausche Armphänomen. Während beim Facialis-, Peroneus- und Radialisphänomen die mechanische Übererregbarkeit der Nerven in der Form von kurzdauernden Zuckungen erscheint, gehen das Trousseausche und das Schlesinger-Poolsche Beinphänomen bereits mit Dauerspasmen einher. Die zwei letzteren Symptome stellen auch einen höheren Grad von Übererregbarkeit dar und werden seltener bei latenter Tetanie als bereits mit verschiedenen manifesten Erscheinungen vergesellschaftet beobachtet.

Für die Diagnose eines latent-tetanischen Zustandes reicht die Bestimmung der elektrischen und mechanischen Übererregbarkeit meist vollkommen aus. In gewissen Fällen müssen jedoch auch die blutchemischen Daten zur sicheren Entscheidung herangezogen werden, denn es gibt auch Zustände von unspezifischer mechanischer und elektrischer Übererregbarkeit der Nerven. So trifft man sehr häufig bei älteren Kindern, meist im Schulalter oder bei Erwachsenen ein mehr oder minder starkes Facialisphänomen, noch häufiger und auch schon früher ein positives Peroneusphänomen an, mit oder ohne Zeichen elektrischer Übererregbarkeit bei gleichzeitig völlig normalem Serumkalk- [J. Handowsky (571), Anderson-Graham (33), Mosse (1029), Lombardi (924) u. a.] und Phosphatspiegel [Graham-Anderson (33)]. Mit der Mehrzahl der Autoren [Escherich (340), Gött (478), Aschenheim (39), Lust (938), Nassau (1044), Anderson-Graham (33), Verfasser (550) u. a.] möchten wir dieses Spätfacialisphänomen, in Abwesenheit sonstiger spezifischen, insbesondere blutchemischen Begleitsymptome einer besonderen abwegigen („tetanoiden") Konstellation im Gesamtnervensystem, die mit der Tetanie nichts gemein zu haben braucht, unterstellen [vgl. in erster Linie Behrendt-Freudenberg (76), Behrendt-Hopmann (78)].

Eine unspezifische elektrische und mechanische Übererregbarkeit der Nerven und Muskeln wird auch bei Neugeborenen sehr häufig beobachtet. Die bereits erwähnte, entwicklungsgeschichtlich sehr bemerkenswerte verlängerte, sozusagen „pseudotetanische" Chronaxie bei normalen Neugeborenen macht uns bereits verständlich, daß bei Neugeborenen „tetanoide" Symptome vorkommen können. Wir sind geneigt, diese von mancher Seite als echte angeborene Tetanie [Kehrer (813), Niderehe (1050), Peiper (1110)] gedeuteten Zustände als unspezifische aufzufassen. Eine sichere echte, blutchemisch kontrollierte „angeborene Tetanie" ist bisher nicht beobachtet worden. Sogar die neugeborenen Kinder tetanischer Mütter können sowohl klinisch, wie auch blutchemisch normale Verhältnisse aufweisen [Netter, Ribadeau-Dumas-Fouet, (1183)].

Ebenso wie die rachitische Grundstörung tritt auch die Tetanie meist nach dem Ablauf des ersten Trimenons, nur gelegentlich früher, so auch schon im 2. Lebensmonat in Erscheinung [B. Wolf (1550, 1551), Nassau (1043), Powers (1149), Tezner (1420)].

Im manifest-tetanischen Stadium kommt es zu krisenhaften, rasch vorübergehenden tonisch-klonischen Krämpfen (Eklampsie, Laryngospasmus, Atmungskrämpfe, Herztetanie) oder aber auch zu Dauercontracturen (Carpopedalspasmen, Contracturen im Bereich des Verdauungstraktes, der Harnblase, Dauerspasmen der mimischen Gesichtsmuskulatur, die zum sog. Tetaniegesicht führen usw.). Diese manifest-tetanischen Symptome sind in der Regel so charakteristisch (z. B. die Carpopedalspasmen, Geburtshelferhand), daß sie die Diagnose der Tetanie auch ohne Berücksichtigung der im manifest-tetanischen Stadium naturgemäß weiter bestehenden latent-tetanischen Merkmale der mechanischen und elektrischen Nervenübererregbarkeit oder der blutchemischen Daten gestatten. In gewissen Ausnahmefällen dürfte aber eine Ergänzung der diagnostisch verwertbaren Daten erwünscht sein. So können im Verlaufe einer Keuchhustenerkrankung bei Säuglingen Krampferscheinungen auftreten, die, wie z. B. das „Ziehen", an tetanische Manifestationen erinnern. Auch bei organischen Hirnerkrankungen, so bei M. Little und Hydrocephalus kommt nichttetanischer Laryngospasmus vor [Thiemich (1422)]. Gleichzeitig bestehen aber dann meist noch andere Bulbär- und Pseudobulbärsymptome (Schluckstörungen, Störungen der Zungenbewegung, beständiges Vorstrecken der Zunge) und fast regelmäßig tiefe Idiotie. Hier beruht der Spasmus

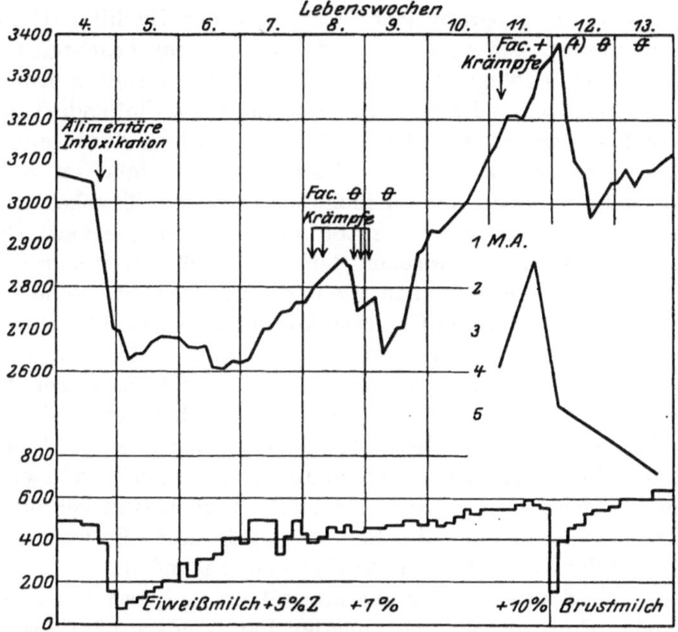

Abb. 6. Frühtetanie. Eklamptische Form in der Reparation einer alimentären Intoxikation. Krämpfe als erstes Zeichen. Erst 3 Wochen später elektrische und mechanische Übererregbarkeit (Nassau, 1044).

vermutlich auf Störungen der Kehlkopfinnervation. Der Blutchemismus und die mechanisch-elektrische Erregbarkeit der peripherischen Nerven weisen keine Abweichung von der Norm auf (eigene Beobachtungen).

Indessen können gelegentlich auch bei einer spezifisch-tetanischen Krampfäußerung, so fast ausnahmslos bei der bereits besprochenen „Früheklampsie", die latent-tetanischen Zeichen fehlen. Sie treten dann oft erst nach Abklingen der manifesten Tetanie, nach Tagen und Wochen in Erscheinung (Abb. 6). Hier kann dann die richtige Diagnose meist nur auf Grund der regelmäßig nachweisbaren Hypocalcämie als Begleitsymptom gestellt werden (Powers, 1143, Vollmer - Serebrijski, 1466, eigene Beobachtungen). Die wahre Natur mancher spastischen Zustände im Bereiche der glatten Muskulatur (Darmtrakt, Bronchialmuskulatur) kann ebenfalls oft nur mit Hilfe der chemischen Blutanalyse erkannt werden. Für die sichere Beurteilung und Bewertung antitetanischer Verfahren ist die Berücksichtigung der latent-tetanischen und der blutchemischen Daten unerläßlich.

Ätiologie.

Da die Tetanieform, die für uns im Zusammenhang mit der Rachitis von Interesse ist, auf dem Boden der Rachitis entsteht, oder anders ausgedrückt, nur eine besondere Phase der übergeordneten rachitischen Stoffwechselstörung darstellt, so darf daraus logisch gefolgert werden, daß sich die Ätiologie dieser Tetanie mit der der rachitisch-malacischen Osteopathien zumindest in den Hauptbedingungen decken muß.

Untersucht man die geographische Verteilung der Rachitis (Osteomalacie) und Tetanie in unseren Zeiten, so gelangt man zu sehr beachtenswerten und vom Standpunkt der ätiologischen Forschung auch zu sehr aufschlußreichen Ergebnissen. So weist schon Escherich (340) auf die auffallende Tatsache hin, daß die Tetanie fast nur in Gegenden beobachtet wird, in denen auch Rachitis heimisch ist. Iwamura [zit. nach Aschenheim (39)] fand im von Rachitis fast völlig verschonten Japan nur im kleinen Bezirk von Toyokamen, wo auch Rachitis vorkommt, echte Tetanie mit katodischer Übererregbarkeit. Die stärkste Rachitismorbidität finden wir zwischen dem 40. bis 60. Breitengrad der nördlichen Erdhälfte, d. h. in den Erdteilen, die in die mäßige klimatische Zone fallen. In tropischen, sowie in arktischen Gebieten kommt Rachitis entweder überhaupt nicht, oder aber nur selten — in den Tropen dann meist nur während der Regenperiode [Brooke (174), Caspari (206)] — und in milder Form vor. Sowohl quantitativ wie auch qualitativ am stärksten befallen sind große Industriestädte in England, in Deutschland, in Amerika usw. So sieht man in den Oststaaten Nordamerikas mit vorwiegender Industrietätigkeit viel mehr Rachitis als in den weniger besiedelten, mehr landwirtschaftlichen Bezirken der mittleren Staaten. Im Westen blüht dann die Rachitis wieder auf. Es wäre aber durchaus verfehlt, diese Vorkommnisse zu verallgemeinern und daraus eine Rachitisimmunität der ackerbautreibenden Landbevölkerung postulieren zu wollen. In manchen Teilen Europas sieht man bei den Landkindern häufig sehr schwere rachitische Veränderungen. In Süditalien, in Spanien, in der Türkei, d. h. in Gebieten, die schon unterhalb des 40. nördlichen Breitengrades liegen, wird die Rachitis meist wiederum nur in den Städten (z. B. Neapel, Konstantinopel) beobachtet. In der südlichen Erdhälfte kommt der Rachitis keine besondere Bedeutung zu. Vielleicht liegt das daran, daß hier die bewohnten Gebiete [z. B. Brasilien — Figueira (359)] noch in der Nähe der tropischen Zone liegen.

In Indien sind die Verhältnisse besonders lehrreich. Hier sind die Kinder der niedrigen Stände frei von Rachitis, in den höheren mohammedanischen Ständen hingegen tritt uns die rachitische Osteopathie häufig in den schwersten Formen entgegen. Neuere eingehende und seither sehr bekannt gewordene Untersuchungen, die wir Hutchinson (761, 762) aus dem Nasikbezirk verdanken, bringen diese auffallende Statistik mit den religiösen Gewohnheiten der dortigen vornehmlich mohammedanischen Bevölkerung in Beziehung. In den höheren Ständen wird noch das dem Haremsystem ähnliche, vielleicht aber noch strengere Purdahsystem gewissenhaft durchgeführt. Sowohl die

Mütter, wie auch die Säuglinge halten sich in verdunkelten, meist auch ungelüfteten Zimmern auf. In der Schwangerschaft, wie auch noch später, während der ganzen Stillperiode, die sich oft jahrelang hinzieht, wird dieses Gelöbnis streng eingehalten, so kommen dann auch die Kinder in den ersten 2—3 Lebensjahren meist überhaupt nicht an die Sonne. Die niederen „dienenden" Stände können dieses religiöse Gesetz schon aus wirtschaftlichen Gründen nicht einhalten. Die stillenden Mütter schleppen ihre Säuglinge mit sich; später spielen die Kinder draußen in Luft und Sonne.

Daß Neger in den Tropen und Süditaliener in ihrer Heimat frei von Rachitis bleiben, darf nicht als eine Rasseeigenschaft gewertet werden. So treten bei Kindern von italienischen Einwanderern schon in der Schweiz (Basel — Feer) und noch viel mehr in Nordamerika die schwersten rachitischen Veränderungen auf. Ebenso zeigen in den Vereinigten Staaten oft gerade die Negerkinder das klassischste Bild der Rachitis.

Die besprochene geographische Bedingtheit der Rachitismorbidität deutet auf die überragende ätiologische Bedeutung klimatischer Faktoren hin. In dieser Hinsicht ist es von besonderem Interesse, daß auch die Meereshöhe einen Einfluß auf die Entstehung der Rachitis ausübt. So schreibt bereits 1844 Maffai[1] (965): „Die Rachitis erscheint in umgekehrtem Verhältnis zur Meereshöhe der Gegenden, d. h. je höher die Lage, desto geringer die Zahl der Rachitischen. Bei einer Höhe von 3000 Fuß und darüber sah ich keine Rachitis mehr." Gerade diese Tatsache, die in weiterer Folge von verschiedener Seite bestätigt werden konnte [s. Neumann (1049)] spricht dafür, daß der spezifisch-antirachitische Klimafaktor nur in der Sonnenstrahlung liegen kann. Diesen Schluß hat zuerst Palm (1083) gezogen; die gleichen Überlegungen finden wir später bei Peiper, v. Raczynski (1160) u. a. Das Schlußglied in der Kette der Beweise lieferten aber erst die therapeutischen Versuche Huldschinskys in den Jahren 1919—1920, dem es gelungen ist, mit Hilfe der Quarzquecksilberlampe die Rachitis in kurzer Zeit zur Heilung zu bringen (739—742). Lehrreich ist auch die erst vor kurzem mitgeteilte Beobachtung v. Pfaundlers (1121) betreffs der Verbreitung der Rachitis in einem Alpental, an dessen Westhangortschaften die Sonne im Oktober mittags untergeht und im Winter einige Wochen lang überhaupt nicht aufgeht. Der stärker besonnte Osthang zeigt eine viel geringere Rachitisfrequenz als der Westhang.

Die ätiologisch wichtige Rolle der Sonnenstrahlung geht auch aus der bekannten Tatsache hervor, daß die Rachitis eine typische Saisonkrankheit ist. Sie tritt spontan im Spätherbst, Winter auf, nimmt an Intensität bis zum Frühjahr zu, und zeigt dann oft ohne besondere therapeutische Maßnahmen eine Spontanheilung.

In Analogie zur Rachitis weist auch die Tetanie eine ausgesprochene Saisonbedingtheit auf, die sogar eine klinisch-praktische Bedeutung besitzt. In den Sommermonaten kommt die Tetanie nur ganz vereinzelt zur Beobachtung; die ersten Fälle treten meist im Herbst auf, im Winter erfolgt ein weiterer Anstieg, der dann im Frühjahr einen steilen Höhepunkt erreicht [„Frühlingsgipfel" — Moro (1024), Abb. 7]. Bei im Frühjahr auftretenden Krampfäußerungen der Säuglinge liegt so der Verdacht auf Tetanie besonders nahe. Am

[1] Vgl. auch Hirsch (682).

Zustandekommen des „Frühlingsgipfels“ der Tetanie sind nicht allein der winterliche Sonnenmangel, wie bei der Rachitis, sondern — wie wir es noch sehen werden — auch andere klimatische Faktoren beteiligt.

Die geographische Verteilung, sowie die Saisonbedingtheit der Rachitis führten zur „Lichttheorie“: Die Rachitis wurde als eine Lichtmangelkrankheit aufgefaßt. Allein nicht einmal die geographische Verteilung, geschweige denn die Ätiologie der Rachitis in ihrer Gesamtheit läßt sich mit der Lichttheorie restlos erklären. Man braucht nur an die geringe Rachitismorbidität der arktischen Völker hinzuweisen. Lange Monate hindurch halten sich nicht nur die

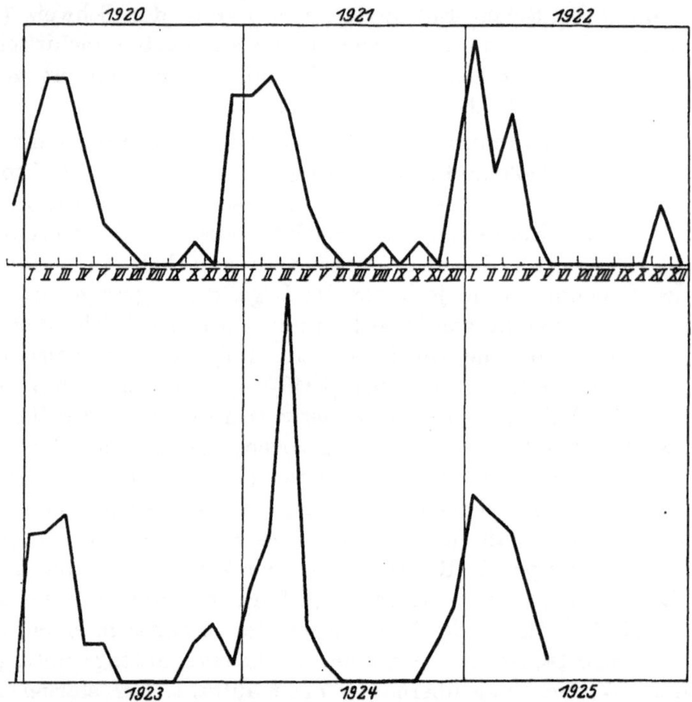

Abb. 7. Die Morbiditätskurve der Tetanie in den Jahren 1920 bis 1925 auf Grund der in der Heidelberger Kinderklinik beobachteten Fälle (Moro, 1026).

Kinder, sondern auch die Mütter während der kalten dunklen Winterperiode in den schlecht belichteten Hütten usw. auf, sie bleiben trotzdem rachitisfrei. Für diese Verhältnisse liegt es am nächsten, an besondere Ernährungsfaktoren zu denken. Als solche kämen in erster Linie die verschiedenen Fischspeisen, meist aus Dorscharten, wie auch der sozusagen an Stelle eines Speisefettes verwendete Lebertran in Betracht. Diese Annahme gewinnt dadurch schon an Beweiskraft, weil der Lebertran (gewonnen aus der Leber verschiedener Dorscharten) — wie wir es noch sehen werden — schon seit langem bei der Küstenbevölkerung Nordenglands, Norwegens, später auch in Deutschland, Frankreich, England als eine beliebte Volksmedizin und heute sogar auch vom Standpunkt der wissenschaftlichen Pharmakologie und der Klinik als ein Specificum gegen die rachitische Stoffwechselstörung angesehen wird. Selbst in Fällen, wo die Rachitis nachweisbar auf Lichtmangel bezogen werden muß, gelingt es mit Lebertran die Störung zur Heilung zu bringen, mit anderen Worten das fehlende Licht zu ersetzen. Der gleiche Effekt, jedoch in geringerem Grade kommt nur noch dem Eigelb, weiterhin, viel weniger, auch nicht ganz konstant, dem Milchfett, der Butter zu. Diese Fette enthalten einen spezifischen Rachitisschutzstoff, der in den ersten Untersuchungen von E. Mellanby (995a) mit dem antixerophthalmischen Vitamin A gleichgesetzt und erst später, hauptsächlich auf Grund ausgedehnter tierexperimenteller Studien von diesem scharf getrennt und als Vitamin D bezeichnet wurde. Die Lichttheorie bekam somit eine Rivalin in der Vitamintheorie, die die Rachitis für einen Nährschaden, im besonderen für eine Avitaminose erklärte. Die ätiologische Bedeutung des Lichtes und besonderer Ernährungsfaktoren geht auch aus Betrachtung der Osteomalacie und der dazu gehörigen „idiopathischen" Tetanie der Erwachsenen hervor. Gleichzeitig liefert die Gleichheit der ätiologischen Faktoren bei der Rachitis und der Osteomalacie einerseits und der idiopathischen Tetanie der Kinder und der Erwachsenen andererseits die beste Stütze für die Richtigkeit unserer Annahme von der nosologischen Einheit dieser Krankheiten.

Die Kriegs- und Nachkriegserfahrungen haben hier zunächst den Ernährungsfaktor in den Vordergrund des Interesses gestellt. Denn allein die Berücksichtigung der quantitativen, oder vielmehr der qualitativen Unterernährung weiter Bevölkerungsschichten in Österreich (Wien), Deutschland, zum Teil auch in Polen kann uns die schlagartige eruptive Verbreitung einer früher in den gleichen Gegenden so gut wie unbekannten Erkrankung wie Osteomalacie dem Verständnis näher bringen [s. Literatur bei Alwens (29), Beninde (85), Blencke (124), Dalyell-Chick (252), Fromme (418), Higier (681), Hume-Nirenstein (749), Schlesinger (1277—1278)]. Das quantitative Moment dürfte hier keineswegs den Ausschlag geben. Alle Autoren sind darin einig, daß osteomalacische Störungen bei relativ gut ernährten, in ihrem Ernährungszustand nur mäßig reduzierten Individuen vielleicht sogar noch häufiger zur Beachtung gelangten, als bei völlig ausgehungerten kachektischen Personen. Eine qualitative Insuffizienz der Nahrung ließ sich dagegen ohne Ausnahme nachweisen und dürfte somit für die Kriegs- und Hungerosteopathien wohl generell als übergeordneter Faktor gelten. Sie bestand hauptsächlich im Mangel an Eiern, Milch, Butter, Käse, Fleisch (auch Fisch), mithin an Nährstoffen, die als Quelle für das präformierte D-Vitamin in unserer Diät wohl einzig und allein in Betracht kommen. Bei dieser einseitigen, nicht vollwertigen Ernährungsweise mußte der Organismus allmählich an Rachitisschutzstoff verarmen. In den sonnenreichen Sommermonaten vermochte der Strahleneffekt im Sinne der Lichttheorie dieses Defizit noch wettzumachen; in den sonnenarmen Wintermonaten wurde dann aber für die Entstehung osteomalacischer (achalikotischer) Störungen Tür und Tor geöffnet. Tatsächlich war diese Hungerosteopathie eine ausgesprochene Winterkrankheit (Abb. 8). Die ersten Beschwerden traten regelmäßig in den Winter-Frühjahrsmonaten auf, zuweilen erfolgte dann in den Sommermonaten eine Spontanremission, die die Patienten auch subjektiv als solche schilderten. Im nächsten Winter flammte die Krankheit meist von neuem wieder auf, oder sie verschlimmerte sich zusehends. Dieser wellenförmige, uns auch von der Rachitis bekannte

Verlauf gehörte zu den charakteristischen Kennzeichen der Kriegsosteopathien, übrigens auch für die anderen Formen der Osteomalacie.

Im Hinblick auf die ätiologisch-nosologische Einheit der Rachitis und der Osteomalacie besonders lehrreich sind die schon länger zurückliegenden Erhebungen Ogatas aus Japan (1071, 1072). In den Provinzen Toyama und Ischikawa kommen nicht nur Osteomalacie, sondern auch Früh- und Spätrachitis endemisch vor. Schon das Klima allein dürfte hier die Entstehung rachitisch-malacischer Knochenerkrankungen begünstigen; der Winter ist lang, kalt, sonnenarm, dagegen sehr schneereich. „Für die Bewohner der Gegend ist es unmöglich, im Winter draußen zu arbeiten.“ Die Wohnungen sind sehr dunkel, von besonderer Bauart. Die Ernährung ist sehr einseitig, sie besteht vornehmlich aus Reisbrei mit Mehlklößen und aus gewissen Bohnenarten. Milch, Eier, Fleisch werden nie, auch Fische nur selten gegessen. Die zu Beginn des 20. Jahrhunderts beobachtete Häufung der Rachitis und der Osteomalacie in diesen Gegenden hängt höchstwahrscheinlich eben mit der Verschlechterung der Ernährungsverhältnisse zusammen.

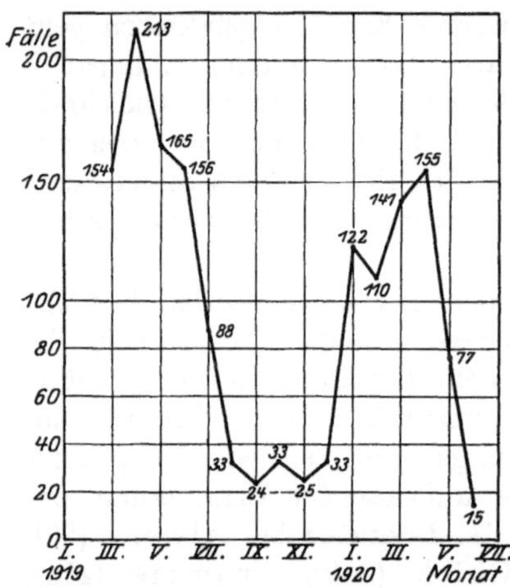

Abb. 8. Die jahreszeitliche Verteilung der bei der Wiener Hungerosteopathie-„Epidemie“ beobachteten Fälle. (Nach Hume-Nierenstein, 749.)

In Indien nimmt der Lichtfaktor von vornherein die erste übergeordnete Stelle unter den ätiologischen Bedingungen der hier mancherorts ebenfalls sehr weit verbreiteten Osteomalacie ein. Hutchison und Stapleton (763) haben neuerdings in ausgedehnten Untersuchungen an der Bevölkerung des Nasik-Delhi-Distriktes zeigen können, daß für die Entstehung dieser Knochenstörung der Erwachsenen das gleiche religiöse Purdahsystem verantwortlich sei, wie für die rachitischen Veränderungen bei Kindern. Mütter und Kinder leben oft jahrelang in dunklen Zimmern eingeschlossen, kommen überhaupt nicht ins Freie; die antirachitisch (antimalacisch) wirksamen Sonnenstrahlen erreichen sie wohl nie. Der überragende Einfluß des „Purdahlebens“ für die Ätiologie der Osteomalacie geht aus der statistischen Zusammenstellung Stapletons (1355) besonders instruktiv hervor: Gegenüber 63 Osteomalaciefällen, die diesem System unterworfen waren, stehen nur 10 andere. Neben dem Lichtmangel spielt die Ernährung in Indien keine oder höchstens nur eine untergeordnete Rolle. Hiermit steht auch die Tatsache in gutem Einklang, daß die achalikotischen Osteopathien — wie bereits für die Rachitis hervorgehoben — bei den höheren Ständen weit häufiger sind, als bei den ärmeren Schichten.

Vollkommen analoge Beobachtungen, wie die von Hutchison und Stapleton (763) aus Indien, hatte Krajewska (854) schon 1900 an der mohamedanischen Bevölkerung Bosniens gemacht, mit dem Unterschiede, daß die Osteomalacie hier hauptsächlich in den schlecht ernährten, gleichzeitig aber auch in ihren religiösen Gewohnheiten besonders konservativen, ärmsten

Schichten angetroffen wurde. In der christlichen Bevölkerung der gleichen Gegenden Bosniens kommt die Osteomalazie nicht vor. Diese auffallende Tatsache führte bereits Krajewska vornehmlich auf die religiösen Sitten der Mohammedaner, in erster Linie auf das Haremsystem zurück. „Die Mohammedanerin ist seit der Zeit der Pubertät so wenig wie möglich dem Einfluß der Sonne und der freien Luft ausgesetzt. Sie lebt im Schatten, auf der Straße stehen dem Einfluß der Sonne der dicke Tuchmantel und die Tücher im Wege, im Hofe ihres Hauses die hohen Zäune, im Zimmer die hölzernen Fenstergitter.“

Unter der einheimischen Bevölkerung Nord- und Westchinas ist die Osteomalacie ebenfalls weit verbreitet. So fand Wampler (1485) in der Provinz Shansi (Nordchina) besonders hohe Morbiditätsziffern: In den Städten auf 45, in der Provinz auf 173 Einwohner je einen auch klinisch ausgeprägten Osteomalaciefall. Oft aber noch mehr bis zu $10^0/_0$ (!) der Einwohnerzahl. Die Diät im chinesischen Haushalt der betreffenden Bezirke ist sehr einseitig [Miles und Chi-Tung Feng (1012)]: Mehlfrüchte, etwas Gemüse, weder Milch noch Fleisch oder Eier, Butter. Die Hauptnahrung besteht aus einem „Wasserhirsebrei“ mit Zwiebel oder Knoblauch, dazu „Salzgemüse“, eine Rüben- oder Rettichart in Salzlake, dann „Sauerkraut“ aus grünen, fermentierten Bohnenblättern. Reiche Leute benutzen Weizenmehl zu einer Art Kuchen. Die Zufuhr an Rachitisschutzstoff ist somit fast Null; auch das Kalkangebot liegt unter der Norm. Frauen, die ihre Wohnung, besonders während der Schwangerschaft, in der Lactationsperiode, aber auch sonst oft monatelang kaum verlassen, leiden außerdem auch noch an Strahlenmangel. Die Grundbedingungen einer osteomalacischen Störung sind mithin in vollem Maße gegeben. Die starke „Durchseuchung“ dieser Bevölkerung ist nur die natürliche Folge ihrer besonderen Lebensweise. Bei Frauen, die Feldarbeit verrichten und somit der Besonnung ausgesetzt sind, tritt Osteomalacie relativ selten auf.

Die von verschiedener Seite hervorgehobene Syntropie zwischen Psychosen und Osteomalacie in Irrenanstalten [s. bei v. d. Scheer (1263)] führen wir ebenfalls auf einen Lichtmangel [vgl. bereits Bleuler (125)], in manchen Fällen, so hauptsächlich bei fortschreitender Demenz, auch auf die nicht nur quantitativ, sondern — oft infolge „elektiver“ Verweigerung „antirachitisch“ wirksamer Nährstoffe — auch qualitativ verschlechterte Ernährung solcher Patienten zurück. Wichtig ist noch die von uns bereits kurz gestreifte Beobachtung, daß die sog. Arbeiter- (Handwerks-) Tetanie ausschließlich bei solchen Individuen zur Entwicklung gelangt, die Lichtmangel besonders stark ausgesetzt sind. So berichtet v. Frankl-Hochwarth (390) aus Wien über 399 Fälle von Arbeitertetanie, darunter:

Schuster	174
Schneider	95
Tischler	26
Schlosser	20
Drechsler	19

und sonst nur vereinzelte Fälle. Der hohe Anteil der Schuster, Schneider usw. an der Gesamtmorbiditätsziffer der Arbeitertetanie (daher auch Schuster- oder Schneidertetanie genannt) erklärt sich wohl ungezwungen aus dem Umstande, daß gerade diese Art von Beschäftigung — früher nur in eigenen Werkstätten als Hausindustrie betrieben — zumindest während der Wintermonate, aber in den schlechten unhygienischen Wohnungen auch noch im Sommer, notgedrungen mit einem fast wie durch ein Experiment erzielten Lichtmangel verknüpft zu sein pflegt.

Fassen wir das bisher schon über die Ätiologie der achalikotischen Osteopathien Gesagte noch einmal zusammen: Die geographische Bedingtheit der Erkrankung, sowie charakteristische Einzelbeispiele (z. B. die Auswirkung des Purdahsystems in Indien) und zuletzt auch die Erfolge der Strahlentherapie haben uns gelehrt, im Lichtfaktor ein überragendes ätiologisches Prinzip zu erblicken. Einer völligen Verallgemeinerung dieser Anschauung standen aber gewisse schwerwiegende Einwände im Wege. Die Kriegs- und Nachkriegsosteopathien in Mitteleuropa, weiterhin die Seltenheit der Rachitis bei der arktischen Bevölkerung u. a. m. verlangten gebieterisch die Berücksichtigung rein alimentärer Einflüsse. Der wirksame Ernährungsfaktor — der Rachitisschutzstoff, das Vitamin - D, kommt im Lebertran und außerdem noch, wenn auch in geringen Mengen im Eigelb (inkonstant auch im Milchfett) vor.

Mit dem hauptsächlich von A. F. Heß und Steenbock (mit ihren Mitarbeitern) geführten Nachweis, daß eine ganze Reihe antirachitisch inaktiver Nährgemische durch Bestrahlung mit der Quarzquecksilberlampe antirachitische Eigenschaften gewinnt, und durch den weiteren Ausbau dieses Phänomens gelang es in neuerer Zeit eine Synthese zwischen Licht und Rachitisschutzstoff, diesen beiden auf den ersten Blick so heterogen erscheinenden ätiologischen Faktoren herbeizuführen. Die Einzelheiten dieses wichtigen Entwicklungsganges sollen in einem anderen Zusammenhang erörtert werden. Hier begnügen wir uns mit der Feststellung, daß nach der heute allgemein geltenden Ansicht die antirachitisch wirksamen Strahlen ebenso wie in vitro, auch in vivo, bei der direkten Bestrahlung, den Rachitisschutzstoff, das D-Vitamin photochemisch zu erzeugen vermögen. Licht und Rachitisschutzstoff ergänzen sich gegenseitig, der spezifische Rachitisschutzstoff kann als induzierte Strahlenenergie aufgefaßt werden. Von einem mehr chemischen Standpunkte aus geht die Lichttheorie der Rachitis in der umfassenden „Vitaminlehre“ auf. Auch das direkte Licht wirkt nur mit Hilfe des in der Haut entstandenen Rachitisschutzstoffes.

Fällt auch dem Rachitisschutzstoff bzw. dem Licht eine wichtige, bei mancher und sicher nicht seltener Konstellation sogar ausschlaggebende Bedeutung zu, so dürfen auch weitere, mehr sekundäre, nur begünstigende exogene und endogene Faktoren nicht außer acht gelassen werden. Solche exogene, ätiologisch mehr oder minder wirksame Momente — die endogenen sollen erst später, gemeinsam mit den Vorgängen des intermediären Stoffwechsels besprochen werden — lassen sich wiederum a) in allgemein hygienische und b) in ernährungsphysiologische zergliedern.

Die allgemein-hygienische Bedingung faßte Kassowitz (811, 812) unter dem Sammelbegriff des „Stubenklimas“ zusammen. Er dachte dabei hauptsächlich an die „Riech- und Ekelstoffe“, an gewisse „respiratorische Noxen“ in schlecht gelüfteten, ungepflegten Wohnungen des Proletariats („Geruch der armen Leute“), die durch die Säuglinge mit eingeatmet werden, und im

Organismus infolge ihrer Toxicität die rachitischen Knochenveränderungen erzeugen sollen. Ein experimenteller Beweis konnte indessen für diese Annahme bisher nicht erbracht werden. Noël Paton (1104, 1105) und Findlay (362) hoben mehr die Raumbeschränkung als solche, dann den Mangel an Muskelbewegung, die allgemein schlechten Pflegeverhältnisse hervor. Die Auswirkung der sozialen hygienischen Verhältnisse ließ sich in den statistischen Untersuchungen Fergusons (355) sozusagen zahlenmäßig fassen, wie das auch in der folgenden Zusammenstellung der entsprechenden Mittelwerte mit nicht zu verkennender Deutlichkeit in Erscheinung tritt.

	Bei nichtrachitischen Kindern	Bei rachitischen Kindern
Gesundheit der Mutter	80%	51%
Mütterliche Pflege gut	80%	44%
Wohnung sauber, hell	84%	46%
Kommt ins Freie	96%	55%
Kopfzahl der Familie	3,2%	4,27%
Zimmerbewohnerzahl	3	3,9
Verfügbarer Luftraum pro Person	625	422

Über ähnliche Erfahrungen hat bereits früher Gindes (458) berichtet.

Bei all diesen allgemein-hygienischen Bedingungen kommt die Führung, oft vielleicht nur indirekt, dem Lichtfaktor zu. Wenn Noël Paton, Findlay (l. c.) sich in Tierexperimenten (bei Hunden) von der rachitogenen Wirkung der Bewegungsbeschränkung, der mangelhaften Muskeltätigkeit überzeugt zu haben glauben, so darf nicht außer acht gelassen werden, daß in diesen länger zurückliegenden Versuchen der heute so wichtig gewordene Lichtfaktor möglicherweise nicht in gebührendem Maße berücksichtigt wurde. Jedenfalls ist es auffallend, daß Muskelübung, forcierte Muskelbewegung bei der Therapie der Rachitis und zwar sowohl der spontanen menschlichen [Galbraith (426, 427), Wimberger (1536)] wie der experimentellen tierischen Rachitis [Frost (379), Ullrich (1441), Webster-Hill (1492)] versagen. Es besteht jedoch die Möglichkeit, daß sie, ebenso auch die übrigen erwähnten unspezifischen hygienischen Faktoren, die Entstehung und die Therapie der Rachitis begünstigen und unterstützen, wenn auch nicht, wie der Lichtfaktor, bestimmen.

Die gleiche Einschränkung gilt auch für gewisse Ernährungsfaktoren, wobei wir in diesem Zusammenhang vom spezifischen Rachitisschutzstoff absehen. Als ein solches besonders wirksames Moment wurde schon von Galen (!), Glisson die Überernährung erkannt. In letzter Zeit lenkten dann besonders Czerny (251 a, b) und jüngst noch Jundell (796—798) von neuem die Aufmerksamkeit auf diese in Vergessenheit geratene Erfahrungstatsache. Überernährung, Mästung begünstigt den Ausbruch der Rachitis, während Unterernährung, oder eine eben ausreichende Erhaltungsdiät, der Erkrankung eher entgegen zu arbeiten pflegt. Czerny (l. c.) beschuldigt hauptsächlich die Fettkomponente der Nahrung, während Mellanby (998) hauptsächlich auf Grund seiner tierexperimentellen Studien mehr in den Kohlenhydraten, und zwar in bestimmten Mehlarten, so besonders im Hafermehl den — und sogar einen spezifischen — schädlichen Diätfaktor erblicken möchte. Wir kommen auf diese interessanten Untersuchungen im folgenden Abschnitt noch ausführlicher zurück.

Außer der Überernährung sind auch noch weitere Ernährungsfaktoren aus der Gruppe der sekundären, nur allgemein begünstigenden, ätiologischen Bedingungen in Betracht zu ziehen. So erkranken Brustkinder seltener und auch in leichterem Grade an Rachitis als Flaschenkinder. Die Rachitis der Brustkinder beschränkt sich häufig nur auf kraniotabische Veränderungen; sie nimmt aber auch bei weiterer Ausbreitung in der Regel nicht die schweren Formen an, die wir allein bei künstlich ernährten Kindern zu sehen gewohnt sind. Diese Bemerkung gilt aber nur für die jetzigen durchschnittlichen Verhältnisse. In früheren Zeiten bis zum 19. Jahrhundert wurden die Säuglinge stets mit Frauenmilch (von der Mutter oder von einer Amme) ernährt; die künstliche Ernährung war bei Säuglingen sozusagen noch völlig unbekannt und trotzdem beobachtete man damals, wie dies schon von Glisson betont wird, die schwersten rachitischen Veränderungen bei diesen Kindern, die aus Angst „vor den Miasmen" viele Monate lang nicht ins Freie gebracht worden sind. Für die Annahme einer kausal schützenden Wirkung der Frauenmilch fehlt jeglicher Anhaltspunkt; auch bei der therapeutischen Anwendung tritt — wie wir es noch sehen werden — unter gewöhnlichen Bedingungen ein solcher spezifischer Einfluß nicht in Erscheinung. Der Rachitisschutzstoffgehalt der Frauenmilch ist nach neueren Feststellungen [Lesné - Vagliano (906), Heß-Weinstock (665), Outhouse - Macy - Brekke (1081), Macy - Outhouse (964)] sogar viel geringer als der der Kuhmilch. Auf welche Weise die Frauenmilch trotzdem eine gewisse unspezifische begünstigende Wirkung auszuüben vermag, bleibt eine heute noch ungelöste Frage, die um so wichtiger ist, da sie auf eine, wenn auch nicht sehr erhebliche Lücke in der Licht-Vitamintheorie hindeutet.

Die im vorhergehenden ausführlich besprochenen primären und sekundären ätiologischen Bedingungen der Rachitis, d. h. den Licht-Vitaminmangel, wie auch die anderweitigen Milieuschäden (Bewegungsbeschränkung, Verminderung des Lebensraumes, einseitige Ernährung mit häufig denaturierten, konservierten, gelagerten Nährstoffen, oft auch Mästung) fassen wir nach v. Hansemann (573) unter dem heute schon allgemein verbreiteten Namen „Domestikation" zusammen. In erweitertem, mehr spezifischem Sinne könnte die Rachitis als eine Domestikationserscheinung bezeichnet werden. Von vergleichend physiologischem und veterinär-medizinischem Interesse ist es sicherlich von großem Interesse, daß unter den Bedingungen der „Domestikation" bei „gefangen gehaltenen Wildformen, wie auch gelegentlich bei Haustieren aber nur bei Mast — und nicht im Hunger — eine Zustandsänderung der Knochen auftritt, die man unmedizinisch, aber doch das Hauptsächliche des Erscheinungskomplexes charakterisierend, als Knochenweichheit bezeichnen könnte" [Weidenreich (1499)]. Auch echt rachitische oder vielmehr rachitisähnliche Symptome, Krankheitsbilder werden bei solchen domestizierten Tieren beobachtet. Schon die äußere Erscheinungsform und die gemeinsamen ätiologischen Bedingungen sprechen für eine nahe Verwandtschaft der gewöhnlichen menschlichen Rachitis und dieser bei Tieren spontan auftretenden Osteopathien, die in neueren eingehenden histologischen Untersuchungen von Christeller (220) — wie bereits erwähnt — zur Ostitis fibrosa gerechnet werden.

Die bereits früher von verschiedener Seite geäußerten Vermutungen, die Rachitis auf eine bakterielle Infektion zurückzuführen, haben auch heute noch an Beweiskraft nichts gewonnen. Wenn Morpurgo (1023a) und Koch (843) bei experimentell mit Bakterien infizierten Ratten bzw. Hunden rachitisähnliche Zustände auftreten sahen, so ist damit zunächst der kausale Zusammenhang zwischen dem Reiz und der darauf erfolgten Reaktion noch nicht über jeden Zweifel erhaben. Man könnte auch daran denken, daß diese Infektion die allgemeine Resistenz des Organismus so weit beeinträchtigt hat, daß nun die spezifisch-ätiologischen Faktoren (Licht-Vitaminmangel) bei einer erniedrigten Reizschwelle in Aktion treten. In diesem Sinne könnten Infektionskrankheiten oder besondere Toxämien, auch bei der menschlichen Spontanrachitis die Rolle eines mittelbar wirkenden sekundären ätiologischen Faktors ausfüllen.

Die bisher absichtlich zurückgestellte Frage, wie weit die mit der Nahrung zugeführten Knochensalze — hauptsächlich Ca und P — in quantitativer Hinsicht an der Entstehung der Rachitis Anteil nehmen, wird zweckmäßigerweise erst nach der Besprechung der Verhältnisse bei der experimentellen Rachitis, im Zusammenhang mit der Pathogenese der rachitischen Stoffwechselstörung behandelt.

Experimentelle Rachitis.

Durch Einhaltung bestimmter Versuchsbedingungen gelingt es bei Tieren, rachitische oder zumindest sehr rachitisähnliche Knochenveränderungen zu erzeugen. Die Möglichkeit, die Rachitis in solchen experimentell-biologischen Modellen zu erforschen, hat die Rachitislehre seit den ersten ausgedehnten, etwa 10 Jahre zurückliegenden Untersuchungen Mellanbys (995, 995a) bis zum heutigen Tage weitgehend — man kann sogar die Behauptung wagen — entscheidend befruchtet.

In den ersten Versuchen Mellanbys wurde als der spezifische Rachitisschutzstoff — entsprechend dem damaligen Stand der Vitaminlehre — das fettlösliche Vitamin A angesehen. Wurden Hunde auf einer Vitamin A und überdies auch kalkarmen Kost gehalten, so entstanden bei ihnen schwere rachitische Veränderungen, die dann durch Zufuhr von Vitamin A, hauptsächlich von Lebertran, diesem besten Vitamin-A-Träger, geheilt werden konnten. Für kurzfristige Serienversuche ist indessen der Hund nicht geeignet. Schon aus diesem Grunde hätte die Mellanbysche Versuchsanordnung eine größere Verbreitung wohl nie erfahren.

Einen bedeutenden Fortschritt hat die experimentelle Rachitis erst durch die Ausarbeitung der Methode zur Erzeugung der Rachitis bei Ratten erfahren [Mc Collum und Mitarbeiter (950—952, 1322—1324), Sherman-Pappenheimer (1320—1321)]. Es war somit die Möglichkeit gegeben, in kurzer Zeit (4 Wochen) an einer großen Anzahl von Tieren mit reichlichen Kontrollen Versuche zur Ätiologie, Pathogenese und Therapie der Rachitis auszuführen. Gewisse schwerwiegende Fehlschlüsse aus den Mellanbyschen Versuchsreihen konnten zunächst eliminiert werden. So erwies sich die von Mellanby angenommene Identität des antirachitischen und sog. „fettlöslichen" (antixerophthalmischen) Prinzips (Faktor A genannt) als ein solcher Fehlschluß. Im Gegensatz zum Lebertran war das Butterfett bei der Therapie der experimentellen Rattenrachitis meist fast völlig unwirksam. Zahlenmäßig entsprachen etwa 200 Teile Butterfett, 1 Teil Lebertran [Shipley-Park-Mc Collum-

Simmonds (1326), Zilva - Miura (1566), Jones - Steenbock-Nelson (793)]. Nach starker Erhitzung (bei Sauerstoffzutritt) büßten sowohl die Butter, wie auch der Lebertran ihre antixerophthalmische Wirkung völlig ein, während die antirachitische Heilkraft des Lebertrans unter gleichen Bedingungen unvermindert weiter bestehen blieb [Mc Collum - Simmonds-Becker-Shipley (958), Steenbock - Nelson (1357), Steenbock - Hart - Jones - Black (1358) — vgl. auch Wagner-Wimberger (1477)]. Auch in anderen Substanzen gehen die antixerophthalmische und die antirachitische Wirkung keineswegs miteinander parallel. So hat sich dann Mc Collum (956) entschlossen, den bekannten antixerophthalmischen Faktor, das Vitamin A, von einem 2. spezifischen fettlöslichen Faktor, vom Rachitisschutzstoff — auch D-Vitamin — genannt, scharf zu trennen.

Als ein weiteres bedeutendes Ergebnis der Studien über die Rattenrachitis dürfte wohl die Berücksichtigung des Quotienten $\frac{\text{Ca}}{\text{P}}$ in der Nahrung gelten. In diesem Zusammenhang, gleichsam als eine geschichtliche Vorbemerkung, möchten wir zuerst auch noch an die länger zurückliegenden Versuche von Aron (37a), Dibbelt (272, 273) u. a. erinnern, denen es gelang, bei kalkarm ernährten Hunden rachitisähnliche Knochenstörungen zu erzeugen. Seitdem aber Stoeltzner (1384) auf Grund umfangreicher anatomisch-histologischer Untersuchungen die These aufstellte, daß dieser rachitisähnliche Zustand von der echten Rachitis scharf zu trennen und als eine Osteoporose aufzufassen sei, drang die Auffassung durch [vgl. Lehnerdt (900)], daß ein exogener Kalkmangel wohl zu einer Osteoporose, aber nie zu einer Rachitis führen kann. Die gleiche Überlegung wurde auch auf die experimentell hervorgerufenen Knochenveränderungen, die W. Heubner und Lipschütz (919) bei phosphatarm ernährten Hunden beobachten konnten, und die von Schmorl ebenfalls zur Osteoporose und nicht zur echten Rachitis gerechnet wurden, angewandt. Einen weiteren erheblichen Unterschied zwischen diesen osteoporotischen und den echten rachitischen Zuständen glaubte man auch aus ihrer verschiedenartigen therapeutischen Beeinflußbarkeit ableiten zu müssen; Osteoporose heilt auf Zufuhr von Knochensalzen (Ca bei der kalkarmen, Phosphate bei der phosphatarmen Form) aus, während die echte Rachitis bei der gleichen Medikation unbeeinflußt bleibt.

Hauptsächlich unter dem autoritativen Einfluß der pathologisch-anatomischen Forschungsrichtung galt es somit gewissermaßen als Dogma, daß exogen bedingter Mangel an Knochensalzen in der Ätiologie nie eine kausale Bedeutung gewinnen kann. Dieser strenge Standpunkt wurde nun in den neueren Beiträgen zur Frage der experimentellen Rachitis erheblich gelockert. So wies zunächst Mellanby (995a) darauf hin, daß Kalkmangel die Entstehung der experimentellen Hunderachitis begünstigt. Eine besonders klare Vorstellung über die Rolle der Ca- und P-Salze für die Ätiologie der experimentellen Rachitis (bei Ratten) finden wir aber erst in den neueren Arbeiten Mc Collums und seiner Mitarbeiter (950—953, 1322, 1323), wie auch in denen von Sherman-Pappenheimer [(1320, 1321), auch Pappenheimer - Mc Cann - Zucker (1087)]. Die Erzeugung der experimentellen Rattenrachitis geht letzten Endes auf eine Verschiebung im gegenseitigen Verhältnis der mit der Nahrung zugeführten Ca- und P-Salze zueinander, auf eine Abweichung des Quotienten

$\frac{Ca}{P}$ von der Norm, allerdings nur bei gleichzeitigem Vitamin-D- und Lichtmangel, zurück. Bei einem bestimmten optimalen Verhältnis der zugeführten Kalk- und Phosphatmenge bleibt auch bei völligem Rachitisschutzstoffmangel die Rachitis aus, während eine starke relative Abnahme der Ca-, und noch mehr eine entsprechende Abnahme der P-Zufuhr, so z. B. einfach durch Erhöhung der Kalkquote in der Nahrung [Goldblatt (470), Stepp (1369)], mit anderen Worten, eine starke Zu- oder Abnahme des Quotienten $\frac{Ca}{P}$ bei gleichzeitig mangelhaftem D-Vitaminangebot, eine rachitische Ossificationsstörung verursacht. So wies hauptsächlich die „P-arme" Diät [Zunahme des Quotienten $\frac{Ca}{P}$ mit einem als besonders geeignet befundenen Wert 4 : 1, Mc Collum, Simmonds - Shipley - Park (952)] histologische Knochenveränderungen auf, die mit der menschlichen Rachitis, auch nach dem heute bereits erwähnten Urteil der Pathologen, fast völlig gleichzusetzen sind. Auch die „Ca-arme" Diät bewirkt bei Ratten rachitisähnliche Knochenveränderungen, jedoch mit gewissen Abweichungen von der „P-armen" Form [Mc Collum - Simmonds - Shipley - Park (953), Pappenheimer, Mc Cann, Zucker (1087)]. So treten bei Ca-armer Diät neben „echt-rachitischen" auch mehr oder minder rein osteoporotische Veränderungen in Erscheinung, ähnlich wie wir es von der „Ca-armen" Form der rachitisch-malacischen Spontanosteopathien bei Kindern und Erwachsenen her kennen (S. 78). Durch Ausgleichung des Quotienten $\frac{Ca}{P}$ [Zusatz von Phosphaten oder von Kalksalzen — Shipley - Park - Mc Collum - Simmonds (1325), Sherman-Pappenheimer (1321) — auch bei parenteraler Verabreichung — Pappenheimer (1088)] oder aber durch Zufuhr von D-Vitamin, durch Bestrahlung der Versuchstiere oder der verabreichten Nahrung gelingt es ausnahmslos, diesen Diätformen ihre rachitogene Eigenschaft zu nehmen.

Diese an Ratten gewonnenen Versuchsresultate stehen demnach mit den schon erwähnten früheren, an Hunden erhobenen Befunden, in deutlichem Gegensatz. Was hier vor kurzem noch allgemein scharf bekämpft wurde, daß nämlich quantitative Verhältnisse im Angebot der Knochensalze eine Bedeutung für die Entstehung der Rachitis besitzen könnten, trifft nun für die Experimente an Ratten, sogar vom Standpunkte der pathologischen Anatomie vollkommen zu. Eine ungleiche Reaktionsfähigkeit der verschiedenen Tierarten (Hund und Ratte) auf eine gemeinsame Ursache dürfte uns diesen Wechsel in den Anschauungen noch am ehesten verständlich machen. Allerdings soll nicht verschwiegen werden, daß man in den früheren Versuchen an Hunden mit einem absoluten und nicht nur einem relativen Minderangebot an Kalk oder Phosphor gearbeitet hat. Trotzdem glauben wir nicht, daß die erst in der letzten Zeit erfolgte Einführung des Quotienten $\frac{Ca}{P}$, d. h. die Betrachtung des relativen Verhältnisses in der Salzzufuhr einen prinzipiellen Unterschied zu den älteren Versuchen, auch was ihren Ausfall anlangt, bedeutet. Denn bei einer Ca- oder P-armen Ernährung bestand sicherlich schon in den früheren Versuchen eine, wenn auch zahlenmäßig nicht gefaßte Verschiebung des besagten Quotienten $\frac{Ca}{P}$ zugunsten des Nenners bzw. des Zählers. Bedauerlicherweise sind in diesen älteren Versuchsreihen spezifisch-antirachitisch wirksame therapeutische Verfahren, wie Zufuhr von Lebertran, Bestrahlung, nicht zur Anwendung gekommen. Die Richtigkeit unserer obigen Überlegungen wäre aber letzten Endes nur durch diesen Beweis „ex iuvantibus" zu erbringen.

Geeignete und heute allgemein gebrauchte Kostformeln zur Erzeugung von der menschlichen Rachitis pathologisch-histologisch besonders nahestehenden, „P-armen" Rachitis bei Ratten haben in ihren bereits erwähnten Arbeiten Mc Collum und seine Mitarbeiter, Sherman-Pappenheimer und neuerdings Steenbock-Black (1363) angegeben:

Mc Collum-Kost Nr. 3143:

Ganze Weizenkörner	33,0
Ganze Maiskörner	33,0
Gelatine	15,0
Weizenkleber	15,0
Kochsalz	1,0
Calciumcarbonat	3,0

Sherman-Pappenheimer-Kost Nr. 84:

Weizenmehl (00)	95,0
Calc. lact.	2,9
NaCl	2,0
Ferr. citr.	0,1

Steenbock-Black-Kost Nr. 2965:

Maiskörner	76,0
Weizenkleber	20,0
Kochsalz	1,0
Calciumcarbonat	3,0

Junge Ratten — möglichst aus derselben bekannten Zucht — die im Alter von 4—6 Wochen und mit einem Gewicht von 40—60 g bei Lichtabschluß und bei guter Wartung (in zweckentsprechenden Käfigen) auf eine dieser rachitogenen Diäten gesetzt werden, zeigen nach Ablauf von 3—4 Wochen schwere rachitische Veränderungen. Die Diagnose dieser experimentellen Rachitis kann auf verschiedene Weise erfolgen. Besonders geeignet und praktisch sehr brauchbar ist die röntgenoskopische Kontrolle. Die Breite des kalkfreien Epi-Diaphysenbandes (Abb. 9, 10) gibt sogar einen guten Maßstab für die Beurteilung der Schwere der Rachitis ab. Heilung äußert sich im Auftreten von Kalkeinlagerungen und zuletzt in der Verkleinerung oder im Verschwinden dieser kalkfreien Osteoidschicht. So läßt sich auch beginnende Heilung röntgenologisch gut verfolgen. Die Abwesenheit oder die Gegenwart von Kalkeinlagerungen in der provisorischen Verkalkungszone, mithin die Floridität oder die Heilung des rachitischen Prozesses kann auch histochemisch, mit Hilfe des v. Kossaschen Silberimprägnierverfahrens, an Längsschnitten der Röhrenknochen (Tibia, Femur usw.) schon mit bloßem Auge oder mit Lupenvergrößerung gut beurteilt werden. Einlagerung von Kalksalzen in die rachitische Knorpelwucherungszone tritt in Form einer durch Silber schwarz gefärbten Linie in Erscheinung: Mc Collum und seine Mitarbeiter (951, 957, 1322) sprechen von einer Linienprobe („line test"), die bei florider Rachitis negativ, bei heilender Rachitis positiv ausfällt. Die Kalkfreiheit der Knorpelwucherungszone läßt sich meist auch ohne Silbervorbehandlung an den Knochenlängsschnitten gut erkennen. Bei der Sektion können dann noch der innere Rosenkranz, sowie weitere Deformitäten am Brustkorb gut verwertet werden [s. Kihn (1372)].

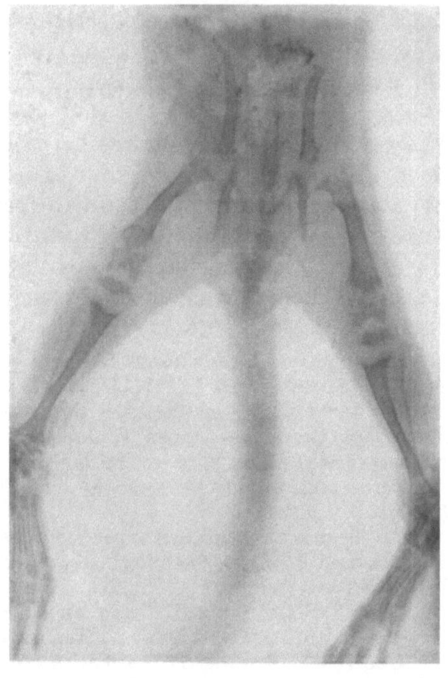

Abb. 9. Schwere floride experimentelle Rachitis der Ratte (Schultz, 1302).

Auch der Blutchemismus liefert für die Diagnose der experimentellen Rattenrachitis brauchbare Befunde. Bei der „Ca-armen" Form findet man erniedrigte Serum-Ca- und bei der „P-armen", allgemein mehr angewandten Form dagegen stark gesenkte Serumphosphatwerte [anstatt 7—8 mg wie bei Ratten in der Norm, 2—5 mg$^0/_0$ anorg. P — Kramer-Howland (857), Steenbock-Hart-Jones-Black (1358) u. a.]. Heilungsvorgänge gehen mit einer Erhöhung dieser pathologisch verminderten Zahlen einher. In Analogie zur spontanen kindlichen Rachitis kann eine Heilung bei noch verminderten, wenn auch bereits etwas gehobenen Serumphosphatzahlen stattfinden. Nur in sehr seltenen Ausnahmefällen [Jobling-Pappenheimer-Heß (787), Koch-Cahan (845), v. Bosanyi (153), Maßlow-Shelling-Kramer (988), auch eigene Beobachtungen], die den praktischen Wert der blutchemischen Kontrolle keineswegs zu beeinträchtigen vermögen, soll der Serumphosphatspiegel bei fortschreitender Heilung auf einer stark gesenkten Höhe beharren. Für die Praxis dürfte die Verfolgung des gestörten Blutchemismus eine zweckmäßige Ergänzung der übrigen diagnostischen Verfahren bedeuten (s. auch die neuesten Veröffentlichungen von Adams-Mc Collum (14), Schultz (1302a)].

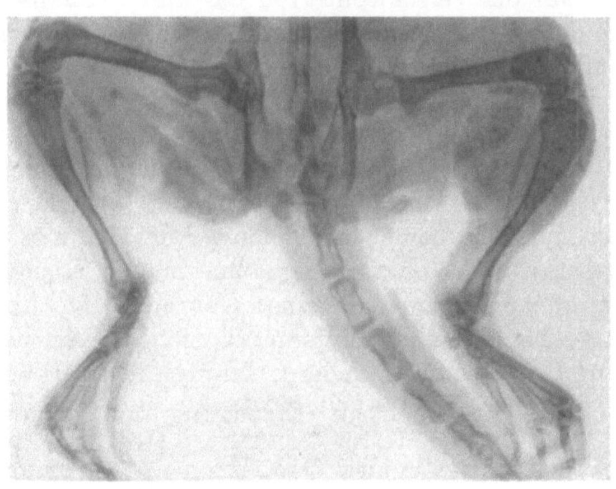

Abb. 10. Rachitisfreie Kontroll-Ratte. (Schultz, 1302).

Neben den makroskopischen, röntgenoskopischen und blutchemischen Verfahren spielen weitere, ebenfalls noch vorgeschlagene diagnostische Methoden eine untergeordnete, oder eine wenig zuverlässige Rolle. So konnte in neueren Untersuchungen [Oser (1080), Shohl - Bing (1339)] gezeigt werden, daß die zuerst von Zucker - Matzner (1572) nachgewiesene und seither von verschiedener Seite [Grayzel - Miller (494), Jephcott - Bacharach (784, 785), Redman-Willimott-Wokes (1166), Tisdall - Price (1429), L. Yoder (1561)] als pathognomonisch bezeichnete Säuerung der Faeces bei sich anbahnender Heilung der Rattenrachitis, und umgekehrt die stark alkalische Reaktion der Faeces und des Darminhaltes bei florider Rachitis kein konstantes, geschweige denn ein spezifisches Symptom ist. So kommt z. B. eine Säuerung der Faeces bei Ratten, die an der Steenbockschen Kost Nr. 2965 gehalten und durch Zufuhr von bestrahlten Nährgemischen oder von Alkaliphosphaten geheilt worden sind, nicht zustande. Der Vorschlag von Jephcott - Bacharach (785), die dieses Phänomen zur quantitativen Auswertung antirachitisch wirksamer Stoffe empfehlen zu können glaubten, entbehrt demnach der exakten Grundlage.

Auch die von Steenbock und seinen Mitarbeitern (1357), später auch von anderen Autoren [Soames und Leigh - Clare (348a)] demonstrierte wachstumsfördernde Wirkung des D-Vitamins oder der direkten Bestrahlung ist zu wenig spezifisch, um für die sichere Erkennung der eingetretenen Heilung bei der experimentellen Rachitis der Ratten mit Nutzen verwenden zu können. So bewirkt überstarke Bestrahlung nicht nur keine Wachstumsförderung, sondern eher sogar eine erhebliche Wachstumshemmung [Leigh - Clare (902)][1].

Im floriden Stadium der experimentellen Rattenrachiits besteht eine stark verschlechterte Ca- und P-Bilanz, die mit einsetzender Heilung schlagartig gebessert wird [Webster-Hill (1492), Schultzer (1303), Karelitz - Shohl (804), Shohl - Benett - Weed (1338)]. Ähnliche Verhältnisse trifft man auch bei anderen Tierarten an [Hart - Steenbock-Elvelyem (577), Orr - Magee - Henderson (1079), Henderson (603), Henderson-Mc Gee (604), Maynard - Goldberg - Miller (992)]. Infolge technischer methodischer Schwierigkeiten läßt sich jedoch diese Gesetzmäßigkeit für diagnostische Zwecke allgemein nicht nutzbar machen.

Mit der verschlechterten Ca- und P-Bilanz und mit der Ossificationsstörung in kausalem Zusammenhang steht die Verarmung des Skelets an Ca und P im florid rachitischen Stadium. Der Ca- und P-Gehalt der Knochen ist dementsprechend im florid rachitischen Stadium niedriger als bei gesunden Tieren oder nach eingetretener Heilung. So dürfte die Ermittlung der Ca- und P-Zahlen in der Knochenasche auch diagnostischen Zwecken dienen [Steenbock-Jones - Hart (1359), Mellanby (998)]. Die Empfindlichkeit dieser Methode ist indessen keine erhebliche: Der Heilungsvorgang muß bereits stark vorgeschritten sein, um dies auch in der Knochenasche quantitativ nachweisen zu können. Für allgemeinen Gebrauch eignet sich demnach auch diese Methode als diagnostisches Hilfsmittel nicht [Adams - Mc Collum (14)], höchstens zur Unterstützung anderer, empfindlicherer Verfahren (eigene Beobachtungen).

Die experimentelle Erzeugung der Rachitis gelingt — bei gleichzeitiger Berücksichtigung des Quotienten $\frac{Ca}{P}$ — nicht nur bei Ratten, sondern auch bei einer Reihe von anderen Tieren, so bei Hunden [Mellanby (995a, 998)], weniger gut bei Kaninchen [Goldblatt - Moritz (471)], und dann wiederum bei einer für Serienversuche sehr geeigneten Tierart, bei jungen Hühnchen. Das bei Hühnchen so experimentell hervorgerufene Bild deckt sich klinisch

---

[1] Vgl. in diesen Zusammenhang das Symptomenbild der D-Hypervitaminose (S. 189).

völlig mit der Spontanrachitis dieser Tiere, mit der sog. Beinschwäche [„leg weakness", Steenbock - Hart - Jones - Black (1358), Hughes - Nitcher-Titus (735), Hughes - Payne - Titus - Moore (736), Bethke - Kennard-Kik (103)], vielleicht von nebensächlichen histologischen Abweichungen in der Ossificationsstörung abgesehen [Pappenheimer - Dunn (1089)]. Die Ca- und P-Verteilung im Blut, die Beeinflußbarkeit des Zustandes durch Antirachitica zeigen bei der spontanen und experimentellen Beinschwäche der Hühner das gleiche bereits erörterte Verhalten [Hughes - Titus (737), Ackerson - Bliß - Mussehl (7)], wie bei der experimentellen Rattenrachitis, und auch bei der spontanen menschlichen Rachitis.

Die verschiedenen für die menschliche Rachitis spezifischen antirachitischen Verfahren konnten im Tierexperiment unter ganz bestimmten, wechselnden Bedingungen einer eingehenden Analyse unterzogen werden. Die erhaltenen vielgestaltigen Ergebnisse sollen im Zusammenhang mit der Therapie und der Prophylaxe der menschlichen Rachitis erst später behandelt werden. In diesem Abschnitt soll nur über therapeutische Verfahren berichtet werden, die im Gegensatz zur experimentellen Rattenrachitis auf die menschliche Rachitis bisher nicht oder nur bedingt übertragen werden konnten. Hierher gehört in erster Linie die bereits erwähnte antirachitische Wirkung von Phosphatsalzen [auch von Hexosephosphat, Mark (985)] bei der P-armen und von Kalksalzen bei der „C-armen" Rattenrachitis. Weitere bei der experimentellen Rattenrachitis therapeutisch wirksam befundene Stoffe, wie Galle [Kapsinow - Jackson (803)], Knochenmark, wässeriger Knochenmarkextrakt [v. Bosanyi (151, 152), Fuchs - Priesel (422), durch Nitzescu - Popoviciu - Ungureanu (1059) nicht bestätigt)], Hämatoporphyrin [van Leersum (896), v. Bosanyi (153)], Hämoglobin in großen Mengen [v. Bosanyi (153)], Piperidin [Ederer (314)], Arginin, Cystin, Pilokarpin [v. Bosanyi (153)] sind bezüglich ihrer antirachitischen Wirkung gegenüber der menschlichen Rachitis bisher noch nicht, oder nur sehr ungenügend [Hämoglobin, v. Bosanyi (153)] und mit mehr negativem Ergebnis [Knochenmark, Schönberger (1296)] geprüft worden. Eine Übertragung auf die menschlichen Verhältnisse läßt allein noch der bei der experimentellen Rattenrachitis erhobene Befund von der antirachitischen Wirkung des Hungers zu [Mc Collum - Simmonds - Shipley - Park (955), Cavins (209), Shohl - Benett-Weed (1335), Wilder (1524)]. Denn Unterernährung, Hunger vermögen — wie wir es bereits erörtert haben — auch bei der menschlichen Rachitis spezifisch antirachitische Verfahren unspezifisch zu unterstützen. Die Heilwirkung des Hungers beschränkt sich jedoch bei der experimentellen Rachitis auf die „P-arme" Form, und geht mit einer Erhöhung des gesenkten Serumphosphatspiegels [Cavins (209), Shohl - Benett - Weed (1335), Wilder (1524)] vermutlich infolge intermediärer Abspaltung von Phosphaten aus organischen Phosphatbindungen [Cavins (209), Gamble - Tisdall (431)] und infolge Ausbleibens des alimentären auslösenden Faktors, des gestörten Quotienten $\frac{Ca}{P}$, der bei Hunger nicht in Wirkung treten kann, einher [Verfasser (550)].

Mit Hilfe der experimentellen Rattenrachitis konnten auch weitere Nährstoffe, Nahrungsbestandteile auf ihren Rachitisschutzstoffgehalt geprüft werden. Ausgedehnte Reihenexperimente sind der klinisch wichtigen Frage nach der antirachitischen Wirkung von Obst-, Gemüsearten gewidmet. Merkliche Mengen von Rachitisschutzstoff, die für die prophylaktische und therapeutische Bekämpfung der menschlichen Spontanrachitis ins Gewicht fallen würden, konnten unter gewöhnlichen Bedingungen in den untersuchten Gemüse-, Obstarten, wie Spinat, in frischem oder trockenem Zustande [Mc Clendon-Shuck (947), Zucker-Barnett (1571), Boas (145), Chick-Roscoe (219), Goldblatt-Zilva (467)] auch im Äther-Alkohol- und Acetonextrakt aus Spinat [Willimott-Wokes (1528)], aus Spinat, Salat, Sellerie, Tomaten, Kartoffeln, Karotten [Shipley-Mc Kinney-Mc Collum (1329)], weiterhin im Karottensaft [Glanzmann (459)], in Orangen [Willimott (1529)], in Weizen-, Gersten-, Maiskörnern, in Bohnen, bei allen vor oder nach der Keimung [Stepp (1370), György-Schall (557)] nicht ermittelt werden. Die teilweise entgegengesetzt lautenden Angaben von Völtz-Kirsch (1462) und von Schittenhelm-Eisler (1273, 1274), die beim Keimungsprozeß, auch wenn dieser im Dunkeln stattgefunden hat, die Entstehung von Rachitisschutzstoff beobachtet zu haben glauben, beruhen entweder auf ungenügender Beachtung des Quotienten $\frac{Ca}{P}$ in der verfütterten Nahrung [Völtz-Kirsch (1462)] oder aber [bei Schittenhelm-Eisler (1273, 1274)] auf ungeklärten Fehlerquellen[1]. Sommergemüse, auch Grasarten wie Klee, Alfalfa, die den Sonnenstrahlen direkt ausgesetzt sind, können [brauchen aber nicht, Heß-Weinstock (636), Bethke-Kennard-Kek (103)] das D-Vitamin in merklichen Mengen [Chick-Roscoe (219), Roscoe (1205), Shipley-Mc Kinney-Mc Collum (1329), Steenbock-Black (1360), Soames-Leigh-Clare (1348a)], die jedoch für praktische Zwecke immer noch zu vernachlässigen sind, enthalten.

Für die Verhältnisse im Säuglingsalter von besonderer Wichtigkeit ist die Kenntnis des Vitamin-D-Gehaltes in der Milch, im besonderen in der Frauenmilch und in der Kuhmilch. Auch diese Frage konnte exakt erst durch Zuhilfenahme der experimentellen Rattenrachitis beantwortet werden. Wir wissen heute, daß der Vitamin-D-Gehalt der Kuhmilch sicher höher ist als der der Frauenmilch [Lesné-Vagliano (906), Heß-Weinstock (665), Outhouse-Macy-Brekke (1081), Macy-Outhouse (964)], wenn auch immer noch so gering, daß er für die Bekämpfung der kindlichen Spontanrachitis bei Vermeidung von einseitiger Milchüberfütterung nicht in Betracht gezogen werden kann. Wurde der Quotient $\frac{Ca}{P}$ in der Nahrung, auch nach Zusatz von Kuh- oder Frauenmilch, wie es erforderlich ist, durch entsprechende Ca- bzw. P-Mengen jeweils auf konstanter Höhe gehalten, so erwies sich in den Versuchen von Outhouse-Macy-Brekke (1081) ein tägliches Angebot von 30 cm Kuhmilch bei experimentell rachitischen Ratten, therapeutisch und prophylaktisch wirksam, während 40 ccm Frauenmilch unter gleichen Bedingungen die Rachitis unbeeinflußt ließen (Tabelle S. 107). Durch Bestrahlung der Milch oder der stillenden Frau und der milchspendenden Kuh kann dann der Vitamin-D-Gehalt der Milch — wie wir es noch sehen werden — innerhalb gewisser Grenzen angereichert werden.

[1] Anm. b. d. Korrektur: Laut persönlicher Mitteilung hält Herr Schittenhelm die Frage noch nicht für entschieden und kündigt die Veröffentlichung neuer Versuche an.

Tabelle nach Outhouse - Macy - Brekke (1081).

Untersuchte Milch	Die rachitogene Vorbereitungsperiode			Die „Heilperiode" (7 Tage)				„Linienprobe"		Röntgenbefund	Knochenanalyse		
	Dauer	wöchentliche Gewichtszunahme	wöchentliche Futterzufuhr	Milch	Lebertran	Grunddiät (wöchentlich)	Gewichtszunahme (wöchentlich)	Knorpelwucherungszone	Verkalkung der provisorischen Zone		Asche	Ca	P
	Tage	g	g	ccm	Tropf.	g	g				%	%	%
Frauenmilch	35	8	45					breit, unregelm.	negativ	floride R.	28,1	10,1	4,5
	28	10	48	25	0	30	9	breit, unregelm.	negativ	floride R.	27,7	9,7	4,1
	28	9	43	25	5	29	2	breit, weniger unregelmäßig	positiv	heil. R.	28,2	9,9	4,4
	21 - 28	10	49					breit, unregelm.	negativ	floride R.	30,5	10,8	4,8
	21	11	51	30	0	34	9	breit, unregelm.	negativ	floride R.	29,7	10,2	4,6
	21	10	49	30	5	31	7	breit, regelmäß.	positiv	heil. R.	33,5	11,3	5,1
	21 - 28	9	44					breit, unregelm.	negativ	floride R.	32,8	11,6	5,2
	21	11	50	40	0	30	4	breit, unregelm.	negativ	floride R.	32,9	11,4	5,2
	21	9	55	40	5	24	3	breit, regelmäß.	positiv	heil. R.	35,3	10,9	5,1
Kuhmilch	32	2	27					breit, unregelm.	negativ	Rachitis	30,4	10,2	4,8
	32	12	39	10 [1]	0			breit, unregelm.	negativ	Rachitis	30,6	10,6	4,9
	32	10	35	10 [1]	5			eng, regelmäßig	positiv	normal	47,5	17,3	8,5
	16 - 28	8	43	—	—	—	—	breit, unregelm.	negativ	—	30,7	11,1	5,1
	16 - 28	10	43	30	0	26	14	breit, regelmäß.	positiv	—	40,8	15,1	7,1
	16 - 21	8	41	30	5	26	8	breit, regelmäß.	positiv	—	39,8	15,3	7,3

E. Mellanby (998, 495) und im Anschluß an ihn neuerdings Holst (702, 703) nehmen neben einem spezifischen kalkansatzfördernden Vitamin auch einen ebenfalls spezifischen rachitogenen Faktor, ein sog. „Toxamin" [Mellanby (999)] an. Dieser schädliche, die Entstehung der Rachitis begünstigende Stoff, der allerdings keine unbedingt notwendige Bedingung der experimentellen Rachitis darstellt, soll nach den Tierexperimenten der erwähnten Autoren hauptsächlich in Cerealien und zwar in erster Linie im Hafermehl, vorkommen. Kochen mit Salzsäure zerstört ihn und nimmt somit den Cerealien ihre rachitogene Wirkung [Green - Mellanby (495)]. Der Wert dieser Feststellungen wird erheblich dadurch beeinträchtigt, daß sie sich nur auf die als Testobjekt in vieler Hinsicht weniger geeignete „Ca-arme" Rachitisform beziehen. Allerdings ließen sich in eigenen noch nicht abgeschlossenen Versuchen die Angaben von Mellanby und Holst, wenn auch einstweilen nicht mit der erforderlichen Exaktheit, auch für die „P-arme" Rachitis der Ratten reproduzieren. Erst mit der Einführung geeigneter an Cerealien reicher, rachitogener Diätformen, über die wir zur Zeit noch nicht verfügen, wird dieses in seiner Bedeutung nicht zu unterschätzende Problem, genau bearbeitet werden können.

Die bisher ausführlich erörterte experimentelle Rachitisform wies, außer in dem klinischen Bilde, auch in ihrem Blutchemismus und in ihrer prophylaktisch-therapeutischen Beeinflußbarkeit einen beachtenswerten Parallelismus zur spontanen menschlichen Rachitis auf. Es besteht jedoch die Möglichkeit bei Tieren unter Zuhilfenahme besonderer Faktoren eine rachitisähnliche Störung zu verursachen, die diese Analogien nicht mehr erkennen läßt. So bewirken

[1] „Prophylaktische" Versuche.

Strontium [Stoeltzner (1384), Lehnerdt (900), Shipley-Park-Mc Collum-Simmonds-Mc Kinney (1328), Protti (1153)], Thallium [Buschke-Peiser (191), Buschke-Klopstock-Peiser (192), Eckstein (307)], große Mengen von Eisen [Waltner (1483)] bei Tieren (Hunden, Ratten, Hühnern) schwere, durch Lebertran, Bestrahlung nicht beeinflußbare rachitische, rachitisähnliche Veränderungen, auffallenderweise mit gleichzeitiger Störung der Blut-Ca- und P-Verteilung, hier also in Übereinstimmung mit der bisher besprochenen experimentellen Rachitisform.

Bei Tieren läßt sich eine „porotische Malacie" der Knochen auch durch Anlegung einer Gallenfistel, oder aber durch Ableitung der Galle in die Harnblase [Dieterich (275), Tammann (1406), hier auch Literatur)], d. h. durch langdauernde Gallenverluste erzielen. Diese Form der experimentellen Rachitis wird durch Bestrahlung, Zufuhr von Rachitisschutzstoff günstig beeinflußt, besitzt jedoch keine praktische Bedeutung [1].

Bei jungen Kaninchen, ebenso bei jungen Ratten (15—29 Tage alt) führt auch Thyreodektomie zu einer klinisch und histologisch rachitisähnlichen und durch D-Vitamin unbeeinflußbaren Ossificationsstörung [Kunde-Williams (870)]. Um ein rein thyreoprives Symptom dürfte es sich dabei wohl kaum handeln, wissen wir doch, daß angeborene Athyreose beim Säugling eine rachitische Stoffwechselstörung sozusagen ausschließt [Siegert (1340)]. Uns erscheint es wahrscheinlicher, daß diese nach Thyreodektomie bei jungen Tieren auftretende Rachitis mit einer beim operativen Eingriff kaum vermeidbaren Verletzung der Epithelkörperchen und dem so erzielten latent-tetanischen Zustand in kausalem Zusammenhang steht. Denn die latente Tetanie bewirkt die gleiche Störung im Blutchemismus, wie die „Ca-arme" Form der alimentär bedingten experimentellen Rattenrachitis, könnte demnach auch zu den gleichen rachitisähnlichen Knochenveränderungen führen.

Experimentelle Tetanie.

Der einfachste und üblichste Weg, Tetanie bei Tieren experimentell zu erzeugen, besteht in der operativen Entfernung der Epithelkörperchen. Indessen weicht diese parathyreoprive Tetanie in vieler Hinsicht von der „idiopathischen", mit der rachitischen Stoffwechselstörung verwandten Tetanie der Kinder und der Erwachsenen ab. Sie läßt sich nicht oder in nur ungenügendem Maße durch den spezifischen Rachitisschutzstoff prophylaktisch und therapeutisch bekämpfen. Auch führt sie nicht zu sehr ausgeprägten „rachitischen" Knochenveränderungen, wobei allerdings vermerkt werden muß, daß die Epithelkörperchenexstirpation in der Regel bei ausgewachsenen, nicht mehr im Rachitisalter stehenden Tieren ausgeführt wird. Die erwähnten Versuche von Kunde-Williams (870) deuten schon darauf hin, daß bei inkompletter und somit nicht rasch tödlich endender Parathyreodektomie rachitische Störungen bei ganz jungen Tieren beobachtet werden können. Die schon vor längerer Zeit von Erdheim (337—339) beschriebenen Knochen-, Zahnveränderungen, die mangelhafte Kallusbildung [Dieterich (276)] bei parathyreodektomierten Tieren gehören ebenfalls hierher. Wie dem auch sei, die Unbeeinflußbarkeit der Epithelkörperchentetanie durch Antirachitica räumt dieser Tetanieform eine

[1] Sie dürfte vermutlich auf die sehr verschlechterte Kalk- und D-Vitamin- (Provitamin-) Bilanz, die sowohl die Resorption, wie die Ausscheidung (durch die Galle geht viel Kalk und mit Cholesterin auch Ergosterin — Provitamin — verloren) betrifft, beruhen.

gesonderte Stellung ein. Trotzdem bestehen zwischen Epithelkörperchen und den malacischen, achalikotischen Knochenerkrankungen vielfache pathogenetische Beziehungen, die noch ausführlich im Zusammenhang mit der Pathogenese der Tetanie, behandelt werden sollen. Zur Vermeidung von Wiederholungen erübrigt sich die weitere Besprechung der Epithelkörperchentetanie an dieser Stelle.

Die „Ca-arme", exogen durch Vitaminmangel und entsprechende Verschiebung des Quotienten $\frac{\text{Ca}}{\text{P}}$ in der Nahrung, erzeugte experimentelle Rattenrachitis, dürfte als biologisches Modell der idiopathischen Tetanie des Kindes ebenso nahe stehen, wie die „P-arme" Form der unkomplizierten Spontanrachitis. Man könnte sogar die Rachitis als die „P-arme" und die Tetanie als die „Ca-arme" Rachitis, d. h. als 2 verschiedene scharf getrennte Rachitisarten auffassen [Shipley - Park - Mc Collum - Simmonds (1327)] eine Schlußfolgerung, die — wie wir es noch sehen werden — einen nur sehr beschränkten Wert hat, da sie mit dem häufig zu beobachtenden Übergang von Rachitis in Tetanie, und umgekehrt, beim Menschen nicht rechnet. Tatsache bleibt jedoch, daß bei der „Ca-armen" Form der Rachitis tetanische Übererregbarkeitssymptome [Stoltenberg (1385)] und für die Tetanie charakteristische blutchemische Werte (Hypocalcämie mit normalem Phosphatspiegel) zur Regel gehören und daß mit Heilung der Rachitis auch diese Symptome verschwinden. Zufuhr von Phosphaten, und zwar von alkalischen oder neutralen, nicht aber von sauren Gemischen führt bei „P-arm" ernährten rachitischen Ratten häufig schlagartig einen echten tetanischen Zustand herbei [Karelitz - Shohl (804), Shohl-Benett-Weed (1334, 1335), Shohl-Bing (1337)]. Die endogen bedingte Phosphatstauung im Blut bei Hunger kann bei einer P-armen Rachitis, nicht aber bei gesunden Ratten mit ihrem zäh verteidigten normalen Blutchemismus, ebenfalls plötzlich eine starke Hypocalcämie und tetanische Manifestationen erzeugen [Cavins (209), Wilder (1524)]. Diese akute Tetanie führt bei den Ratten gar nicht so selten in einem charakteristischen tetanischen Krampf zu Tode [Karelitz - Shohl (804)].

Pathogenese.

Die Analogisierung der experimentellen Rattenrachitis mit der menschlichen Spontanrachitis ließ sich im vorhergehenden in vielen Einzelheiten durchführen, so hauptsächlich in bezug auf die therapeutischen Verfahren. Beide können durch D-Vitamin bzw. Licht bekämpft werden, ebenso erwies sich bei beiden eine knappe Ernährung von günstigem Einfluß. Es fragt sich nun aber, ob der ausschlaggebende Faktor für die Entstehung der Rattenrachitis: die pathologischen Werte für den Quotienten $\frac{\text{Ca}}{\text{P}}$ in der Nahrung, auch für die menschliche Spontanrachitis angewandt werden kann.

Die schon erwähnte klinische Erfahrungstatsache, daß die kindliche Rachitis weder durch Kalk-, noch durch Phosphatzufuhr zur Heilung gebracht werden kann, spricht sowohl gegen einen rein absoluten, wie auch relativen Salzmangel als ätiologischen Faktor. Die spezifische Hypophosphatämie müßte — in Analogie zur experimentellen Rattenrachitis — einer Verschiebung des Quotienten

$\frac{Ca}{P}$ in der Nahrung zugunsten des Zählers ihre Ursache verdanken. Wir finden nun in der Frauenmilch $\frac{Ca}{P} = 1{,}31$, in der Kuhmilch $\frac{Ca}{P} = 0{,}79$, d. h. wir müßten viel eher bei den Brust-, als bei den Flaschenkindern mit dem Auftreten der rachitischen Hypophosphatämie rechnen, was aber durchaus nicht der Fall ist. Freilich könnte man auch noch die Möglichkeit berücksichtigen, daß diese Mittelzahlen, deren wir uns zur Berechnung des Quotienten $\frac{Ca}{P}$ bedient haben, in bestimmten Einzelfällen völlig versagen. Hier könnte dann auch ein entsprechender „rachitogener" Quotientwert zustande kommen. Solche Analysen sind in der letzten Zeit, besonders in der Frauenmilch ausgeführt worden, in der überwiegenden Mehrzahl mit vollkommen negativen Ergebnissen [v. Meysenbug (1011), de Buys - v. Meysenbug (258), Burhans - Smith (189), Telfer (1412)]. Wenn nun aber schon für die Frauenmilch die aus der Lehre der experimentellen Rachitis postulierte Forderung einer entsprechenden, wenn auch vielleicht nur fallweise auftretenden Verschiebung (Erhöhung) der Werte des Quotienten $\frac{Ca}{P}$ nicht erbracht werden konnte, so ist sie für die Kuhmilch mit den schon ursprünglich fast nur die Hälfte niedrigeren Quotienten $\left(\frac{Ca}{P}\right)$ kaum zu erwarten. Ebensowenig ließen sich jahreszeitliche Schwankungen im Werte der Quotienten $\frac{Ca}{P}$ in der Kuhmilch, die man dann mit der Morbiditätskurve der Rachitis hätte in Beziehung bringen können, nachweisen [Lenstrup s. (550)].

Der geringe Ca-Gehalt der Frauenmilch gewinnt höchstens nur für Frühgeburten mit ihrem hohen Kalkbedarf eine ätiologische Bedeutung. Es ist nicht ausgeschlossen, daß an der Entstehung der Frühkraniotabes, deren rachitische Natur noch nicht einwandfrei feststeht, bei Frühgeburten dieses alimentäre Kalkunterangebot eine ausschlaggebende oder zumindest unterstützende Rolle spielt [Schabad (1248), Stoeltzner (1384), Hamilton (565, 566), Muhl (1040)].

Als die übergeordnete Bedingung der experimentellen Rattenrachitis haben wir den exogen (alimentär) gestörten Quotienten $\frac{Ca}{P}$ kennen gelernt. Es liegt nahe, die bei der „P-armen" Form nachweisbare Hypophosphatämie mit dem entsprechend veränderten Quotientwert $\frac{Ca}{P}$ in Beziehung bringen zu wollen. Sie dürfte ihren Ursprung der „unteleologischen" Abwehrmaßnahme des Organismus verdanken, sich des durch die Nahrung zugeführten Kalküberschusses auf Konto seiner eigenen P-Bestände zu entledigen. Denn der Kalk kann mit wenigen Ausnahmen nur in Form von Kalkphosphat durch die Faeces ausgeschieden werden.

Wie haben wir uns nun die Entstehung der Hypophosphatämie bei der menschlichen Spontanrachitis vorzustellen? Der rein exogene Faktor eines gestörten Verhältnisses des Ca zu P in der Nahrung fällt hier nach dem Gesagten weg. Könnte vielleicht dieses ätiologische Moment dadurch in Erscheinung treten, daß sich der Quotient $\frac{Ca}{P}$ erst im Darm sekundär verschiebt? Das eine Knochensalz (Ca oder P) müßte dann im Übermaß, das andere wenig oder gar nicht zur Resorption gelangen. Einen solchen oder mindestens ähnlichen Mechanismus nehmen nun im Anschluß an die früheren Vorstellungen Dibbelts (272, 273), zum Teil Schloß' (1283), auch jetzt noch besonders englische [Findlay (363), Parsons (1098), Telfer (1409—1411, 1413)], amerikanische [Howland (732), Orr-Holt-Wilkins-Boone (1076, 1077)] Autoren an. Den Ausgangspunkt dieser Anschauungen bilden die besonderen Verhältnisse der Ca- und P-Ausscheidung bei der menschlichen Spontanrachitis.

Im floriden Stadium der Rachitis besteht eine stark verschlechterte Ca- und P-Bilanz, die in seltenen Fällen sogar negativ werden kann. Mit der Heilung geht eine erhöhte Ca- und P-Retention parallel. Dies ließ sich sowohl für den Lebertran [Schabad (1245—1254), Schloß (1279—1283), Orgler (1074), Birk (121)], wie auch für die Bestrahlung [Lasch-Wertheimer (885—886), Orr-Holt-Wilkins-Bonne (1076, 1077), vgl. auch Degkwitz (261), v. Raczynski (1160)], für bestrahltes Olivenöl [Steenbock-Daniels (1362), Brahm-Mende (167)], für bestrahlte Milch [Kramer (859)], für bestrahltes Ergosterin [Verfasser (554), Hottinger (723)] experimentell beweisen.

Die Kalk- und Phosphorverluste erfolgen bei florider Rachitis hauptsächlich durch die Faeces [Schabad (1245—1247), seither allgemein — auch für die Osteomalacie — Miles-Chi Tung-Feng (1012) bestätigt]. Der Urinkalkwert bewegt sich stets innerhalb normaler Grenzen, während die Phosphatausscheidung im Urin eher erhöht gefunden wird. Da aber der „Stuhlphosphor" die im Urin eliminierten P-Mengen trotzdem noch stark übersteigt, so könnte man — nach dem Vorschlage Schabads — immerhin noch von einer „relativen" Hypophosphaturie sprechen. Bei der Heilung wird hauptsächlich, ja fast ausschließlich der Stuhlkalk und Phosphor eingespart. Der Urin-P kann in manchen Fällen leicht zunehmen, ebenso auch der Urinkalk. Diese Zunahmen sind jedoch keineswegs so konstant, wie das neuerdings von Telfer (1413), Findlay (363) u. a. behauptet wird. Wir finden in der Rachitisliteratur zahlreiche und sicher zuverlässige Angaben [Orgler (1074), Schloß (1280), Hensch-Kramar (606), Rupprecht (1230), Hoag-Rivkin-Weigele-Berliner (689)], die beim Heilungsprozeß nicht nur keine Zunahme der Urinphosphor- und Kalkwerte, sondern eher eine Abnahme erkennen lassen. Bei Brustkindern gehört sogar Abfall der erhöhten Urinphosphatausscheidung bei heilender Rachitis zur Regel [Schloß (1283)]. Hiermit entfällt aber ein wichtiges Argument, dessen sich die Anhänger der Lehre von der verhinderten Ca- und P-Resorption bei der Rachitis mit Vorliebe zu bedienen pflegen. Nach der Deutung dieser Autoren läuft der Kalk- und P-Stoffwechsel bei der Rachitis in folgender Weise ab: Aus unbekannten Gründen entgehen der Nahrungskalk und Phosphor im Darm der Resorption, sie werden im Stuhl als tertiäres Calciumphosphat ausgeschieden. Bei der Heilung können nun Kalk und Phosphor die Darmwand wiederum normal passieren, werden als Knochenbausteine retiniert, erscheinen zum Teil aber auch im Urin. Gerade diese Erhöhung der Urin-, Kalk- und Phosphorwerte soll die Richtigkeit dieser Anschauungen beweisen. Demgegenüber dürften nicht allein die Inkonstanz dieser letzt erwähnten Befunde oder die Schwierigkeiten, mit denen die Reproduzierbarkeit von Kalk- und Phosphatstoffwechseluntersuchungen im allgemeinen zu kämpfen hat, sondern auch gewisse experimentelle Daten, und vielleicht noch mehr rein theoretische Überlegungen die Gültigkeit der These von der Behinderung der Ca- und P-Resorption als einem wichtigen genetischen Faktor der Rachitis stark einschränken, vielleicht sogar völlig in Abrede stellen.

Wir müssen zunächst von der experimentell eindeutig bewiesenen Tatsache ausgehen, daß die Phosphat- und in erster Linie die Kalksalze hauptsächlich im Dickdarm zur Ausscheidung gelangen und somit vom unresorbiert gebliebenen Ca- und P-Anteil überhaupt nicht getrennt werden können. Die Annahme Telfers, daß der durch den Stuhl ausgeschiedene Kalk ausschließlich aus dem Nahrungskalk stammen würde, dürfte demnach den tatsächlichen Verhältnissen kaum entsprechen. So fand Grosser (515) bei Kindern auch nach Kalkinjektion erhöhte Ca- und P-Werte in den Faeces. Die in manchen, wenn auch seltenen Fällen zutage tretende negative Kalkbilanz setzt — von den minimalen Kalkmengen im Urin berechtigterweise abgesehen — ebenfalls eine erhöhte Ca-Ausscheidung in den Darm voraus, denn eine reine Resorptionsstörung könnte nur eine Bilanz ± 0 hervorrufen. Zur Erklärung der rachitischen Hypophosphatämie müßte man übrigens folgerichtig für den Phosphor eine relativ stärker behinderte Resorption postulieren, als für den Kalk. Hiermit stehen aber wiederum die tatsächlichen Befunde in auffälligem Gegensatz. Man könnte eher für den Kalk, der im Urin fast völlig fehlt, mit der Annahme einer mangelhaften Resorption auskommen, als für den P, der bei Rachitis im Urin häufig sogar in die Norm übersteigenden Mengen zur Ausscheidung gelangt. In diesem letzteren Sinne würde auch der relative Phosphorreichtum der Kuhmilch $\left(\text{niedriger Quotientwert } \frac{\text{Ca}}{\text{P}}\right)$ sprechen. Wenn nun daraus Findlay (363) tatsächlich die richtige Konsequenz zieht und für den Kalk stärkere Resorptionsverluste als für den Phosphor in Rechnung zu stellen glaubt, so gibt er damit gleichzeitig die von seinem Standpunkte aus einzige Erklärungsmöglichkeit für die rachitische Hypophosphatämie auf und vermag allein die seltene tetanische Hypocalcämie dem Verständnis näherzubringen. Andererseits stellt sich aber Howland (732), der um die Hypophosphatämie erklären zu können, den Findlayschen Satz umkehrt und die relativ stärkere Resorptionsbehinderung für den Phosphor in Anspruch nimmt, mit den gegebenen experimentellen Daten in Widerspruch. Auch der in der letzen Zeit erhobene Befund [Warkany (1487, 1488)] von der erniedrigten „phosphatämischen“ Kurve bei florider Rachitis, der beim ersten Eindruck die Howlandsche These zu stützen schien, erwies sich später — abgesehen von den völlig negativen Ergebnissen Murdochs (1041) — als in diesem Sinne nicht stichhaltig. Warkany beobachtete nach peroraler Phosphatzufuhr, bei in kurzen Zeitabständen wiederholten Blutanalysen im florid rachitischen Stadium einen viel geringeren Anstieg der Phosphatzahlen als bei heilender Rachitis oder in der Norm, d. h. eine erniedrigte „phosphatämische“ Kurve. Nach Heymann (679) wird jedoch die gleiche erniedrigte Kurve auch nach parenteraler Phosphatzufuhr, also nach Ausschaltung der Darmresorption gefunden. Demzufolge kann nur eine starke Phosphatausscheidung aus dem Blut und nicht eine Resorptionshemmung die

Ursache dieses eigenartigen Symptoms sein. Im Hinblick auf all diese Überlegungen und Befunde erscheint es uns wahrscheinlicher und begründeter, die Genese der Hypophosphatämie und ebenso auch der Hypocalcämie nicht in exogenen Faktoren, zu denen wir auch noch die behinderte Darmresorption rechnen möchten, sondern in Vorgängen des intermediären Stoffwechsels des inneren Zellebens zu suchen. Dafür spricht auch die Unbeeinflußbarkeit der menschlichen Spontanrachitis mit exogen erhöhtem Kalk- oder Phosphatangebot im Gegensatz zu der experimentellen Rattenrachitis. Denn selbst wenn die Störung in der Blut-Ca- und Phosphatverteilung erst infolge der verschlechterten Resorptionsverhältnisse im Darm entstanden sein würde, müßte ein erhöhtes Phosphat- oder Kalkangebot noch kompensierend wirken können. Für eine völlige Resorptionssperre fehlt jeglicher Anhaltspunkt.

In neuerer Zeit wurden — wie schon bei der Besprechung der experimentellen Rattenrachitis dargetan — auch die Reaktionsverhältnisse im Darm, hauptsächlich zur Erklärung von gewissen therapeutischen Maßnahmen, herangezogen. So erwähnte schon Schloß (1283), daß bei rachitischen Kindern die Stuhlreaktion meist stark alkalisch ist, und beim Heilungsprozeß, so auch insbesondere unter Lebertraneinfluß in saure Werte umschlägt. Ähnliche Beobachtungen wurden später von verschiedenen Autoren (s. S. 104) auch bei der experimentellen Rattenrachitis gemacht. Man wollte dann die alkalische Stuhlreaktion dafür verantwortlich machen, daß die Kalksalze im Dünndarm (!) nicht resorbiert bzw. in diesem alkalischen Chymus in Form des Kalkphosphates präzipitiert werden. Jones berichtet sogar über, allerdings sehr angreifbare, therapeutische Versuche mit HCl-Gaben, die der Säuerung des Dünndarmchymus dienen sollten, bei Kindern (791). Über weitere „Erfolge" mit diesem Verfahren ist seither nichts bekannt geworden, nur Heß - Matzner teilten völlig negative Ergebnisse mit (633). Abgesehen davon, daß es sicher unstatthaft ist, aus der Stuhlreaktion Schlüsse auf die im Dünndarm herrschenden Verhältnisse zu ziehen, erweist sich auch die Voraussetzung dieser „Säuretherapie", die Konstanz der hohen Stuhlalkalescenz und die Säuerung der Faeces mit beginnender Heilung keineswegs als konstant [Schloß (1283), Redman (1167)].

Mehrere Autoren [Telfer (1413), Klinke (829), Parsons (1098)] glauben auch die Gallensekretion als einen die Kalkresorption regulierenden Faktor, mit der vermeintlichen Resorptionsstörung in Verbindung bringen zu dürfen. Sie weisen darauf hin, daß die Ca-Resorption bei fehlender Kalksekretion, so bei Gallengangatresie, bei Stauungsikterus [Schlesinger (1276), Telfer, Parsons l. c.] stark gehemmt ist, und daß bei Tieren Choledochusunterbindung [Buchbinder - Kern (183—185), Emerson (334] zu einer Hypocalcämie, d. h. tatsächlich zu einer Störung der Blut-Ca- und P-Verteilung führt. Hierzu ist jedoch zu vermerken, daß ein völliges Versiegen der Gallenabsonderung in den Darm so selten ist, daß sie für die sehr verbreitete rachitische Erkrankung kaum in Betracht gezogen werden kann, wie wir dies bereits bezüglich der experimentell bei Tieren erzeugten Knochenveränderungen bei Gallenfistel (s. S. 108) betont haben. Andererseits ist die Hypocalcämie bei Choledochusunterbindung oder bei Gallengangatresie, also bei Zuständen ohne jegliche Gallensekretion in den Darm weder bei Tieren [Snell - Green - Rowntree, Walters-Bowler, King-Stewart, King-Bigelow- Pearce, Lee-Vincent — zit. nach Brougher (176)] noch bei Säuglingen so konstant, daß wir die tetanische Hypocalcämie einer vielleicht auch nur partiell gestörten Gallensekretion in Beziehung bringen dürften. In 4 untersuchten Fällen von Gallengangatresie (bei Säuglingen im Alter von 6 Wochen bis 9 Monaten) fanden wir folgende Serum-Ca- und P-Werte: 1. Ca: 10,2: 10,4; 9,6; 8,8 mg% und 2. P = 4,1; 5,0; 3,1; 1,7 mg%, mithin nur ein einziges Mal (beim 9 Monate alten Kind) eine fast noch innerhalb des normalen Bezirkes liegende leichte Serumkalkverminderung. Auch Hertz stellte bei einem Fall von Gallengangatresie normale Kalk- und Phosphatzahlen im Serum fest (610).

Nicht nur für den Ursprung der rachitischen Hypophosphatämie und der tetanischen Hypocalcämie, sondern auch für die Wirkung der antirachitischen Verfahren, wie für den Lebertran, für die direkte und indirekte Bestrahlung möchten wir den Angriffspunkt vornehmlich in den intermediären Stoffwechsel verlegen. Den besten und eindeutigsten Beweis für die Richtigkeit dieser These lieferten erst die neueren Versuche mit Überdosierung von stark wirkenden Antirachiticis. Langdauernde Zufuhr von hohen Dosen bestrahlten Ergosterins bewirkt bei Tieren und bei Kindern — wie es ausführlich in einem anderen Zusammenhang dargetan werden soll [1] — eine starke Erhöhung des Kalk-, viel seltener des Phosphatspiegels, oft weit über die Norm hinaus, und gelegentlich eine deutliche Kalkverarmung der Knochendiaphysen mit sekundär verschlechterter Kalkbilanz: Veränderungen, die allein durch Darmvorgänge, insbesondere durch eine erhöhte Resorption von Knochensalzen nicht zu erklären wären und gebieterisch auf den intermediären Stoffwechsel als Angriffsort hinweisen.

Die Frage, wie so es aber dann bei florider Rachitis zu dem besonderen Ausscheidungsmodus, mit Bevorzugung der Darmwege für den Kalk und Phosphor kommt, wird am besten unter Zuhilfenahme der bekannten, bei der Rachitis obwaltenden blutchemischen Störungen beantwortet. Sicherlich hängt die Phosphatausscheidung durch die Nieren, anscheinend vielmehr als die durch den Darm, vom Blutphosphatspiegel ab. Bei bestehender Hypophosphatämie entsteht dann leicht eine, zumindest relative Hypophosphaturie. Bei heilender Rachitis, mit dem gleichzeitigen Anstieg der Serumphosphatwerte wird die Phosphatausscheidung durch die Nieren wieder erleichtert. Die gebesserte Phosphorretention kann dann nur oder hauptsächlich durch Einsparung des Faecesphosphors in Erscheinung treten. Was nun die Kalkausscheidung anlangt, so wissen wir, daß der Kalk stets, auch in der Norm, überwiegend durch den Darm ausgeschieden wird. Durch die Nieren kann der Kalk in größeren Mengen nur als saures Kalkphosphat ausgeschieden werden. Bei der Rachitis sind diese Bedingungen jedoch nicht gegeben, in erster Linie — wie bereits erwähnt — wahrscheinlich schon wegen der bestehenden Hypophosphatämie. Der intermediär nicht verwendete Kalk, vermehrt mit dem der Resorption entgangenen Anteil, dessen Existenz wir auch nach dem Gesagten nicht leugnen möchten, wird demnach bei florider Rachitis hauptsächlich in den Faeces erscheinen müssen. Auch eine gebesserte Retention wird dann folgerichtig nur im Faeceskalk zum Ausdruck kommen können.

Die gestörte Blut-Ca- und P-Verteilung, der wir in Analogie zur experimentellen Rattenrachitis auch für die menschliche Spontanrachitis eine besondere Rolle zugesprochen haben, führt sowohl bei der Rachitis wie bei der Tetanie zu einer Reihe weiterer sekundärer Stoffwechselveränderungen. Betrachten wir zunächst die entsprechenden Verhältnisse bei Hypophosphatämie, d. h. bei der unkomplizierten Rachitis. Hier ist in erster Linie die Störung des Säurebasenhaushaltes zu nennen. Die schon physiologisch etwas gesenkte CO_2-Kapazität, die Alkalireserve des Blutes im Säuglingsalter erfährt bei der Rachitis eine weitere Abnahme [Burgeß - Osman (188), Verfasser - Kappes - Kruse (547), Blum und seine Mitarbeiter (131—133), Leenhardt-Chaptal (894, 895)]. Auch bei der Osteomalacie [Novak-Porges (1069a), Blum - Delaville-van Caulaert (131—133)] und bei der Spontanrachitis der Tiere besteht eine Verminderung der Alkalireserve. Eine Änderung in der aktuellen Reaktion des Blutes konnte bisher nicht festgestellt werden [Verfasser - Kappes-

[1] S. S. 189. Hier auch Literaturangaben.

Kruse (547)]. Da eine Verminderung der Alkalireserve nach unseren heutigen Kenntnissen ebenso bei Acidose, wie bei Alkalose — hier infolge erhöhter Erregbarkeit des Atemzentrums vorkommen kann — so ist sie nicht als sicheres Zeichen einer Acidose aufzufassen. Erst nachdem im Urin florid rachitischer Kinder eine gegen die Norm stark erhöhte Säureausscheidung gefunden wurde [Verfasser (529), Hodgson (692), Burgeß - Osman (188), Hottinger (714)], hat die Annahme einer „acidotischen Stoffwechselrichtung" [Freudenberg-György (406)] als gesichert zu gelten. Bei der Rachitis besteht also eine erhöhte intermediäre Bildung von sauren Stoffwechselprodukten, die dann auch den bekannten Neutralisationsmechanismus mit Hilfe intermediärer Ammoniakbildung in Gang bringen. Die Ammoniakausscheidung kann im Urin oft so starke Grade annehmen, daß die Reaktion des Urins gegen die alkalische Seite verschoben ist (Hodgson, Verfasser).

Die rachitische Acidose hat ihren Ursprung in den Geweben, in den Zellen [Freudenberg - György (406)]. Eine Anhäufung von sauren Stoffwechselprodukten, die einer solchen Acidose zugrunde liegt, setzt eine veränderte „Stoffwechselintensität" voraus. Je schneller eine Reaktion verläuft, um so weniger Zwischenprodukte treten auf, je langsamer um so mehr. Bei einer Stoffwechselverlangsamung muß demnach die Entstehung der Endprodukte gegenüber den Zwischenprodukten von saurem Charakter relativ stark verzögert sein. Der Einwand, daß auch die Kohlensäure als Endprodukt eine Säure ist, dürfte schon deswegen nicht anschlagen, weil sich der Organismus gegen die Kohlensäure mit Hilfe der Puffersysteme erfolgreich schützen und sie auch rascher (durch die Lungen, aber auch die Zellen sind für die Kohlensäure besonders permeabel) eliminieren kann, als die ebenfalls sauren (oft auch noch stärker sauren, z. B. Milchsäure) Zwischenprodukte.

Stoffwechselträgheit ist in gewissem Sinne mit einer verschlechterten Gewebsatmung gleichzusetzen. Zustände, die durch herabgesetzte träge Oxydationsvorgänge charakterisiert sind, müssen demnach eine Acidose aufweisen, so tatsächlich bei der Narkose, bei der alimentären Intoxikation, Atrophie der Säuglinge usw.

In diese Gruppe von acidotischen Zuständen möchten wir nun auch die Rachitis eingerechnet wissen [Freudenberg - György (406), Pritchard 1151—1152)]. Die Spezifität der rachitischen Acidose beruht zum größten Teil, wenn nicht ausschließlich auf der Hypophosphatämie. Vom Phosphation wissen wir nun, daß es an den intracellulären Oxydationsprozessen in erheblichem Maße mitbeteiligt ist, nicht nur im Muskelgewebe (Embden, Meyerhof, Thunberg, Warburg), sondern in sämtlichen Körperzellen [Verfasser (520, 528) — hier Literatur]. Die Verbrennungsvorgänge werden durch das Phosphation stark gefördert.

Die Annahme einer besonderen Stoffwechselträgheit bei Rachitis gewann in neueren Experimenten stark an Beweiskraft. So konnte schon früher Niemann zeigen (1052), daß Rachitiker auf Fettzulagen mit einem viel intensiveren Emporschnellen des Ammoniakkoeffizienten im Urin antworten als normale Kontrollkinder. Landsberger (873) verfolgte die Ausscheidung der Ketonkörper. Unter normalen Verhältnissen wurden bei Rachitikern und bei gesunden Kindern durchschnittlich gleiche Werte gefunden. Ersetzte man dagegen die Nahrung isodynam durch eine fettreiche Kost, so kam es nur bei Rachitikern — in Konsequenz der postulierten Stoffwechselverlangsamung — zu einer gesteigerten

Ausscheidung von Ketonkörpern. Der von Hottinger (714) gebrachte Nachweis, daß rachitische Kinder organische Säuren im Urin in erhöhten Mengen ausscheiden, gehört als Symptom der „Stoffwechselträgheit" ebenfalls hierher. Von Interesse — weil in erster Linie wohl auch von der rachitischen Acidose abhängig — ist weiterhin auch der Befund einer besonders stark ausgeprägten lang anhaltenden alimentären Hyperglykämie in Fällen von florider Rachitis [Baranski-Popowski (58), König-Lenart (846a), Landsberger-Silber (874)]. Die in vitro verlangsamte Glykolyse [Freudenberg-Welcker (413), Brock-Welcker (173), Hentschel-Zoeller (607, 608)] im Blute und in den Geweben rachitischer Kinder, bzw. experimentell-rachitischer Ratten, und ebenso die Tendenz zur Abnahme der Blutmilchsäurewerte bei kindlicher Rachitis [Brehme-György (172)], stehen mit der Hypophosphatämie mehr direkt und nicht auf dem Umwege über den gestörten Säurebasenhaushalt in Beziehung.

Die Stoffwechselträgheit ließ sich bei der experimentellen Rattenrachitis auch am Grundumsatz nachweisen, der im florid-rachitischen Stadium erniedrigte und mit beginnender Heilung allmählich zunehmende Werte zeigte [Baldwin-Nelson-Mc Donald (53), Seel (1308)].

Es wäre durchaus verfehlt, die rachitische Acidose nur deswegen als ein Symptom zweiter Ordnung zu betrachten, weil sie möglicherweise sekundär entstanden ist. Hiergegen spricht z. B. schon der Umstand, daß jede acidotische Störung bekanntlich mit starken Phosphatverlusten einhergeht [Gamble-Tisdall-Roß (429), Scheer-Müller-Salomon (1259), bei der Narkose Jeans-Tallermann (781)] und daß, — allerdings erst nach einer anfänglichen Hyperphosphatämie mit verstärkter Phosphatausscheidung — bei langdauernder Säureverabreichung (NH_4Cl) auch zu einer Hypophosphatämie [Haldane-Wigglesworth-Woodrow (563)] kommen kann. Hier besteht demnach ein Circulus vitiosus, der im gegebenen Falle oft vielleicht gar nicht die Entscheidung zuläßt, war die Acidose oder die Hypophosphatämie das übergeordnete Prinzip. Jede acidotische Umstimmung des Stoffwechsels wird die Entstehung der Rachitis mindestens begünstigen müssen, so auch — nur mit anderen Worten — jede Stoffwechselverlangsamung. Auch bei der rachitogenen Überernährung (Luxuskonsumption, Grafe) dürfte eine Acidose (unvollständige Verbrennung der im Übermaße angebotenen Nährstoffe) zur Regel gehören [Pritchard (1151—1152)]. Interessant ist in diesem Zusammenhang auch die im Anschluß an große Phosphor- [Phosphoröl — Kassowitz (812)], Strontium [Lehnert (900)], Thallium- [Buschke-Peiser (191), Eckstein (307)], Eisengaben [Waltner (1483)] beobachtete experimentelle Rachitis bei Hunden und Ratten. Wir möchten der Auffassung Ausdruck geben, daß in diesen Fällen Phosphor, Strontium, Thallium, Eisen als schwere Zellgifte gewirkt haben; der oxydationshemmende Einfluß von großen Phosphordosen (Phosphorvergiftung), auch von Schwermetallen ist schon seit langem bekannt. Der Einwand [z. B. Schloß (1283)], daß Säurezufuhr wohl eine Knochenatrophie aber keine Rachitis erzeugen kann, wie andererseits Alkaligaben die Rachitis nicht zu heilen vermögen, entbehrt einer Berechtigung schon aus dem Grunde, weil Blut- und Gewebsreaktion nicht nur nicht miteinander parallel zu gehen brauchen, sondern sich sehr häufig gegenseitig kompensieren [Freudenberg-György (402—406), Beumer-Soecknick (107), Schiff (1271)].

Wenn wir trotzdem der rachitischen Acidose nur in Gemeinschaft mit der Hypophosphatämie eine Bedeutung für die Rachitisgenese zusprechen, so liegt die Ursache dieser Einschränkung 1. in der Kenntnis acidotischer Zustände, die ohne Rachitis verlaufen (Dystrophie, Diabetes usw.),

2. in der Tatsache, daß die experimentelle „P-arme" Rattenrachitis allein durch einen relativen Phosphatmangel bedingt ist und 3. daß eine rachitische Malacie auch bei fehlender Acidose, so bei der Tetanie, bei der „Ca-armen" Rattenrachitis vorkommen kann. Gerade im Hinblick auf diesen letzten Einwand möchten wir uns den sehr eindrucksvollen Überlegungen Ullrichs, der in der rachitischen spezifischen Acidose die übergeordnete Bedingung der rachitischen Ossificationsstörung ansieht, als einer allgemein für alle achalikotischen Malacien gültigen Thesen nicht ausschließen. Allerdings muß andererseits zugegeben werden, daß eine anacidotische, alkalotische Stoffwechselrichtung — wie wir sie bei der Tetanie kennen lernen werden — den Verknöcherungsprozeß oft — aber wie gesagt keineswegs gesetzmäßig — günstig zu beeinflussen, oft einzuleiten pflegt.

Auf die weitere Frage, durch welchen besonderen Mechanismus der intermediäre Stoffwechsel, die veränderte Blut-Ca- und P-Verteilung mit der Ossificationsstörung selbst in Beziehung steht, müssen wir die Antwort heute noch schuldig bleiben. Im Rahmen dieser Übersicht soll auch die Besprechung des in den letzten Jahren von verschiedener Seite eingehend bearbeiteten Ossificationsproblems unterbleiben. Trotz emsiger Arbeit ist ein definitives, allgemein gültiges Ergebnis nicht erzielt worden. Wir wissen nicht, ob der Verknöcherungsvorgang bloß ein physikalisches Ausfällungsphänomen ist [Howland-Kramer (729), Holt-La Mer-Chown (704), Holt (705), Hastings-Murray-Sendroy jr. (587), Kleinmann (822, 823), Kramer-Shear (861), Shear-Kramer (1315)] oder ob aber an ihm auch chemische Reaktionen etwa in Form besonderer Knochensalz-Eiweißverbindungen [v. Pfaundler (1118), Freudenberg-György (394—401, 408), Eden (313), Klinke (829)] Anteil haben. Soviel dürfte jedenfalls feststehen, daß rein celluläre, lokal von den Zellen der verkalkenden Gewebe ausgehende Einflüsse [Freudenberg-György l. c., Shipley-Kramer-Howland (1331, 1332), Watt (1490), Ullrich (1440, 1441)] bei der Knochenentwicklung nicht zu vernachlässigen sind. Vermutlich spielen dabei auch besondere fermentative Vorgänge [Phosphatase, Robison (1191—1192), Dehmuth (264—266), Verfasser (554), Klinke (829), Ullrich (1441)] eine in ihren Einzelheiten bisher nicht klargestellte Rolle. Von Bedeutung ist der neuerdings von Ullrich (1441) nachgewiesene Unterschied im chemischen Verhalten, im Phosphatbindungsvermögen rachitischer Knochen, je nachdem, ob sie rachitischen Kindern oder experimentell rachitischen Ratten entstammten: Ein Befund der auf gewichtige biochemische Differenzen zwischen Spontan- und experimenteller Rachitis — trotz histologischer Identität — hindeutet.

Ebensowenig wie wir über den Ossificationsvorgang und über seine Beziehungen zum intermediären Stoffwechsel unterrichtet sind, fehlen uns sichere Kenntnisse über den Weg, der zur gestörten Blut-Ca- und P-Verteilung, dieses von uns in den Vordergrund gestellten rachitischen Merkmals führt. Einige Möglichkeiten, auf die uns in erster Linie neuere Forschungsergebnisse hinweisen, sollen erst nach Besprechung der blut- und stoffwechselchemischen Veränderungen bei der mit Tetanie komplizierten Rachitis, d. h. bei der Tetanie im engeren Sinne erörtert werden.

Die Störung in der Blut-, Ca- und P-Verteilung äußert sich bei der Tetanie in einer der rachitischen reziproken Veränderung, in einer Abnahme des

Quotienten $\frac{Ca}{P}$, hervorgerufen hauptsächlich durch eine Hypocalcämie. Diese Reziprozität tritt nun auch bei all den sekundären Stoffwechselveränderungen in Erscheinung, auf die wir bei der Rachitis ebenfalls den gestörten Quotienten $\frac{Ca}{P}$ bezogen haben. Angesichts dieser eigenartigen Verhältnisse kann man sogar die Folgerung wagen: „Die Tetanie stellt in ihrem Stoffwechsel das Spiegelbild, das „Negativ“ [Freudenberg-Verfasser (406)] der Rachitis dar. Man könnte hier sogar geneigt sein, zwischen beiden Prozessen einen wahren Antagonismus anzunehmen, wenn nicht allein schon das häufige, fast gesetzmäßige Zusammentreffen von Rachitis und Tetanie beim gleichen Kinde und die Tatsache, daß die Tetanie die Rachitis nicht aufzuheben vermag, gegen diese Vermutung sprechen würden.

Die Verhältnisse, sofern sie bisher bekannt sind, werden durch die folgende Tabelle beleuchtet:

	Rachitis	Tetanie
Serumkalk	normal oder wenig erniedrigt	stark erniedrigt
Anorg. Serum P.	erniedrigt	relativ, bisweilen absolut erhöht
Ca/P	etwa 3,5	etwa 1,2
Ammoniakausscheidung im Urin	erhöht	erniedrigt (relativ oder absolut)
Gesamtsäureausscheidung	„	„
Alkalireserve	deutlich erniedrigt	mäßig erniedrigt
Blut p_H	normal	normal, selten erhöht
Glykolyse (im Blut) in vitro	gehemmt	normal oder verstärkt [Freudenberg-Welcker (413)]
Blutmilchsäurespiegel	Tendenz zur Erhöhung	Tendenz zur Erniedrigung (György - Brehme 548)
Alimentäre Glykämie	verlängert	normal (Landsberger - Silber (874)]
Adrenalinblutzuckerkurve	hyperglykämisch	hypoglykämisch

Der Befund, daß die Alkalireserve bei der Tetanie ebenso, wenn auch meist in nicht so starkem Maße wie bei der Rachitis erniedrigt ist [Freudenberg (409), Verfasser - Kappes - Kruse (547), Falkenheim - Kruse (347), Calvin-Borovsky (198), af Klercker - Odin (824), Rohmer-Worringer (1195), Drucker - Faber (288—290)], widerspricht scheinbar unserer Ausgangsthese von der Reziprozität im stoffwechselchemischen Verhalten der Rachitis und der Tetanie. Da aber eine verminderte Alkalireserve nach unseren heutigen Kenntnissen — wie bereits erwähnt — auch bei Alkalose vorkommen kann, so besteht die Möglichkeit, daß die Abnahme der Alkalireserve, die wir bei der Rachitis als Zeichen einer Acidose gedeutet haben, bei der Tetanie doch noch als die reziproke Störung, als Alkalose zu werten ist. Die Entscheidung ist hier wiederum entweder aus der Bestimmung der wahren Blutreaktion, oder indirekt aus der Verfolgung der Säureausscheidung im Urin, aber auch noch durch weitere Analogieschlüsse zu fällen. Tatsächlich besteht in einigen, allerdings — nach den bisherigen Beobachtungen — eher seltenen Fällen von manifester Tetanie eine wahre Blutalkalose mit verminderter H-Ionenkonzentration [Verfasser - Kappes - Kruse (547), Hollo-Weiß (699)]. Die Angabe Turpins

(1439), der ausnahmslos alkalische Blut-p_H-Werte beobachtete, dürfte auf einer fehlerhaften Methode beruhen. In der Mehrzahl der Fälle weicht die aktuelle Blutreaktion bei der Tetanie von der Norm nicht ab [Verfasser-Kappes-Kruse (547), Drucker-Faber (288—289), Drucker (290), Rohmer-Worringer (1196), Hollo-Weiß (699)]. Auch hier wird jedoch die bei der Rachitis beobachtete erhöhte Säureausscheidung im Urin stets, sogar in Gegenwart florid-rachitischer Knochenveränderungen vermißt. Die zugehörigen Faktoren [Säure, Ammoniak, Verfasser (522), Hottinger (714), organische Säuren, Hottinger (714)] zeigen sogar eine Herabsetzung. Gegenteilige Berichte [Zehnter-Foncin (1562), Tezner (1417), Drucker (290)] beruhen entweder auf Unzulänglichkeiten der befolgten Methodik (1562, 1417) oder aber auf falscher Deutung [(290) — vgl. die Kritik dieser Versuche bei Freudenberg-Verfasser (414)]. Zusammenfassend läßt sich demnach der Säurebasenhaushalt bei Tetanie als eine kompensierte, seltener inkompensierte Alkalose bezeichnen, die mit leicht verminderter Alkalireserve einhergeht. Diese setzt eine erhöhte Erregbarkeit des Atemzentrums voraus: Eine Forderung, deren Erfüllung bei der für den tetanischen Zustand spezifischen allgemein nervösen Übererregbarkeit nicht wunder nehmen kann.

Bei mit klonischen Krämpfen verbundenen Entladungen des tetanischen Übererregbarkeitszustandes kann durch die starke endogene Säurebildung das Gleichgewicht vorübergehend gegen die acidotische Seite gedrängt werden.

Einen indirekten Beweis für das entgegengesetzte Verhalten des Säurebasenhaushaltes bei Rachitis und Tetanie liefert uns die Ermittlung der Adrenalinblutzuckerkurve in beiden Zuständen. Bei Rachitis finden wir einen hyperglykämischen, d. h. normalen, vielleicht sogar leicht erhöhten, bei Tetanie dagegen einen hypoglykämischen, paradoxen Verlauf [Petenyi-Lax (1113), Verfasser-Herzberg (531), Beumer-Schäfer (106)]. Daß für diese Unterschiede wirklich in erster Linie der intermediäre Säurebasenhaushalt verantwortlich zu machen ist, geht daraus hervor, daß die gewöhnliche hyperglykämische Adrenalinblutzuckerkurve nicht nur bei der Tetanie, sondern auch bei einer experimentellen Alkalose, so nach Vorbehandlung mit Bicarbonat [Underhill und Mitarbeiter, Verfasser-Herzberg (531), Gottschalk-Pohle, Elias (324) [1]] mit sekundärem, aber nicht mit primärem (saurem) Phosphat [Tatum, Beumer-Schäfer (106), Verfasser-Wilkes (534), Fuyinaki — im Gegensatz zu Elias und seinen Mitarbeitern (324) [1]], dann auch kurz nach einer vorangehenden Bestrahlung mit ultravioletten Strahlen, die ebenfalls alkalotisch wirken [Verfasser (529), Kroetz (866)] gewinnt die frühere hyperglykämische Adrenalinblutzuckerkurve einen stark gesenkten, oft sogar negativen, d. h. hypoglykämischen Verlauf. Demgegenüber bewirkt das Adrenalin bei experimenteller Acidose, so nach Zufuhr von $CaCl_2$ [Beumer-Schäfer (106)], NH_4Cl [Verfasser-Herzberg (531)] oder sauren Phosphaten [Verfasser-Wilkes (534)] eine noch stärkere Erhebung des Blutzuckerspiegels, als unter normalen Bedingungen (Abb. 11).

Die gestörte Ca- und P-Verteilung im Blut mit ihren sekundären Folgeerscheinungen im intermediären Stoffwechsel läßt sich bei der Tetanie — wenn wir von der auch hier bestehenden Ossificationsstörung absehen — viel exakter

[1] Hier Literaturangaben.

als das bei der Rachitis möglich ist, mit dem krankhaften Geschehen als solchem, d. h. mit der tetanischen Übererregbarkeit und den tetanischen Manifestationen in direkten Zusammenhang bringen. In dieser Hinsicht bietet die Tetanie heute ein bereits viel besser abgerundetes Bild als die Rachitis. Die Besprechung dieser pathogenetischen Beziehungen ist auch für das richtige Verständnis der bei der Tetanie üblichen therapeutischen und prophylaktischen Verfahren von besonderem Wert.

Im Hinblick auf die in der Tetanieliteratur ständig, auch noch in der neuesten Zeit, wiederkehrenden Mißverständnisse soll diesen Ausführungen eine für die Pathogenese der Tetanie besonders treffende Bemerkung Krehls[1] vorausgeschickt werden: „Es ist ja in der Pathologie viel häufiger, als wir

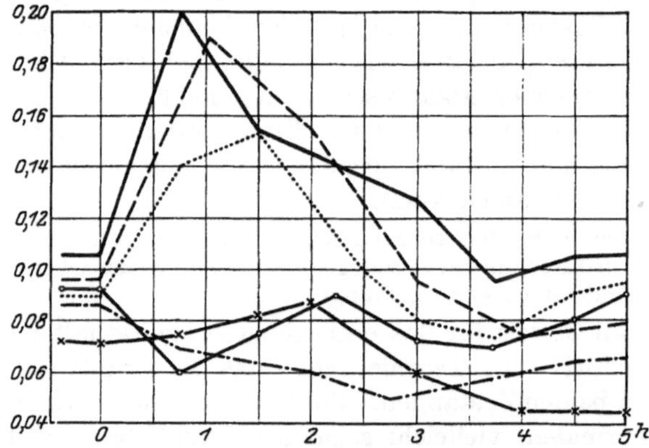

Abb. 11. ·············· Normale Adrenalin-Blutzuckerkurve (auch bei Rachitis). ×—×—× Adrenalinzuckerkurve nach Bicarbonat-Vorbehandlung. ——— Adrenalin-Blutzuckerkurve nach Salmiak-Vorbehandlung. — — — Adrenalin-Blutzuckerkurve nach Kalkvorbehandlung. —·—·— Adrenalin-Blutzuckerkurve bei Tetanie. —○—○— Adrenalin-Blutzuckerkurve nach Bestrahlung. [Nach Verfasser-Herzberg, (531).]

gewöhnlich annehmen, daß erst ein ganz bestimmtes Zusammentreffen mannigfachster Bedingungen eine krankhafte Erscheinung nach sich zieht".

Noch vor etwa einem Dezennium [vgl. Aschenheim (39)] hat man die tetanische Übererregbarkeit als klinische Erscheinung ganz allgemein mit einer Kalkverarmung der Säfte und Gewebe, und in einer etwas weiteren Fassung mit einer Erhöhung des bekannten Loebschen Quotienten $\frac{\mathrm{Na} + \mathrm{K}}{\mathrm{Ca} + \mathrm{Mg}}$ ausreichend erklärt zu haben geglaubt. Mit dem analytisch erbrachten Nachweis der Hypocalcämie hat diese Anschauung an Überzeugungskraft erheblich gewonnen. Unter normalen Verhältnissen beträgt der Loebsche Quotient im Serum 27,6, bei der infantilen Tetanie dagegen etwa 44,5 [Kramer - Tisdall-Howland (855)]. Gegen diese Berechnung konnte jedoch der Einwand erhoben werden [Freudenberg-Verfasser (402)], daß für den Kalk die analytisch bestimmbare absolute Größe unter den im Organismus herrschenden Bedingungen nicht mit dem physiologisch aktiven (ionisierten) Anteil identisch ist. Für die Ermittlung des letzteren müssen vielmehr die Ionisationsverhältnisse des Kalkes

[1] v. Krehl: Pathologische Physiologie 12. Aufl., S. 240.

berücksichtigt werden. Wenn trotz zahlreicher sehr eingehender theoretischer und experimenteller Untersuchungen auch aus der neueren Zeit [Mond-Netter (1019), Marrack-Thacker (986), Holt-La Mer Chown (704), Holt (705), Hastings-Murray-Sendroy jr. (587), E. J. Warburg (1486), Klinke (829)] die Frage der Kalkionisation noch keineswegs als geklärt angesehen werden kann, und wir somit glauben vom Standpunkte des Klinikers auf die Wiedergabe der noch nicht einheitlich herauskrystallisierten Anschauungen verzichten zu können, so dürfen wir wohl andererseits an der schematischen Formel des Verfassers (523, 538): $Ca = f \frac{H}{HCO_3, HPO_4}$ dennoch festhalten, die die physiologisch wichtigsten Faktoren der Ca-Ionisation in Erweiterung der bekannten Rona-Takahashischen Gleichung ($Ca = k \frac{H}{HCO_3}$, (1202)] für unsere Zwecke, auch in Anbetracht der neueren Forschungen, sehr zweckmäßig zur Darstellung bringt. Sie dient indessen nur qualitativen Zwecken, und um diese Einschränkung auch äußerlich erkennbar zu machen, gaben wir der Gleichung den Charakter einer mathematischen Funktion. Eine Aufstellung von Gleichungen, die die Stärke der Ca-Ionisation im Blut und in den sonstigen Körperflüssigkeiten jeweils genau quantitativ zu errechnen gestatten würden, ist nach unserem Dafürhalten [s. auch Freudenberg (409)] heute noch unzulässig. Wir sind noch zu wenig unterrichtet über die chemischen und physikalischen Faktoren der Ca-Ionisation innerhalb des Organismus — so z. B. über die genaueren Forderungen der Lehre von der „Ionenaktivität", auch über die Wirkung der Blutströmung auf chemische Gleichgewichte usw. —, um sie lückenlos erfassen zu können. Folgerungen, die auf Grund solcher Berichte zustande gekommen sind [z. B. bei Klinke (829, 832)] räumen wir dementsprechend eine Beweiskraft nicht ein. Unsere obige Formel setzt uns in die Lage, die wichtigsten Bedingungen der Ca-Ionisation in der Blut (Gewebs-) Flüssigkeit zumindest einer qualitativen Analyse zu unterziehen. Erhöhung der Bicarbonat-, oder Phosphat-, sowie Erniedrigung der H-Ionenkonzentration bewirkt eine Verminderung der Ca-Ionen. Bezüglich der Phosphationen kommt eine Ca-entionisierende Wirkung vornehmlich dem sek. (basischen) Phosphat zu; beim sauren Phosphat müßte nach der Formel der Ca-entionisierende Effekt durch die gleichzeitige Zunahme der H-Ionen mehr oder minder vollständig kompensiert werden. Mit unserer qualitativen Gleichung soll auch keineswegs eine quantitative Gleichwertigkeit der in ihr enthaltenen Komponenten bezüglich ihrer Kalkavidität zum Ausdruck gebracht werden, wie dies noch neuerdings irrtümlich angenommen wurde [Baar (46)]. Die Avidität des Phosphations zum Ca ist z. B. sicher viel höher als die des Bicarbonats. Dies geht sowohl aus den niedrigeren Löslichkeitsprodukten der Kalkphosphatverbindungen, als auch aus weiteren biologischen, noch zu erörternden Beispielen klar hervor.

Erblickt man in der Verminderung der freien Ca-Ionen die wichtigste auslösende Bedingung des tetanischen Übererregbarkeitszustandes, so müssen wir allein schon im Hinblick auf die erweiterte Rona-Takahashische Formel mit der Existenz mehrerer pathogenetisch verschiedener Tetanieformen rechnen, so 1. bei einer wahren Alkalose, 2. bei einer Erhöhung der Bicarbonat-, oder 3. der Phosphatkonzentration. All diese Möglichkeiten können nun in der Tat auch durch klinische Erfahrungen bestätigt werden.

1. Die Erniedrigung der H-Ionenkonzentration als auslösender Faktor der Tetanie tritt besonders instruktiv bei der sog. Atmungstetanie (Hyperventilations-, Decarbonisationstetanie) in Erscheinung. Willkürliche Überventilation in Körperruhe erzeugt bei jedem gesunden Menschen nach kürzerer oder längerer Zeit ein spezifisch-tetanisches Krankheitsbild [Grant - Goldmann (488), Collip - Backus (224), Freudenberg-Verfasser (402), Porges-Adlersberg (1138—1139) u. a.]. Bei Encephalitis, Hysterie, bei akuten Erkrankungen wie Influenza, Cholecystitis, kann die Atmungstetanie auch spontan auftreten [„neurotische Atmungstetanie" — Adlersberg - Porges (19), Goldmann (475), Barker - Sprunt (63), Curschmann (251)]. Bei der chemisch-analytischen Untersuchung der Atmungstetanie konnten folgende Befunde erhoben werden [Grant - Goldmann (488), Collip - Backus (224), Verfasser-Vollmer (530), Gollwitzer - Meier (481), Peters-Bulger - Eisenmann-Lee (1114), Duzar - Hollo-Weiß (301)]:

1. Die alveoläre CO_2-Spannung, die Alkalireserve des Blutes sind während des tetanischen Zustandes stark herabgesetzt. 2. Die wahre Reaktion des Blutes ist nach der alkalischen Seite verschoben, es herrscht eine Alkalose [so auch schon Winterstein (1547)], die sich auch in der Ausscheidung von alkalischem Urin und in der Abnahme des NH_3-Quotienten kundgibt. 3. Die Menge des Blutkalkes ist eher leicht erhöht. Der Phosphatspiegel neigt zu einer leichten Abnahme. Die Ca - Entionisierung erfolgt allein durch Abnahme der H - Ionenkonzentration. Wir stellen uns vor, daß bei der forcierten Atmung das Blut rasch an Kohlensäure, sekundär auch an Bicarbonat verarmt; die Erniedrigung der freien Kohlensäure kann nach einer gewissen Zeit (bei fortgesetzter Hyperventilation) durch Alkaliausscheidung nicht mehr kompensiert werden, und das Säurebasengleichgewicht verschiebt sich gegen die alkalische Seite. Nach Aufhören der verstärkten Atmung oder nach intravenöser HCl - Infusion (Tezner, 1414) verschwinden die tetanischen Symptome schlagartig, worin wir weitere — wenn auch indirekte — Beweise für die übergeordnete pathogenetische Bedeutung der Alkalose bei dieser Tetanieform erblicken möchten.

2. Bicarbonattetanie. Die Erhöhung des Bicarbonatgehaltes kann entweder endogen oder exogen bedingt sein. Eine endogene Bicarbonatstauung tritt im Anschluß an einen Pylorus- (oder Dünndarm-) Verschluß auf. Unter den gleichen Bedingungen werden bei Erwachsenen — bei Säuglingen aus noch zu erörternden Gründen nicht — häufig tetanische Symptome, oft sogar das voll entwickelte Bild einer schweren Tetanie beobachtet (Magentetanie — Kußmaul, s. bei v. Frankl - Hochwarth (390)]. Auch experimenteller Pylorusverschluß führt zur Tetanie [Mc Callum und Mitarbeiter (946), Felty - Murray (354)]. Mit der Zunahme des Bicarbonatgehaltes geht meist, insonderheit bei schwerer Tetanie, eine Erniedrigung der H-Ionenkonzentration im Blut — eine wahre Alkalose — parallel [Felty - Murray (354), Gollwitzer - Meier (482)]. Stets wird der Blut- (Serum-) Cl-Gehalt stark vermindert gefunden [vgl. Steinitz (1367)]. Infolge gehäuften Erbrechens, das das Krankheitsbild des Pylorus (Dünndarm-) Verschlusses zu beherrschen pflegt, verliert der Organismus viel Magensalzsäure und somit Chloride. Diese Cl-Verarmung tritt uns im Blut als Hypochlorämie entgegen. Zur Wahrung der Isoionie spart der Organismus Bicarbonat ein, daher die Erhöhung des Blutbicarbonatgehaltes — und bei hohen Salzsäureverlusten — auch die wahre Alkalose. Der Gesamtserumkalk ist unverändert oder sogar leicht erhöht [Hastings - Murray (586), Gollwitzer - Meier (482)]. Die Bedingungen der erweiterten Rona - Takahashischen Formel werden auch bei dieser Tetanieform erfüllt. Auch die bei diesem Zustande üblichen therapeutischen Maßnahmen — Zufuhr von Chloriden, wie NaCl, NH_4Cl oder HCl — stimmen mit den hier skizzierten Anschauungen gut überein.

Eine exogen bedingte Erhöhung der Serumbicarbonate nach peroraler oder intravenöser Zufuhr von Bicarbonatsalzen kann — ebenso wie endogen beim Pylorusverschluß — eine Ca-Entionisierung und in der Folge manifest tetanische Symptome herbeiführen [Howland - Marriott (722), Harrop (576), Healy (594), Chace (210) u. a.]. Gleichzeitig besteht in diesen Fällen eine Hyperosmose, bei der Magentetanie dagegen eher eine Hyposmose im Blut und in den Gewebssäften.

3. Phosphattetanie. Nach der erweiterten Rona - Takahashischen Formel müßten außer den Bicarbonaten auch die Phosphate, sowohl bei endogen wie bei exogen bedingter Störung, auf dem Umwege über die Ca-Entionisierung tetanigen wirken. Freilich muß bei Phosphaten eine weitere physikalisch-chemische Bedingung erfüllt sein; eine kalk-

fällende kalkinaktivierende Wirkung kommt weit mehr dem sekundären, basischen als dem primären, sauren Salz zu, bei dem die saure Reaktion der Ca-Entionisierung entgegen arbeitet. In der Tat haben Binger (120a), auch Greenwald (497), Tisdall (1426), Underhill-Groß-Cohen (1448) bei normalen Tieren, neuerdings Shohl und Mitarbeiter (804, 1334, 1335, 1337) bei rachitischen Ratten, und Frank-Nothmann-Gutmann (389, 1066), Verfasser-Wilkes (534), Adlersberg-Porges (17) [vgl. auch Jeppson (786)], bei Kindern und Erwachsenen für die experimentelle Phosphattetanie den Beweis geliefert, daß tetanische Symptome nur nach Zufuhr von alkalischen oder wenigstens in ihrem Säuregrad stark abgestumpften Phosphatsalzen auftreten können. Wenn in seltenen Fällen auch saure Phosphate eine tetanische Reaktion herbeiführen [Elias-Kornfeld (322), Salvesen-Hastings-Mc Intosh (1240), af Klercker-Odin (824), Drucker (290)], so beruht dies darauf, daß saure Phosphate in der Blut-(Gewebs-) Flüssigkeit bei normaler Pufferung und nicht-acidotischer Stoffwechselrichtung rasch ihren sauren Charakter verlieren, während die Phosphatstauung noch länger fortbesteht und ihre tetanigene Wirkung entfalten kann. Eine endgültige, allerdings meist wenig beachtete Entscheidung in diesem umstrittenen Fragekomplex brachten therapeutische Versuche mit saurem Ammonphosphat [Adlersberg-Porges (16)]. Trotz reichlicher Resorption von Phosphatanionen übt der starke saure Charakter des Salzes einen erregbarkeitshemmenden Effekt aus.

Den Untersuchungen über die experimentelle Phosphattetanie verdanken wir noch einen weiteren bedeutungsvollen, für die Pathogenese der Tetanie aufschlußreichen Befund. Zufuhr (peroral oder intravenös) von Phosphaten, einerlei ob in Form von freier Phosphorsäure, sauren oder alkalischen Phosphaten verursacht sowohl bei Tieren, wie auch beim Menschen eine deutliche Senkung des Gesamtkalkspiegels im Serum, eine Hypocalcämie [Binger, (120a), Tisdall, (1426), Verfasser-Wilkes, (534), Greenwald, Salvesen (1241), af Klercker-Odin, (824), Gates-Grant (437) u. a.]. Bei schon vorhandener Tetanie nimmt der Serumkalkgehalt unter Phosphateinfluß häufig noch stärker ab, als in Fällen mit normaler Erregbarkeit des Nervensystems [Rohmer-Woringer (1193) af Klercker-Odin (824)]. Trotz dieser Hypocalcämie tritt nach dem Gesagten in der Regel Tetanie meist allein nach Verabreichung von alkalischen Phosphaten auf. Wir erblicken in diesen Versuchsergebnissen eine weitere Stütze unserer Ausgangsthese: Nicht die Hypocalcämie, sondern die Erniedrigung der Ca-Ionen beherrscht die Pathogenese der tetanischen Reaktion.

Die erweiterte Rona-Takahashische Formel gilt sinngemäß nur bei Konstanz des Gesamtkalkgehaltes. Da wir nun aber wissen, daß die Abnahme des Gesamtserumkalkes allein schon eine Verminderung der Ca-Ionen [s. Freudenberg (409)] bedeutet, so muß in dieser Hinsicht auch der Hypocalcämie als solcher, in der Pathogenese der manifesten Tetanie eine deutliche unterstützende Rolle zukommen. Bei unverändertem Serumkalkgehalt bedarf es des Hinzutretens einer stark ausgeprägten Alkalose (z. B. bei der Hyperventilationstetanie), einer stärkeren Stauung an neutralen oder besser alkalischen Phosphaten, um die Tetanie herbeizuführen, bei einer Hypocalcämie genügt schon ein geringer alkalotischer Reiz, eine geringe Phosphatstauung zur Manifestierung der Tetanie. Diese Differenzierung ist keineswegs entscheidend: sie berührt nur das quantitative, nicht aber das qualitative Ausmaß der nötigen tetanigenen Bedingungen.

4. Ein sowohl in symptomatischer wie auch in pathologisch-chemischer Hinsicht mit der infantilen Tetanie fast völlig analoges Krankheitsbild stellt sich bei

Tieren und Menschen nach Exstirpation der Epithelkörperchen ein. Wir sprechen in diesen Fällen von postoperativer parathyreopriver Tetanie [s. bei Rudinger (1229), Mc Callum (942), Turpin (1439)]. Gerade im Hinblick auf die weitgehende Übereinstimmung in der äußeren Erscheinungsform und im Verlauf der experimentellen parathyreopriven Tetanie einerseits und der Spontantetanie der Säuglinge und der Erwachsenen andererseits, dürften die gut verfolgbaren chemischen Veränderungen bei der experimentellen Tetanie ein besonderes Interesse erwecken.

Das führende Symptom im pathologisch veränderten Chemismus stellt auch bei der parathyreopriven Tetanie die Hypocalcämie dar [Mc Callum und Mitarbeiter (940—944), schon im Jahre 1909, dann in neuerer Zeit Salvesen (1241), Hastings - Murray (586), Greenwald (496, 500), Behrendt (81), de Geus (453), Inouye (772), Brougher (175) u. a., vgl. auch Trendelenburg - Goebel (1434)]. In Analogie mit der infantilen Tetanie finden wir auch bei der parathyreopriven Tetanie im latenten Zustande meist höhere, nur leicht gesenkte, im manifesten Stadium dagegen stark herabgesetzte Serumkalkwerte. Eine Allgemeingültigkeit dürfte aber dieser Regel für die parathyreoprive Form nicht zukommen; sogar im manifesten Stadium können verhältnismäßig hohe, obgleich natürlich gegenüber der Norm immer noch erniedrigte Serumkalkwerte registriert werden [Greenwald (500)]. Die Stärke der Hypocalcämie ist also auch hier kein absolut sicherer Maßstab für den Intensitätsgrad des Krankheitsprozesses.

Die Analogisierung zwischen der spontanen infantilen und der experimentellen parathyreopriven Tetanie läßt sich außer der Hypocalcämie auch noch auf weitere Veränderungen des gestörten Blutchemismus ausdehnen. So besteht auch bei der parathyreopriven Tetanie eine Phosphatstauung [Greenwald (496, 500), Salvesen (1241), Inouye (772), Pincus - Peterson - Kramer (1128), Urechia - Popociciu (1449), eigene Beobachtungen], die stets eine absolute ist, und in anfallsfreien Zeiten, hauptsächlich dicht vor dem Anfall, eine Verschiebung des Säurebasengleichgewichtes im Blut gegen die alkalische Seite zu [Cruickshank (249—250), hier Literatur]. Wenn in diesem letzteren Punkte die Literaturangaben zum Teil nicht völlig gleichmäßig lauten, so liegt der Grund dafür teilweise in der Unzulänglichkeit der verwendeten Methoden, oder noch mehr in der versäumten Trennung der krampfreichen und der krampffreien Stadien voneinander [Wenner - Muntwyler (1508)]. Die Alkalose kommt allen Anschein nach nicht primär, sondern erst sekundär, infolge verstärkter Atmungstätigkeit, d. h. infolge erhöhter Erregbarkeit des Atemzentrums zustande. Dies tritt auch durch eine Senkung der alveolären CO_2-Spannung in Erscheinung (Cruickshank l. c.). Die tetanischen Krämpfe führen dann leicht eine Acidose herbei, so daß im Verlaufe der Krankheit Alkalose und Acidose öfters miteinander abwechseln. Dies läßt sich nicht nur im Blut, sondern vielleicht noch eindrucksvoller im Urin durch Verfolgung der Säureausscheidung demonstrieren [Greenwald (496), Wilson und Mitarbeiter (1530—1532)].

Da alkalotische Zustände bekanntlich gesetzmäßig mit einer Besserung des Kalk- und Phosphatstoffwechsels einherzugehen pflegen, so könnte in Analogie hierzu die erhöhte Ca- und P-Retention kurz nach erfolgter Parathyreodektomie [Greenwald - Groß (501)] gleichfalls als Zeichen einer Alkalose gedeutet werden.

Mit dem Zusammentreffen von Hypocalcämie und Phosphatstauung und alkalotischer Stoffwechselrichtung können jedenfalls bei der parathyreopriven Tetanie, die durch die erweiterte Rona-Takahashische Formel gestellten Bedingungen einer Ca-Entionisierung als erfüllt betrachtet werden.

5. Der gleiche Mechanismus dürfte nach den bereits besprochenen stoffwechselchemischen Daten auch für die „idiopathische" Tetanie der Kinder und der Erwachsenen gelten, allerdings mit der Einschränkung, daß bei Säuglingen an Stelle der absoluten oft nur eine relative Phosphatstauung tritt. Der Einwand, daß mit dem Fehlen absolut erhöhter Phosphatzahlen, mit der bei kompensierter Alkalose im venösen (!) Blut unveränderten Wasserstoffzahl und mit der sogar leicht verminderten Alkalireserve die Säuglingstetanie gar nicht so selten eine Anwendbarkeit der erweiterten Rona-Takahashischen Formeln gar nicht zuläßt [Schiff (1271)] und pathogenetisch ausschließlich auf der Hypocalcämie beruht [Drucker (290)], trifft nicht zu. Denn auch bei einer kompensierten Alkalose muß, entsprechend ihrem Wesen im arteriellen Blut eine, wenn auch nur leichte, im Capillarsystem der Lunge, Nieren, vielleicht auch der übrigen Gewebe kompensierbare Verschiebung gegen die alkalische Seite zu stattfinden. Sehr zu beachten ist hier weiterhin der allgemein wenig berücksichtigte Umstand, daß die manifeste Tetanie — mit Ausnahme der Carpopedalspasmen — kein Dauerzustand ist, sondern nur in einzelnen Spontankrisen in Erscheinung tritt, und daß die latenten Symptome erst durch mechanische und elektrische Einzelreize nur vorübergehend ausgelöst werden können.

6. Guanidintetanie. Die Annahme ursächlicher Beziehungen zwischen intermediärer Guanidinbildung und Tetanie geht auf Analogien im Krankheitsbild der Guanidinvergiftung und der Tetanie zurück [Noel-Paton (1106, 1107), Biedl (116), Frank-Nothmann und Mitarbeiter (387, 1063, 1064), Herxheimer (611—612)]. Diese in der äußeren Erscheinungsform zutage tretende Ähnlichkeit läßt sich jedoch bezüglich des Chemismus dieser Zustände — trotz mancher Übereinstimmung — nicht in dem Ausmaße weiter verfolgen, daß wir eine Identifizierung dieser verschiedenen Tetanieformen als berechtigt ansehen könnten. So fehlt bei der Guanidintetanie in der Regel die Hypocalcämie [Nelken (1045), Behrendt (81), Collip-Clark (232)]; nur in seltenen Fällen kommt es, besonders bei chronischer Vergiftung [Behrendt (81)], zu einer leichten Abnahme des Serumkalkspiegels [Gollwitzer-Meier (480), Verfasser-Vollmer (526), vgl. auch Bayer (71)]. Indessen fehlt es auch an analogen chemischen Symptomen nicht. Hierzu gehören die Alkalose [Gollwitzer-Meier (480)] und die Phosphatstauung [Watanabe (1489), Verfasser-Vollmer (526), Nelken (1045), Collip-Clark (232)]: Befunde, mit denen die Bedingungen der Rona-Takahashischen Formel als erfüllt erachtet werden dürfen.

In unseren bisherigen Erörterungen haben wir die Pathogenese der Tetanie allein aus der Verarmung des Serums und möglicherweise auch der übrigen Gewebsflüssigkeiten an freien Ca-Ionen ableiten zu können geglaubt. Es erhebt sich nun die Frage, ob die Anwendbarkeit des ursprünglichen Loebschen Quotienten auf die Tetanielehre durch dieses eine Glied seines Nenners als erschöpft betrachtet werden darf, oder aber daß auch seinen anderen Komponenten, so dem Na, K und Mg eine pathogenetische Bedeutung zugesprochen werden müßte. Dies würde in erster Linie dann zu fordern sein, wenn man eine erregbarkeitssteigernde Wirkung des Na und K, sowie eine erregbarkeitshemmende Wirkung des Mg auch experimentell nachweisen könnte. Für das Na war dieser Beweis noch nicht mit Sicherheit zu erbringen, weder in Experimenten bei Tieren [Denis-v. Meysenbug (270), im Gegensatz zu Greenwald (497, 499), Tisdall (1426), de Geus (453)], noch bei gesunden Kindern [Jeppson (786)]. Auch bei latenter Tetanie bleibt eine Manifestierung nach Zufuhr von Na-Salzen aus [Lust (938), Zybell (1573)], vorausgesetzt, daß es zu keinem begleitenden Fieberanstieg (Kochsalzfieber) kommt [Rosenstern (1222)]. Kochsalzfieber geht aber mit Alkalose einher [Verfasser (532)], so daß eine spezifische Na-Wirkung auch in diesen Fällen kaum anzunehmen ist; eine solche wird nur durch die Alkalose vorgetäuscht. Große NaCl-Dosen können — falls kein Fieber auftritt — im manifesten Stadium sogar einen antitetanischen, symptomatisch therapeutischen Effekt ausüben [Mc Callum, Joseph-Meltzer (795), Verfasser (550), Baar (46)]. Die Eliminierung des Na aus der Loebschen Formel würde somit, freilich nur im Hinblick auf die Tetanielehre, keinem bisher vorliegenden experimentellen Ergebnis widersprechen.

Anders steht es aber mit dem Kalium! Kalkfällende Anionen wirken in Form ihres Kaliumsalzes stets viel stärker tetanigen als die entsprechenden Na-Salze [Jeppson (786), Frank-Nothmann-Wagner (388, 1065) af Klerker-Odin (824)]. Dies tritt besonders auffallend bei den Phosphaten in Erscheinung. Im latent tetanischen Stadium verursacht Zufuhr von Kaliumsalzen in der Regel eine starke Erregbarkeitserhöhung, sowohl bei Tieren [Mc Callum-Voegtlin (941)], wie auch bei Kindern [Lust (938), Zybell (1573), Wernstedt (1511)]. Intraarterielle Injektion (in die A. radialis) von KCl begünstigt die Entstehung des Carpalkrampfes bei der Hyperventilationstetanie [Behrendt-Freudenberg (76)]. Durch perorale Zufuhr von nicht kalkaviden K-Salzen läßt sich dagegen bei normalen Kindern, auch bei Tieren keine Tetanie erzeugen. In Anbetracht all dieser Tatsachen ist es unwahrscheinlich, daß dem Kalium in der Pathogenese der „idiopathischen" Tetanie mehr als ein unterstützender Effekt zukommen würde. Mit dieser Annahme stimmt übrigens auch der selbst im manifesten tetanischen Stadium unveränderte Serum-K-Gehalt [Nourse-Smith-Hartmann (1069)] gut überein. Unter den verschiedenen Tetanieformen wurde nur bei der Guanidintetanie ein erhöhter Serumkaliumspiegel gefunden [Behrendt (81)].

Das Magnesium, dieses letzte Glied des Loebschen Quotienten zeichnet sich durch eine starke antitetanische, erregbarkeitshemmende Wirkung aus [Berkeley-Beebe (92), Frouin (419), Luckhardt-Waud-Brannon (936), Wenner (1509) — bei der parathyreopriven Tetanie; Berend (88) — bei der infantilen Tetanie], die bei peroraler Zufuhr weniger gut, besser bei parenteraler Applikation demonstriert werden kann.

Der erweiterte Rona-Takahashische und der ursprüngliche Loebsche Quotient lassen sich in folgender vereinfachter Formel zusammenfassen:

$$\frac{\text{K, Phosphate, } HCO_3}{\text{Ca, Mg, H.}}$$

Nicht allein die in das Gebiet der Pathologie gehörigen tetanischen Reaktionen, sondern auch der physiologische Erregbarkeitszustand der Nerven und der Nervenzentren werden durch diesen Quotienten bestimmt: Die im Zähler befindlichen Ionen erniedrigen, die im Nenner dagegen erhöhen die Intensitätsschwelle des Reizminimums [s. auch Gollwitzer-Meier (479)].

Einwände, die gegen die im vorhergehenden ausführlich erörterten Anschauungen von verschiedener Seite erhoben wurden [Blühdorn (143), Ockel (1070), Tezner (1415), Rohmer und seine Mitarbeiter (1195—1198, 1562), Drucker (290), Mainzer (970), Klinke (829, 830, 832), Duken (296), Baar (46)] beruhen — abgesehen von einzelnen methodischen Unzulänglichkeiten — fast ausnahmslos auf falschen Voraussetzungen, da sie die Komplexität des Problems nicht genügend beachten. So ist es unstatthaft — wie dies in den Kritiken fast ausnahmslos geschehen ist — nur eine Teilkomponente, die Alkalose, herauszugreifen und bei negativem Befund auf die Unhaltbarkeit unserer These zu schließen. Denn an der Ca-Ionisation, die wir als die wichtigste, sozusagen übergeordnete Bedingung der tetanischen Reaktion bezeichnet haben, sind auch — wie wir dies stets betont haben — auch noch die anderen Faktoren des erweiterten Loebschen Quotienten beteiligt. Es würde mit unserer obigen Fassung durchaus im Einklang stehen, wenn im gegebenen Falle eine stärkere Phosphatstauung ebenso wirken würde, wie eine stärkere Verschiebung des Säurebasenhaushaltes gegen die alkalische Seite zu, zeichnet sich doch das Phosphation nach dem Gesagten durch eine besonders starke Avidität zum Ca-Ion aus. Tatsächlich wird in der neueren Literatur über mehrere einschlägige Beobachtungen berichtet [Mainzer (970), Duken (296), Klinke (832)] oder über Fälle, bei denen eine Phosphatstauung, die analytisch nicht bestimmt wurde, auch a posteriori sehr wahrscheinlich ist, da es sich bei ihnen um Nephritis, Pyelonephritis gehandelt hat [Grävinghoff (483), Rohmer-Gery (1198)], die bekanntlich sehr häufig mit einer Phosphatstauung einhergehen. So kann es uns auch nicht wunder nehmen — es steht vielmehr mit den Forderungen unserer erweiterten Formel in bester Übereinstimmung — wenn die einzigen Ausnahmen, bei denen im anfallsfreien Stadium latent-tetanische Symptome mit leichter Acidose vergesellschaftet waren, diese Beobachtungen betreffen. Hier kann die Phosphatstauung so stark gewesen sein, daß die leichte Acidose die latent tetanischen Symptome nicht völlig zu unterdrücken vermochte. Ähnliches sehen wir beinahe regelmäßig im Laufe der Behandlung der gewöhnlichen idiopathischen Tetanie, bei der latente Symptome unter dem Einfluß acidotisch wirkender Mittel (z. B. $CaCl_2$, NH_4Cl) noch eine Zeitlang bestehen bleiben können, wie denn überhaupt für die latente Tetanie als ein Übergangsstadium von der unkomplizierten Rachitis in die manifeste Tetanie, die Gegenwart einer Alkalose von Freudenberg und György nie gefordert und auch nicht angenommen wurde (406). Bei der krisenhaften spontanen Manifestierung tetanischer Krämpfe dürfte jedoch ein zukommender alkalotischer Reiz — was wir noch zumindest durch Analogieschlüsse zu belegen versuchen werden — die Regel sein. So halten wir es auch für unstatthaft, gerade angesichts der Ausnahmefälle mit Phosphatstauung und leichter Acidose im anfallsfreien Stadium, die sehr gut fundierte These von der pathogenetischen Bedeutung der Alkalose für die Tetanie in Zweifel zu ziehen, wie dies neuerdings Rohmer (1198), Duken (296), Klinke (832) mit einer auch sonst sehr angreifbaren Beweisführung tun[1].

Bei der Aufstellung der erweiterten Loebschen Formel gingen wir von der Annahme aus, daß die Ca-Ionisation im Serum nur vom Gesamtkalk und von den kalkaviden körpereigenen Anionen, wie HCO_3 und HPO_4 abhängt. Die bekannte Tatsache, daß ein Teil des Serumkalkes in inaktiver Form an die Serumeiweißkörper gebunden ist und daß durch Ab- und Zunahme dieser Fraktion die Zahl der Kalkionen ebenfalls beeinflußt werden kann, ließ sich in dieser Formel nicht zum Ausdruck bringen. Es ist durchaus möglich, daß dieser Mechanismus in gewissen Fällen in Tätigkeit tritt [Freudenberg-Verfasser (402)].

In Dialyseversuchen ließ sich jedoch dies nicht demonstrieren [v. Meysenbug - Mc Cann (1010), Brehme - György (169), Reed (1168), auch Cruickshank (248), der bei parathyreopriver Tetanie sogar eine Erhöhung des aktiven, diffusiblen Anteils beobachtete, und Kirk - King (819), die bei Ikterus ohne tetanische Symptome eine Verminderung des dialysablen Kalkes fanden]. Demgegenüber soll nach Pincus - Peterson - Kramer (1128), sowie nach Liu (919a) bei Tetanie die durch Ultrafiltration bestimmte, an die Serumeiweißkörper gebundene Kalkfraktion relativ erhöht, und der ultrafiltrierbare Anteil dementsprechend vermindert sein. Auch diese Befunde konnten indessen in ausgedehnten Untersuchungen durch Hertz (610) nicht so weit bestätigt werden, daß man ihnen eine Beweiskraft ohne weitere Nachprüfung zusprechen dürfte. Shelling und Maslow (1319) fanden bei der Citrattetanie, die nach intravenöser Verabreichung einer Citratlösung bei Tieren (Kaninchen) auftritt, den Serumkalk sogar völlig ultrafiltrierbar, d. h. eine Abspaltung und keine Zunahme des an die Serumeiweißkörper gebundenen, sonst nicht ultrafiltrierbaren Kalkes. Wenn nun also Klinke (829, 831) allein auf Grund theoretischer und auch in dieser Hinsicht nicht unwidersprochen [Kleinmann (823), Nitschke (1053)] gebliebener Überlegungen ohne eigene einschlägige experimentelle Befunde das Verhältnis $\frac{\text{dialysabler Serumkalk}}{\text{undialysabler Serumkalk}}$ als den pathogenetisch wichtigsten Faktor beim Zustandekommen der Tetanie bezeichnet, so können wir ihm nicht beipflichten. Eine mehr als unterstützende Rolle, die überdies noch durch weitere Untersuchungen erhärtet werden muß, vermögen wir diesem Quotienten nicht zuzuerkennen. Insbesondere sind wir nicht in der Lage, den erweiterten Loebschen Quotienten zugunsten dieser Formel in seiner Anwendbarkeit einzuengen, geschweige denn ihn aufzugeben. Die Gegenwart eines besonderen nach Klinke adsorptiv an die Serum-

[1] Klinke berichtet (832) über seine Beobachtungen unter dem mißverständlichen Titel „Nephrose und Tetanie". Indessen betrifft sein Fall eine Nephrose, die infolge einer Erysipelerkrankung eine größere Streptokokkenseruminjektion erhielt und im Anschluß daran an manifester Tetanie erkrankte. Nun wissen wir aber [Kling (825), Hopmann (713)], daß parenterale Eiweißzufuhr oft zu tetanischer Erregbarkeitssteigerung und zu Alkalose [! — Hopmann (713)] führen kann. So dünkt es uns wahrscheinlicher, die von Klinke (825) beobachtete tetanische Krise bei einem früher tetaniefreien Nierenkranken mit der Seruminjektion und nicht mit der chronischen Nephrose in Beziehung zu bringen. Bedauerlicherweise unterblieb eine genaue Analyse des Säurebasenhaushaltes; die mitgeteilten Alkalireserve- und Urin-p_H-Werte allein können — bei einer nephritischen Erkrankung mit der Nierenfunktionsstörung — eine sichere Deutung nicht zulassen.

eiweißkörper gebundenen Kalksalzes, das von der eigentlichen chemischen Kalkeiweißverbindung verschieden sein und für die Pathogenese der Tetanie eine große, Verfasser nicht klar gewordene Bedeutung haben soll, halten wir in Übereinstimmung mit Kleinmann (823) für noch unbewiesen und für äußerst wenig wahrscheinlich.

Wenn wir in unseren bisherigen Erörterungen dem veränderten Blutchemismus für die Pathogenese der Tetanie einen gewissen Vorrang eingeräumt haben, so müssen wir andererseits dessen eingedenk bleiben, daß die tetanischen Reaktionen in den Geweben (Nerven, Muskeln) selbst stattfinden und daß sie nicht von einer veränderten Ionenzusammensetzung des Blutes, sondern allein von der Ionenkonstellation, die an der Grenzfläche Gewebe: Gewebsflüssigkeit herrscht, abhängig sein dürften. Eine Reihe von bisher absichtlich außer acht gelassener Einwände, die mit der erweiterten Loebschen Formel tatsächlich kaum in Einklang zu bringen wären, verliert ihre Schlagkraft bei Berücksichtigung des Gewebsstoffwechsels.

Als solche, unserem obigen Schema scheinbar widersprechende Befunde, erwähnen wir das Fehlen tetanischer Symptome, trotz unkompensierter Blutalkalose, beim Pylorusspasmus junger Säuglinge [Vollmer - Serebrijski (1468), Freudenberg (412)], dann nach peroraler oder sogar intravenöser Zufuhr von großen Natriumbicarbonat- [auch Carbonat — Elias (319)] oder NaOH-Mengen [Holt - Striegel - Perlzweig (706)]. Die gleiche erniedrigte H-Ionenkonzentration löst bei Hyperventilation schwerste tetanische Krämpfe aus [Tezner (1415)]. Es liegt nahe, diese Unterschiede auf die hyperosmotische Wirkung des Natriumbicarbonats oder beim Pylorusspasmus auf die Anhydrämie zurückzuführen. Die schon erwähnte Abschwächung der manifest tetanischen Symptome durch hohe NaCl-Gaben rückt somit ebenfalls dem Verständnis näher. Vermutlich erfolgt unter dem Einfluß der Hyperosmose eine — im Falle der NaOH-Zufuhr vielleicht sogar spezifische — Umstimmung des Gewebstoffwechsels bei der H-Ionen in größerer Zahl in Freiheit gesetzt werden, die dann die Ca-Entionisierung an der Grenzfläche Gewebe : Gewebsflüssigkeit zu kompensieren helfen [vgl. auch Winterstein (1548)]; wissen wir doch, daß Salzzufuhr tatsächlich eine erhöhte Säurebildung verursacht [Verfasser (532)]. Die Tatsache, daß der Pylorusspasmus der Säuglinge — mit Ausnahme seltener eklamptischer Anfälle [Hartmann - Smith (581)] — ohne tetanische Symptome verläuft, während die gleiche Krankheit mit gleich starker Alkalose und mit anscheinend auch sonst identischem Blutchemismus bei Erwachsenen fast gesetzmäßig zu Tetanie (Magentetanie) führt, findet ihre Erklärung wahrscheinlich ebenfalls in Besonderheiten des Gewebsstoffwechsels im wachsenden und erwachsenen Organismus [György - Brehme - Brahdy (548)]. Die stärkere glykolytische Fähigkeit der Gewebe im Säuglingsalter wird besonders unter dem fördernden Einfluß der Alkalose, eine viel erheblichere Milchsäurebildung nach sich ziehen mit der Möglichkeit, die Alkalose an der Grenzfläche Gewebe : Gewebsflüssigkeit zu kompensieren, als dies beim erwachsenen Organismus der Fall ist.

Schon in unseren Betrachtungen über die Pathogenese der Rachitis haben wir auf Beziehungen zwischen Gewebsacidose und verlangsamter Zellatmung hingewiesen. Die Beeinflussung der Zellatmung durch Elektrolyte, die uns im Zusammenhang mit dem Tetanieproblem besonders interessieren, läßt sich im folgenden Schema zusammenfassen:

Aktivierung	K, Phosphate, OH
Verlangsamung	Ca, Mg, Schwermetalle, Hyperosmose

[Warburg, Meyerhof, Thunberg, Ph. Ellinger, Verfasser (520), hier auch Literatur]. Auffallend ist zunächst die völlige Übereinstimmung zwischen diesem Schema und der erweiterten Loebschen Formel. Die als „tetanigen" erkannte Elektrolytkonstellation fördert nicht nur die Erregbarkeit, sondern auch die Zellatmung, und umgekehrt, die antitetanisch wirksamen Ionen erniedrigen auch die normale Gewebsstoffwechselintensität. Die Reziprozität zwischen Rachitis und Tetanie ist demnach auch in dieser Hinsicht eine vollkommene.

Da eine zellatmungshemmende und sekundär acidotische Wirkung sämtlichen mehrwertigen Kationen, in erster Linie auch den Schwermetallen zukommt, so wäre nach der obigen Zusammenstellung zu erwarten, daß diese Kationen imstande seien, die tetanischen Symptome abzuschwächen, oder auch völlig zu unterdrücken. Mit dieser zunächst rein theoretischen Forderung stehen Befunde über günstige Beeinflussung der Tetanie durch Strontium bei Tieren [Berkeley - Beebe (92), Canestro (203), Swingle-Wenner (1398), Dragstedt - Sudan (286)], auch bei Tetanie der Erwachsenen [Alwens (27—30), Hirsch (684)] und bei infantiler Tetanie [Freudenberg (411), Tezner (1420)], fernerhin bei Tieren durch Lantham, Thorium, Cer (Frouin), sowie durch Uran [Swingle (1400)] in bestem Einklang. Ohne die Berücksichtigung des Gewebsstoffwechsels wäre die therapeutische Wirkung dieser Ionen kaum zu erklären.

Bei der von uns vorgenommenen Erweiterung des Loebschen Quotienten haben wir uns auf die körpereigenen Ionen beschränkt. Nach den letzterwähnten Angaben könnten jedoch in diesen und zwar in den Nenner auch die Schwermetalle und ganz allgemein auch die Hyperosmose Aufnahme finden. Für den Zähler müßten dann noch andere körperfremde kalkfällende Salze berücksichtigt werden, denen wir schon a priori eine tetanigene Wirkung zuschreiben dürfen. Tatsächlich wird in der Literatur von zahlreichen Autoren über Tetanie im Anschluß an Citrat- [Salant-Wise (1236), Salant - Swanson (1237), Gates - Meltzer (435), Shelling - Maslow (1319)], noch mehr an Oxalatzufuhr [Trendelenburg - Goebel (1434), Mc Callum-Vogel (944), Groß (512)] berichtet.

Wenn nun auch die erweiterte Loebsche Formel unter der Voraussetzung einer kombinierten Betrachtung humoraler und cellulärer Bedingungen das auslösende Moment im „physiko-chemischen Mechanismus" der tetanischen Reaktionen allem Anschein nach richtig wiedergibt, so ist damit das Tetanieproblem noch keineswegs als gelöst zu betrachten. Wir müssen vielmehr bestrebt sein, auch die Art der Wechselbeziehungen zwischen der veränderten humoralen Ionenkonstellation (an den Grenzflächen Gewebe : Gewebsflüssigkeit) und den darauffolgenden cellulären Stoffwechselvorgängen, die nach außen als die bekannten tetanischen Symptome klinisch in Erscheinung treten, kennen zu lernen.

Die schon erwähnte, freilich nur theoretisch postulierte, in vivo am Gesamtstoffwechsel noch nicht bestätigte Atmungssteigerung, mit der ein erhöhter

Loebscher Quotient einhergehen sollte, ist als Vorgang zu uncharakteristisch, um durch sie die Genese des spezifisch tetanischen Übererregbarkeitszustandes als eindeutig bestimmt zu betrachten. Viel eher könnte man, in Anbetracht der bekannten entquellenden Wirkung der Ca-Ionen, von der verminderten Ca-Ionisation, diesem führenden Faktor unter den auslösenden Bedingungen auf eine Quellung der Zellmembran bei Tetanie schließen [Freudenberg-György (402)]. Aufgelockerte Zellmembran bedingt nach Höber stets eine gesteigerte Erregbarkeit. Die verdichtende Wirkung des Calciums und den antagonistischen Effekt des Kaliums auf Nervenfasern konnte neuerdings Mackuth (963) sogar histologisch demonstrieren. Trotzdem haften diesem Erklärungsmodus erhebliche Mängel an. 1. Die entquellende Wirkung setzt nach Loeb [vgl. auch Freudenberg-Verfasser (394—401)] eine Bindung des Kalkes an die Gewebseiweißkörper voraus. Nerven-, Muskelzellen sind jedoch sehr kalkarm, in ihren peripherischen Teilen sogar praktisch kalkfrei; eine Kalkbindung an sie ließ sich in vivo bisher nicht nachweisen. 2. Auch die sicher vorhandene Kaliumwirkung ist mit der Annahme einer Gleichgewichtsstörung zwischen dem Ionengehalt der umspülenden Flüssigkeit und den cellulären Metalleiweißverbindungen nicht zu vereinbaren, denn K-Eiweißverbindungen sind bis jetzt weder im Serum noch in den Zellen mit Sicherheit nachgewiesen worden.

Sieht man jedoch von der Loebschen Theorie ab, die die Quellungsvorgänge an den Zellmembranen, und mehr oder weniger auch innerhalb der Zelle, ausschließlich auf Schwankungen im Bestande der Zellmetalleiweißverbindungen (z. B. Kalkeiweiß) zurückführt, so würden auch die erwähnten Einwände ihre Gültigkeit verlieren, und die Frage nach der Bedeutung der Quellungsvorgänge für die Pathogenese der Tetanie auch weiterhin noch offen bleiben. Die bejahende Antwort Baars aus letzter Zeit (46) vermögen wir uns jedoch trotzdem nicht zu eigen zu machen. Baar begründet seine Stellungnahme mit folgender experimenteller Beweisführung: 1. Die verschiedenen Anionen wirken entsprechend ihrer Stellung in der Hofmeisterschen Reihe, d. h. entsprechend ihrem quellungsfördernden Effekt, tetanigen. 2. Diuretica, die im Sinne der bekannten Ellingerschen Theorie eine Entquellung der Zelleiweißkörper herbeiführen, wirken gleichzeitig antitetanigen, so in erster Linie des Theocin, und auch der Harnstoff in hohen Dosen. Hierzu ist jedoch zu bemerken: ad 1. Die von Baar aufgestellte Reihe der Anionen, die übrigens nicht der ursprünglichen Hofmeisterschen Reihe, sondern einer in der Kolloidchemie bekannten sog. Übergangsreihe entspricht, ordnet die Anionen nach ihrer kalkfällenden Wirkung. Dementsprechend liegt es wohl näher, ihren tetanigenen Effekt nicht der Entquellung, sondern der durch sie bedingten Ca-Entionisierung zuzuschreiben. Ad 2. Eine Reihe von Diureticis (z. B. Novasurol usw.) versagt auch nach den Angaben Baars. Selbst das von ihm gerühmte und auch für die Therapie der Tetanie empfohlene Theocin scheint nach unseren eigenen Erfahrungen und nach der persönlichen Mitteilung Freudenbergs ein sehr unzuverlässiges, wenn überhaupt wirksames antitetanisches Mittel zu sein. In 3 Fällen von manifester Tetanie unserer Beobachtung versagte es völlig und nur in einem Falle von latenter Tetanie konnte eine mäßige Wirkung festgestellt werden. In den 3 Fällen von manifester Tetanie konnte man eher von der Aktivierung, als von einer Abschwächung der Tetanie sprechen. Das günstige Urteil Baars erklärt sich wahrscheinlich dadurch, daß in seinen Fällen das Theocin — im Gegensatz zu unseren eigenen Beobachtungen — einen starken Gewichtssturz, eine Anhydrämie mit sekundärer und nach unserer erweiterten Loebschen Formel antitetanigenen Acidose [Schiff (1271)] erzeugt hat. Hierauf deutet allein schon das von Baar erwähnte Vergiftungsbild nach hohen Theocindosen, die der klinischen Erscheinungsform der Exsiccose in allen Einzelheiten, so auch in der Acidose entspricht. Die antitetanigene Wirkung hoher Harnstoffgaben kann man ebensogut mit ihrem hyperosmotischen Effekt erklären, wie die hoher NaCl-Dosen. Auch hier kann man also die Entquellung als pathogenetischen Faktor durch die entsprechende Komponente des erweiterten Loebschen Quotienten ersetzen. Auch die weiteren Beweise, die Baar zur Stützung seiner Quellungstheorie anführt, kann man leicht mit dem erweiterten Loebschen Quotienten in Einklang bringen: Sie füllen keine Lücke aus.

Viel eher ließen sich die Komponenten des erweiterten Loebschen Quotienten mit der fermentativen Spaltung besonderer organischer Phosphatverbindungen, die die oxydative Spaltung der Kohlenhydrate in der Zelle einzuleiten pflegt, in Beziehung bringen. Dieser Abbau erfolgt mit Hilfe der Phosphatasen, deren Tätigkeit — wie jeder fermentative Vorgang — durch Ionen entscheidend mitbeeinflußt wird. Bei besonderer Berücksichtigung der für das Tetanieproblem wichtigsten Ionen lassen sich die vorliegenden, einstweilen noch spärlichen Versuchsergebnisse in folgendem Schema zusammenfassen:

Förderung der Spaltung durch K, OH, Phosphate,
Hemmung der Spaltung durch Ca, Mg, H, Hyperosmose,

[Embden und seine Mitarbeiter für die Muskelphosphatase (331—333), Demuth für das Blut (264—266), Verfasser für Blut, Herz, Leber, Niere, Gehirn (539)]. Erneut kehren in diesen Zusammenstellungen die Faktoren der Loebschen Formel in der gleichen Gruppierung wieder. Dieselbe Zweiteilung gilt auch, wie wir es gesehen haben, bezüglich der Zellatmung. Es ist sogar möglich, daß die Atmungsaktivierung, bzw. Hemmung indirekt auf dem Umwege über die Phosphataseförderung bzw. Inaktivierung erfolgt. In gleichem Sinne spricht die erwähnte Hemmung der Glykolyse bei Rachitis, ihre Steigerung bei Tetanie. Die humorale spezifisch-tetanigene Ionenkonstellation, wie sie in einer entsprechenden Änderung der Loebschen Formel in Erscheinung tritt und die zugehörigen cellulären Stoffwechselvorgänge haben aller Wahrscheinlichkeit nach in der Phosphatasetätigkeit das gesuchte gemeinsame Bindeglied erhalten.

Bei einem verstärkten Zerfall von organischen Phosphatverbindungen können die in Freiheit gesetzten und aus der Zelle herausdiffundierenden Phosphate in Gegenwart geeigneter Reaktionsbedingungen eine Ca-entionisierende, kalkfällende Wirkung entfalten. Dieser Vorgang dürfte auch am Zustandekommen des Trousseauschen Phänomens, wie auch überhaupt bei den Merkmalen der mechanischen Übererregbarkeit mitbeteiligt sein [Verfasser (539)]. Die schon im latent tetanischen Stadium vorhandene leichte Ca-Ionenverminderung reicht noch nicht aus, um den Dauerspasmus oder die Zuckung auszulösen: Durch den mechanischen Druck auf die zugehörigen Nervenfasern erfolgt eine beschleunigte Abspaltung von Phosphaten (übrigens auch von K), die dann an der myoneuralen Junktion mit den

Ca-Ionen der umspülenden Flüssigkeit zusammentreffen, und hier infolge Summierung die zur Kontraktion notwendige Verschiebung des Quotienten $\frac{K}{Ca}$ in die Wege leiten. Mit dieser Annahme kombinierter cellulärer und humoraler Faktoren können sämtliche in der Literatur niedergelegten Beobachtungen über das Verhalten des Trousseauschen Phänomens unter verschiedenen und experimentell umgestalteten Bedingungen ihre volle Erklärung finden. So in erster Linie die Erhöhung der elektrischen Erregbarkeit der zugehörigen Nerven kurz nach Abschnürung des Oberarms [Geigel (441), Tezner (1416), Elias - Kornfeld (322)]. Bei längerer Kompression nimmt die Intensität der Spasmen ab, und die K.Ö.Z.-Werte steigen deutlich an [Mc Callum (942), Behrendt - Freudenberg (76), Behrendt - Klonk (77)]. Der Phosphateffekt der ersten Phase wird in diesem zweiten Stadium durch die CO_2-Anhäufung, d. h. durch eine lokale Acidose im abgeschnürten Gefäßgebiet nicht nur neutralisiert, sondern auch überkompensiert. In manchen Fällen tritt kurze Zeit nach Lösung der Abschnürungsbinde spontan ein neuer Karpalspasmus auf [Escherich (340), Behrendt - Freudenberg (76)], vermutlich infolge Einschießens frischen alkalischen Blutstromes an Stelle der gestauten sauren Gewebsflüssigkeit.

Die durch die Abschnürung entstandene Anämie soll auf die Entstehung des Trousseauschen Phänomens ohne Einfluß sein [v. Frankl - Hochwarth (390), Tezner (1419)]. Andererseits gelang es nun aber A. Cambell bei einer Reihe alkalotischer Zustände (so bei der Hyperventilations-, Guanidintetanie, nach Zufuhr von großen Bicarbonatgaben usw.) eine erniedrigte O_2-Spannung in den Geweben nachzuweisen (201, 202). Nach dem gleichen Autor, sowie Morris (1027) soll dieser Gewebsanoxämie in der Pathogenese der tetanischen Reaktionen eine besondere Bedeutung zukommen. Auch Greenwald (498) bezieht die Hyperventilationstetanie auf eine paradoxe Anoxämie, auf die erhöhte Stabilität des Oxyhämoglobins: eine Annahme, die experimentell nicht bestätigt werden konnte [Grant, (490)]. Auch die Einatmung von Sauerstoff blieb in den Versuchen von Behrendt - Freudenberg (76) ohne Wirkung, vermochte jedenfalls die Entstehung der Atmungstetanie nicht zu verhindern, oder in erheblichem Maße hinauszuschieben.

Nicht allein die verschiedenen Krampferscheinungen, auch die Symptome der elektrischen Übererregbarkeit und die veränderte Chronaxie können mit der Erhöhung des Loebschen Quotienten in kausale Beziehung gebracht werden. Dies läßt sich unter günstigen Konzentrationsverhältnissen auch experimentell am isolierten Nerven demonstrieren. K-Überschuß erhöht die Chronaxie und führt gleichzeitig eine Senkung der Rheobase herbei, reproduziert somit die entsprechenden tetanischen Symptome. Ca-Überschuß bedingt demgegenüber eine völlige Umkehr dieser Verhältnisse: Der K-Ca-Antagonismus kommt demnach auch in diesen Reagenzglasversuchen deutlich zum Vorschein [1] [Blumenfeldt (138, 139)].

Unter den cellulären Bedingungen der tetanischen Reaktionen, die in der erweiterten Loebschen Formel nicht zum Ausdruck gebracht werden konnten, muß auch noch der autonomen Nerven, als unterstützender, aber nicht entscheidender pathogenetischer Faktoren gedacht werden. Das „vaguslähmende" Atropin setzt nach intramuskulärer Injektion die indirekte elektrische Erregbarkeit der Muskeln, und bei der Atmungstetanie auch die Krampfbereitschaft

[1] Vgl. auch die älteren ähnlich lautenden Versuchsergebnisse von E. Reiß (1171) über die dämpfende Wirkung des Calciums auf die elektrische Erregbarkeit isolierter Nerven.

derselben herab (Behrendt - Freudenberg, 76) Auffallenderweise wird die Intensität der Muskelkrämpfe bei der Atmungstetanie auch durch das „Sympathicusgift" Ergotamin — trotz Steigerung der elektrischen Erregbarkeit [Biedl (116)] — stark geschwächt [Brehme - Popoviciu (170), Brahdy-Brehme (166)], durch das Adrenalin dagegen deutlich verstärkt [Duzar (302), Golant - Ratner (463), Brehme - Popoviciu (170)]. In Fällen von Assymetrie der sympathischen Innervation treten die tetanischen Symptome bei Hyperventilation zuerst auf der Seite des erhöhten „Sympathicotonus" auf und bleiben daselbst auch viel stärker ausgeprägt [Golant - Ratner und Ratner (462)]. Die seltenen Fälle von spontaner Hemitetanie [Kehrer (814)] beruhen in ihrer Genese vermutlich auf einer ähnlichen Assymetrie der autonomen Innervation. Trotz der im Blut für den Gesamtkörper gleichmäßig gegebenen tetanigenen Bedingungen (Hypocalcämie usw.) gestattet der hinzutretende celluläre Faktor nur auf der einen Seite die Auslösung tetanischer Reaktionen. Auf der anderen Seite sind nur latente Symptome nachweisbar. Eine vollkommene Hemitetanie existiert nicht.

Nicht allein die Auslösung der latenten Symptome durch mechanische oder elektrische Reizung, sondern auch die einzelnen, zeitlich getrennten Krampfanfälle der manifesten Tetanie setzen besondere Impulse voraus. Es erhebt sich nun die entscheidende Frage, ob die unter dem Einfluß dieser auslösenden Momente erfolgten Verschiebungen im Chemismus des intermediären Stoffwechsels mit der erweiterten Loebschen Formel so zu vereinbaren seien, wie wir das von tetanigenen Reizen zu gewärtigen hätten. Die Kenntnis dieser Zusammenhänge dürfte auch das Verständnis für die bei der Tetanie erfolgversprechenden therapeutischen und prophylaktischen Verfahren erheblich fördern. Ihre ausführliche Besprechung erscheint uns auch von diesem praktischen Gesichtspunkt aus durchaus gerechtfertigt.

Unter den tetanigen wirkenden Reizen, die die Entstehung von laryngospastischen Anfällen, von Atmungskrämpfen begünstigen, müssen in erster Linie psychische Vorgänge, wie „Gemütseffekte, Furcht, Leidenschaft" [Marschall Hall (987), Barthez - Rilliet (65)], jede respiratorische Anstrengung, zumal Schreien [Henoch (605)], „Erschrecken, Erwachen aus dem Schlaf, Schreiweinen, Schmerz usw." [Escherich (340), Kassowitz (811)] hervorgehoben werden. Die gleichen Reize haben aber bekanntlich stets auch eine Erregbarkeitserhöhung des Atemzentrums zur Folge [H. Straub und seine Schule (1387)], die dann ihrerseits eine erhöhte Atmung, eine Überventilation verursacht. Beim Schreiweinen besteht ebenfalls eine Überventilation [Eckstein - Rominger (304)]. Der Gesamtkohlensäuregehalt nimmt ab, die wahre Blutreaktion kann gegen die alkalische Seite verschoben sein [Verfasser-Kappes - Kruse (547)]: Der erweiterte Loebsche Quotient erfährt also eine Veränderung im Sinne einer Tetaniebegünstigung. Bei normaler Ionenzusammensetzung der Gewebssäfte, bei normaler Erregbarkeit des Atemzentrums und der Nerven wird erst eine länger dauernde Überventilation tetanische Symptome hervorrufen. Bei veränderten Bedingungen kann es dagegen schon nach kurzer Zeit zur Atmungstetanie kommen. Bei manifester Tetanie wird dann die Auslösungsdauer ein Minimum erreichen [vgl. auch Adlersberg-Porges (18, 19) und Westhues (1516)]. Mit diesen Überlegungen stehen Beobachtungen [Ulmer (1442), eigene Untersuchungen] an Tetanikern über eine plötzlich auftretende Steigerung der elektrischen Erregbarkeit peripherischer Nerven während stärkerer Schreianfälle in bestem Einklang.

Schwere dyspnoische Anfälle mit maximaler Hyperventilation haben ebenso wie in der Norm auch bei Tetanie [sowohl bei der idiopathischen Form — Popper (1134) — wie auch bei der experimentellen Tetanie — Escherich (340), Cameron - Moorhouse (200)] naturgemäß schwere allgemeine Spasmen zur Folge.

Die Auslösbarkeit von Laryngospasmus durch einfache Racheninspektion oder Druck auf den Kehlkopf [Barthez - Rilliez (65), Henoch (605), Thiemich (1422)] hängt — in Analogie zum schon erörterten Mechanismus des Trousseauschen Phänomens — wahrscheinlich mit der Vagusreizung und mit der auf diese Weise erzielten lokalen „Phosphatstauung" zusammen.

Die apnoischen Zustände, die man wohl auf eine tonische Kontraktion der Atmungsmuskulatur beziehen muß, können bei längerer Dauer zu einer echten O_2-Verarmung des Blutes und der Gewebe (Cyanose), später auch zu einer CO_2-Stauung führen. Im Moment der voll ausgeprägten Kohlensäurevergiftung tritt unter dem Einfluß der vermehrten H-Ionenkonzentration eine Lösung der Spasmen, eine allgemeine Erschlaffung ein, der kurz danach erneut schwere, diesmal nicht tetanische, sondern echte Erstickungs- (Kohlensäure-) Krämpfe [Thiemich (1422) zu folgen pflegen. Die tetanischen Symptome der elektrischen und mechanischen Übererregbarkeit sind in diesem Stadium der Acidose nicht mehr auslösbar.

Die Überventilationsalkalose gilt auch für die bekannte tetanigene Fieberwirkung als auslösender Faktor. Schon bei einfacher physikalischer Wärmestauung (in heißem Bad, in Schwitzpackung) besteht eine verstärkte Atmungstätigkeit; gleichzeitig verschiebt sich die aktuelle Blutreaktion gegen die alkalische Seite zu, unter Abnahme der alveolären CO_2-Spannung, der Alkalireserve, des Gesamtkohlensäuregehaltes im Blut [Bazett-Haldane (70), Cajori - Crouter - Pemberton (197)], genau wie bei der spontanen Überventilation. Mit diesen chemischen Befunden stimmt die Warnung Finkelsteins (364) vor heißen Bädern und Schwitzpackungen bei Tetanie bestens überein. Auch bei chemisch bedingter Temperaturerhöhung, so beim Kochsalzfieber [Verfasser (532)] oder beim toxisch infektiösen Fieber [Köhler (846), Verfasser - Kappes - Kruse (547), Hollo-Weiß (699), Schiff (1271), Akiija (26)] besteht in der Regel — zumindest im ersten Anstieg — eine wahre Alkalose, die man angesichts der gleichzeitig erniedrigten alveolären CO_2-Spannung und der Abnahme der Alkalireserve, des Gesamtkohlensäuregehaltes im Blut wiederum als Hyperventilationssymptom auffassen muß.

Wie aber auch nicht jede fieberhafte Erkrankung mit einer Erregbarkeitssteigerung mit der Manifestierung einer latenten Tetanie einhergehen muß, und ausnahmsweise — worauf Finkelstein hinweist — die tetanischen Erscheinungen mit dem Eintritt einer fieberhaften Infektion sogar verschwinden können, so besteht auch der Befund einer Fieberalkalose nicht ganz allgemein. In seltenen Fällen kann auch eine echte Fieberacidose zur Beobachtung gelangen [Köhler (846), Verfasser - Kappes - Kruse (1547), Beck, Schiff (1271)]. Dies geschieht aber nur unter der Mitwirkung bestimmter acidotisch wirksamer Komplikationen, die dann den ursprünglichen, charakteristischen Befund zu verwischen helfen, so z. B. durch die Hungeracidose, die stoffwechsellähmende Wirkung gewisser Toxine [Verfasser (532)], die Anhydrämie bei Exsiccose [Schiff (1271)] usw. In der Mehrzahl der Fieberfälle bleibt die Alkalose mit einer Erregbarkeitssteigerung die Regel. Bei manifester Tetanie wird wiederum schon eine geringgradige Alkalose ausreichen, um eine Manifestation herbeizuführen. Eine stark ausgesprochene Fieberalkalose wird auch ein latent tetanischer („akzidentelle Tetanie"), vielleicht sogar auch eine früher gesunder Organismus mit tetanischen Krämpfen beantworten können. Diese „Fieberkrämpfe" („Initialkrämpfe") bei Gesunden, die oft auch mit einer erhöhten elektrischen Erregbarkeit vergesellschaftet sind [Gebhardt (438)], gehören dann in das Gebiet der Atmungstetanie, nicht aber zum Symptomenbild der echten, idiopathischen Tetanie. In bezug auf die Fieberwirkung dürfte weiterhin auch an das bekannte physiko-chemische Gesetz erinnert werden, wonach mit steigender Temperatur die Konzentration der OH-Ionen stärker zunimmt, als die der H-Ionen: Das Blut wird demnach relativ alkalischer.

Eine plötzliche Manifestierung der Tetanie kann auch im Anschluß an eine kurz dauernde Bestrahlung mit ultravioletten Strahlen [Huldschinsky (741), Verfasser - Falkenheim (345), R. Stern (1373), Karger (807), vgl. auch Löning (921)], ebenso nach Zufuhr von bestimmten Organextrakten wie Adrenalin [Falta - Rudinger s. (1229), Duzar - Hensch (302), Pituglandol, Thymoglandol [Verfasser-Vollmer (537), auch Behrendt - Hopmann (79)], besonders aber nach Insulin beobachtet werden [Behrendt - Hopmann (79), Baar (45), Waltner (1481)]. Da nun aber Bestrahlung mit kurzwelligen Strahlen [Verfasser (529), Kroetz (866)], sowie die erwähnten Organpräparate — oft nur in einer besonderen Phase ihrer Wirksamkeit — eine „alkalotische" Verschiebung der inneren Säurebasengleichgewichtslage verursachen, so wird uns der durch sie — allerdings nicht gesetzmäßig — ausgelöste tetanigene Effekt, zumal bei den labilen Ionisationsverhältnissen eines manifest tetanischen Zustandes, leicht verständlich. Der normale Organismus wird die Gefahr einer Ca-Ionenverminderung in diesen Fällen stets neutralisieren können.

Nicht allein betreffs der Überventilation oder sonstiger alkalotischer Reize, auch in bezug auf die kalkfällenden Salze (Bicarbonat, Phosphat) ist bei manifester und latenter Tetanie der Schwellenwert, in völliger Übereinstimmung mit der erweiterten Loebschen Formel, deutlich erniedrigt. Hier können ganz geringe Bicarbonat-, Phosphatgaben, denen gegenüber sich der gesunde Organismus völlig refraktär verhält [so bei Henderson (602)], schwere tetanische Krämpfe auslösen [Freudenberg-Verfasser (402), Johannsen (789), Adlersberg - Porges (18), Hottinger (719) u. a.].

Das Auftreten lebensbedrohlicher tetanischer Manifestationen, auch von plötzlichem Herztod (Herztetanie), in direktem Anschluß an eine reichliche Mahlzeit, an „starke Füllung des Magens" [Finkelstein (364), auch Thiemich (1422), Ibrahim (767), Goett (478)], findet in der bekannten Verdauungsalkalose [Literatur bei H. Straub (1387)], bzw. in der dadurch bedingten Verschiebung des erweiterten Loebschen Quotienten seine Erklärung. Die fehlende oder nur schwache Magensalzsäuresekretion nach Frauenmilchmahlzeiten, die dementsprechend auch keine Alkalose nach sich zieht, gibt uns auch für die antitetanigene Wirkung der natürlichen Ernährung einen wichtigen Hinweis [Verfasser - Kappes - Kruse (547), Bratusch - Marrain (168)].

Unter den Beziehungen des Ernährungszustandes zur manifesten Tetanie möchten wir nur noch das Zusammentreffen steiler Gewichtsanstiege mit einem plötzlichen Ausbruch schwerer tetanischer Krämpfe hervorheben [Finkelstein (364), Nassau (1044), Bossert (157), Ulmer (1442), Baar (46), Verfasser (550)]. Da nun aber die echte Wasserbindung, wie auch das Wachstum selbst, nur bei einer erhöhten Stoffwechselintensität, bei einer alkalotischen Stoffwechselrichtung zustande kommen kann [Freudenberg-Verfasser (406), Freudenberg (407)], so fügt sich auch diese Beobachtung gut in unser Schema ein. Der Hinweis Bosserts, daß das alkalotische wirksame Na. citricum zu steilen Gewichtsanstiegen und gleichzeitig zu schweren tetanischen Krampfäußerungen führen kann, deckt sich ebenfalls mit dieser Annahme.

Die Rolle klimatischer Faktoren in der Pathogenese der Tetanie umfaßt nicht allein das manifest-tetanische Stadium, sondern greift viel tiefer in das Tetanieproblem hinein. Wir wollen uns mit ihr erst später befassen [1].

Der Beweis für die Richtigkeit der bisher erörterten Anschauungen und Schlußfolgerungen läßt sich auch ex iuvantibus, d. h. auf einem mehr indirekten Wege mit Hilfe einer absichtlich herbeigeführten Umkehr der physiko-chemischen tetanigenen Bedingungen erbringen.

Die antitetanigene Wirkung des Ca- und Mg-Ions entspricht noch den Forderungen des ursprünglichen Loebschen Quotienten. Nach der neuen, erweiterten Loebschen Formel müßte jedoch auch jede endogene oder exogen bedingte acidotische Umstimmung des intermediären Stoffwechsels antitetanigen wirken.

Als Beispiel für eine endogen bedingte Acidose sollen angeführt werden: 1. Die Säurestauung im Anschluß an schwere eklamptische Muskelkrämpfe, auch an starke Muskelarbeit, 2. die alimentäre Intoxikation der Säuglinge, 3. Nephritis, 4. Hungeracidose. Tatsächlich vermögen nun aber alle diese Zustände, wie dies aus zahlreichen klinischen Beobachtungen eindeutig hervorgeht, die tetanische Krampfbereitschaft zu unterdrücken, oder zumindest erheblich abzuschwächen. Von der antitetanischen Wirkung der Hungeracidose [hierher gehört auch die Mehltherapie Fischbein (365), Finkelstein (364) u. a.)], wird auch in der Therapie ausgedehnter Gebrauch gemacht.

Die gehetzte Atmung nach körperlichen Anstrengungen, sowie bei der alimentären Intoxikation, im diabetischen, auch urämischen Koma führt nie zu spontan tetanischen Reaktionen und dürfte auch schon aus diesem Grunde als ein Symptom der Acidose zu werten sein. In Zweifelsfällen (so in 2 Fällen unserer eigenen Beobachtung bei Urämie mit cerebraler Dyspnoe) kann dieser Schlußfolgerung bei Verzicht auf mühselige Blutanalysen eine differential-diagnostische Bedeutung zukommen.

Die alimentäre Intoxikation und die Nephritis weisen in ihrem pathologisch veränderten Blutchemismus einen weiteren beachtenswerten Befund auf: Eine häufig stark ausgeprägte Hypocalcämie bei gleichzeitig erhöhten Serumphosphatwerten [Greenwald (496a), Marriott-Howland (986a), Zondek-Petow-Siebert (1567a), Salvesen-Linder (1238), Fettler (357a), Denis-Hobson (269a), de Wesselow (1515a), Boyd-Courtney-Mc Lachlan (163a), Parsons (1096), Verfasser (553)]. Die gleichen blutanalytischen Daten begegnen uns aber auch bei der infantilen idiopathischen und der experimentellen parathyreopriven Tetanie. Sie wurden sogar von mancher Seite — zum Teil immer noch [für die Hypocalcämie von Blühdorn (143), Rohmer-

[1] Siehe S. 151ff.

Woringer (1195, 1196), Salvesen (1241), de Geus (453), für die Phosphatstauung von Greenwald (498), Elias (324)] — als die auslösenden Bedingungen der tetanischen Reaktionen aufgefaßt. Durch die erwähnten Beispiele der Nephritis und der alimentären Intoxikation wird uns nun die Unzulänglichkeit dieser Beweisführung besonders augenfällig demonstriert. Ob bei Nephritis an der verstärkten Ca-Ionisation trotz Hypocalcämie, neben der Acidose auch noch eine Verminderung, und dadurch Aktivierung des sonst an die Serumeiweißkörper gebundenen, inaktiven Kalkanteils teil nimmt, ist noch nicht sicher erwiesen [Pincus Peterson-Kramer (1128), Liu (919a), Hertz (610)[1]].

Exogen bedingte Acidose verdankt ihre Entstehung der Zufuhr von acidotisch wirkenden Stoffen, hauptsächlich von Salzen. Eine solche acidotische Umstimmung des Stoffwechsels haben Freudenberg und Verfasser (404) mit Hilfe des Salmiaks (NH_4Cl) zu erreichen versucht. Die Wirkung des Salmiaks beruht nach Haldane [(561) — vgl. auch schon Salkowski, Porges-Leimdörfer-Markovici (1135, 1136)] auf seinem Zerfall in NH_3 und HCl, von denen jener teilweise zur Harnstoffsynthese verwendet wird, während diese unter Entzug fixer Alkalien das Säurebasengleichgewicht gegen die acidotische Seite zu verschiebt. Die Acidose läßt sich in den entsprechenden blut- und urinanalytischen Werten: im erniedrigten Blut-p_H [Verfasser-Kappes-Kruse (547), Turpin (1439), Drucker (290)], in der ebenfalls gesenkten Blutalkalireserve, Gesamtkohlensäuregehalt, alveoläre CO_2-Spannung, in der erhöhten Säureausscheidung im Urin [Haldane (561), Verfasser (522)] auch zahlenmäßig feststellen. Führt man nun tetanischen Säuglingen Salmiak in Dosen von 3—6 g pro die (0,6—0,8 pro kg Körpergewicht) zu, so gelingt es tatsächlich, die erhöhte Nervenerregbarkeit regelmäßig herabzusetzen. Die günstige antitetanigene Wirkung des Salmiaks konnte von sämtlichen Nachuntersuchern bestätigt werden [Blühdorn (143), Johannsen (789), Gamble-Roß (430), Anderson-Graham (33), Lindberg (918), Turpin (1439), Drucker (290) u. a., auch bei der parathyreopriven Tetanie — Turpin (1439), Boyd-Austin-Ducey (163), Wenner (1507)].

Prinzipiell die gleiche Bedeutung wie die Salmiaktherapie besitzt die von Porges und Adlersberg (16, 18) eingeführte Behandlung mit saurem Ammonphosphat. Der Geschmack dieses Präparates ist besser als der des Salmiaks, für die Säuglinge hat jedoch Ammonphosphat den Nachteil, daß es bisweilen starke Diarrhöen verursacht (Phosphatwirkung). Während nach Salmiakbehandlung [Freudenberg-Verfasser (404), Blühdorn-Thyssen (142), Woringer (1554)] parallel mit dem Schwinden der tetanischen Symptome, der gesenkte Serumkalkspiegel sich in der Regel allmählich stark hebt und gleichzeitig der anorganische Serumphosphor abnimmt, so daß man zunächst geneigt sein könnte, mit Blühdorn, Woringer den therapeutischen Salmiakeffekt mit der Auffüllung des Serumkalkdepots in Beziehung zu bringen, versagt dieser Erklärungsmodus für das saure Ammonphosphat. Die mit Ammonphosphat

[1] Hypocalcämie ohne Tetanie begegnet man bei Tieren bei Gallenstauung nach Choledochusunterbindung. Hier führt auch eine Parathyreodektomie, trotz sich noch verstärkender Hypocalcämie zu keiner oder zu einer nur mäßig ausgeprägten Tetanie [Buchbinder-Kern (183—185), Brougher (176)]. Der Säurebasenhaushalt wurde in diesen Fällen bisher nicht untersucht.

erfolgreich behandelten Fälle ließen in den Versuchen des Verfassers (535) nicht nur eine Erhöhung des Serumkalkgehaltes vermissen, sondern im Gegenteil, die schon vor der Ammonphosphatzufuhr ausgesprochene Hypocalcämie nahm trotz Behebung der tetanischen Symptome meist noch weiter ab. Dies dürfte im Sinne des schon bei der Phosphattetanie Gesagten als Phosphatwirkung zu deuten sein [Verfasser 535)].

		Ca	P
Mittelwerte	vor der Behandlung mit $(NH_4)H_2PO_4$	6,2	4,9
	nach der Behandlung mit $(NH_4)H_2PO_4$ . . .	5,5	5,6
Mittelwerte	vor der Behandlung mit NH_4Cl	6,6	4,9
	nach der Behandlung mit NH_4Cl	8,9	3,9

Auch diese Befunde bestätigen unsere Ausgangsthese, daß in der Pathogenese der Tetanie nicht dem Gesamtkalk, sondern der Höhe der Ca-Ionenkonzentration die entscheidende Bedeutung zukommt.

Eine noch einfachere Art Acidose zu erzeugen, würde in der Zufuhr von reiner HCl bestehen. Diesen Weg haben schon früher Wilson - Stearns - Janney (1531) für die parathyreoprive und neuerdings Scheer (1256) für die infantile Tetanie beschritten. Im Gegensatz zu den amerikanischen Autoren, die an die HCl-Medikation die Hoffnung einer kausalen gegen die Blutalkalose gerichteten Maßnahme geknüpft haben, ging Scheer zunächst von einem völlig anderen Gesichtspunkt aus. Der Salzsäurezusatz zur Milch sollte nach ihm dem Nahrungskalk bessere Löslichkeitsbedingungen verleihen und somit im Darm die Ca-Resorption erleichtern. Das Beispiel des Salmiaks, eines Neutralsalzes, das seine Wirkung erst jenseits des Magen-Darmtraktes im intermediären Stoffwechsel entfaltet, beweist wohl am besten, daß wir auch in der von Scheer inaugurierten Salzsäuretherapie der infantilen Tetanie ebenfalls nur ein Mittel zur acidotischen Umstimmung des Säurebasengleichgewichtes im Blut und in den Gewebssäften zu erblicken haben.

Auch mit Hilfe einer exogen bedingten Kohlensäurestauung (nach CO_2-Inhalation) läßt sich eine Acidose und gleichzeitig ein therapeutischer Nutzen erzielen [Adlersberg - Porges (18), Lindberg (918), Westhues (1516): auch bei der experimentellen parathyreopriven Tetanie, Swingle-Wenner-Stanley (1399)].

Neben ihrer spezifischen erregbarkeitshemmenden Wirkung kommt den Kalk-, Magnesium-, Strontiumsalzen — ebenso wie den Schwermetallen — auch eine acidotische Wirkung zu[1]. So fand man nach Zufuhr dieser Ionen — aber nur bei Verwendung ihrer anorganischen Salze — ein starkes Emporschnellen der H-Ionenkonzentration, der Säure- und Ammoniakausscheidung im Urin eine Senkung der Alkalireserve im Blut, eine Abnahme der alveolären Kohlensäurespannung, oft sogar eine Erhöhung der wahren Blutreaktion (eine unkompensierte Acidose), mithin Veränderungen, wie sie sich sonst nur nach Verabreichung von echten Säuren (z. B. HCl) einzustellen pflegen [Literatur bei Verfasser (523), Haldane - Hill - Luck (562), Gamble - Roß - Tisdall (429), Hollo-Weiß (698)]. 1 g $CaCl_2$, peroral gegeben, setzen Gamble - Roß-Tisdall 75 ccm N/10 HCl gleich.

[1] Demgegenüber sollen Kaliumsalze im intermediären Stoffwechsel eine alkalotische Wirkung entfalten [Benatt - Händel (83), Hollo-Weiß (698)].

Bei Verwendung organischer Erdalkaliverbindungen kann die Acidose, infolge Verbrennung des organischen Anions im intermediären Stoffwechsel zum Bicarbonat, verdeckt, sogar überkompensiert werden [Verfasser (523)]. Durch diesen Befund wird uns auch die geringere antitetanische Wirksamkeit organischer Kalksalze [Finkelstein (364), Blühdorn (141), Tezner (1418), Graham-Anderson (33) u. a.] verständlich. Bei anorganischen Kalksalzen wird der spezifische Kalkeffekt noch durch die acidotische Wirkung dieser Stoffe unterstützt, bei organischen Kalkverbindungen durch die „alkalotische" Wirkung dagegen vermindert. Nichtsdestoweniger können auch organische Kalksalze, bei hohen Dosen, allein entsprechend ihrem Kalkgehalt einen sicheren antitetanigenen Effekt entfalten.

Nicht nur die Elektrolyte, auch organische Stoffe vermögen die durch die Loebsche Formel gekennzeichnete Ionenkonstellation im jeweils gewünschten Sinne zu verändern. Hierzu gehören die verschiedenen schon erwähnten Organextrakte, dann verschiedene Narkotica. Ebenso auch der pharmakologisch sonst wenig aktive Zucker, dessen antitetanigene Wirkung [Wernstedt (1513—1515), Finkelstein (364), Adam (9), Ellis (328)] — sofern wir nur den intermediären Stoffwechsel und nicht bestimmte intestinale Vorgänge, die erst später erörtert werden sollen, in Betracht ziehen — vermutlich auf seinen Beziehungen zum intermediären Phosphatstoffwechsel beruht. Denn schon unter normalen Bedingungen setzt Zufuhr von Zucker den Serumphosphatspiegel herab und verursacht gleichzeitig eine Phosphatretention. Die Intensität der antitetanigenen Zuckerwirkung ist jedoch zu gering, um diese Reaktion in akuten Fällen für therapeutische Zwecke nutzbar machen zu können, höchstens nur in Kombination mit schneller wirkenden Mitteln. In der Prophylaxe der Tetanie, besonders im schon latenten Stadium, kommt dagegen dem Zuckergehalt der Nahrung sicherlich eine wichtige Rolle zu. So beobachtete Finkelstein (364) nach Einschränkung der Zuckerzufuhr häufig ein Wiedererscheinen bereits geschwundener laryngospastischer Anfälle.

Narkotica setzen den Zellstoffwechsel herab, verursachen dadurch eine starke acidotische Umstimmung des inneren Säurebasengleichgewichtes [s. Verfasser (538)]. Der durch sie, z. B. auch durch das Chloralhydrat [Vollmer-Serebrijski (1466)], ausgeübte antitetanische Effekt wird uns somit ebenfalls leicht verständlich.

Nach früher allgemein herrschenden Anschauungen wurde die Tetanie als eine Autointoxikation aufgefaßt. Diese Betrachtungsweise gewann durch Beobachtungen an mit Fleisch gefütterten parathyreopriven Tieren eine besondere Stütze. Während nämlich bei einer Milch-Broternährung partiell (auch komplett) parathyreodektomierte Tiere häufig noch lange Zeit nach der Operation symptomenlos bleiben, führt bei den gleichen Tieren eine einzige Fleischmahlzeit (auch Fleischextrakt) einen starken, häufig tödlichen tetanischen Krampfanfall herbei [s. neuerdings Luckhardt-Goldberg (934), Dragstedt und Mitarbeiter (285, 286), Sinelnikoff (1344), Salvesen (1241)]. Gleichzeitige Verabreichung von Milchzucker — freilich ebenso auch von Kalk, Säuren usw. — vermag diesen deletären Fleischeffekt erheblich abzuschwächen, meist völlig aufzuheben. Da dies aber allein nach peroraler, nicht aber nach parentaraler Lactosezufuhr gelingt [Inouye (772)], so müssen für diese antitetanigene Milchzuckerwirkung Vorgänge im Magendarmtrakt selbst, nicht aber solche im intermediären Stoffwechsel den Ausschlag geben. Bei Fleischnahrung nehmen bekanntlich im Darm, unter dem Einfluß der Darmflora, die Fäulnisvorgänge überhand. Möglicherweise befinden sich unter den Fäulnisabbauprodukten des Fleisches Stoffe mit besonderen tetanigenen Eigenschaften, die dann nach erfolgter, vielleicht infolge besonders erhöhter Permeabilität erleichterter [Luckhardt-Compère

(935), Dragstedt (282), Spadolini (1353)] Resorption eine Manifestierung der Tetanie auszulösen in der Lage sind. Durch den gärungsfördernden Milchzucker werden diese Fäulnisvorgänge antagonistisch beeinflußt: daher die antitetanigene Wirkung peroral verabreichter Lactosegaben. Bis zu diesem Punkte könnten wir mit der gegebenen Erklärung völlig einverstanden sein. Die Annahme, daß diese „Fäulnisbasen" im intermediären Stoffwechsel direkt tetanigen wirken, halten wir jedoch für völlig unbewiesen. Vielmehr erscheint es uns, auch im Hinblick auf das bisher Gesagte, wahrscheinlicher, daß diese Fäulnisbasen nur indirekt auf dem Umwege über die Loebsche Formel wirken. In diesem Zusammenhang ist es auch von Interesse, daß Krampfgifte verschiedener Art nur bei Alkalose (Anacidose) die entsprechende Krampfreaktion auszulösen vermögen, während Säuren den Effekt aufheben [Fröhlich - Solé (420), auch Anderson - Graham (33)]. Mit Recht weisen übrigens Beumer (111) und Greenwald (504) auch auf den besonderen Phosphatreichtum des Fleisches als einen tetanigenen Faktor hin. Wie weit bei der Tetanie eine Leberfunktionsstörung angenommen, und dementsprechend der Fleischeffekt bei der Tetanie mit der sog. „Fleischintoxikation" bei Tieren mit Eckscher Fistel in Parallele gestellt werden darf [s. bei Fischler (369), Verfasser - Kleinschmidt (551)] ist noch unentschieden.

An Stelle des Fleischeffektes tritt bei der infantilen Tetanie die bekannte tetanigene Wirkung der Kuhmilch. Es wäre aber durchaus verfehlt aus der Tatsache, daß die gleiche Milchdiät, die bei Säuglingen die Tetanie zu aktivieren, auch vorzubereiten vermag, sich bei Tieren und auch bei Erwachsenen, im Gegensatz zur Fleischkost, sogar therapeutisch verwenden läßt, einen im pathogenetischen Geschehen wurzelnden wesentlichen Unterschied zwischen der infantilen bzw. der parathyreopriven und der Erwachsenentetanie konstruieren zu wollen. Unseres Erachtens liegt es viel näher, aus dieser Beobachtung wiederum nur auf art- und altersbedingte Differenzen in der Ernährung und Verdauungsphysiologie des Menschen und der Tiere zu schließen, denen zufolge ein direkter Vergleich zwischen Tier und Menschen oder Erwachsenen und Säugling schon a priori unstatthaft sein muß. So wissen wir, daß bei Kuhmilchernährung der Säuglinge der Stuhl in der Norm eine alkalische Reaktion aufweist und daß in den unteren, mit Bakterien besiedelten Darmabschnitten „Fäulnisvorgänge" vorherrschen. Bei Frauenmilchernährung stehen dagegen Gärungsprozesse im Vordergrund, und entsprechend weist die wahre Stuhlreaktion saure Werte auf. Nach den heute herrschenden Anschauungen werden diese Unterschiede einerseits auf den relativ hohen Eiweiß- und Puffergehalt der Kuhmilch, andererseits auf das relativ starke Milchzuckerangebot in der Frauenmilch zurückgeführt. Der Milchzucker wirkt bei Säuglingen im Prinzip ebenso wie bei der Fleischdiät der Erwachsenen und der Tiere oder umgekehrt, die Kuhmilch entfaltet bei Säuglingen vermutlich die gleiche Wirkung wie bei Erwachsenen und Tieren eine reine Fleischdiät. Mit dieser Annahme stehen die experimentellen Befunde Wernstedts (1513—1515) über die antitetanigene Wirkung des Milchzuckers, in der auch er schon — im Hinblick auf das Tetanieproblem — den wichtigsten Unterschied zwischen der Frauen- und Kuhmilchernährung vermutet hatte, in gutem Einklang. Ein weiterer Angriffspunkt des Zuckers (z. B. des Rohr-Traubenzuckers, der Dextrinmaltosepräparate) liegt noch — wie bereits erwähnt — im intermediären Stoffwechsel.

Im Falle eines anfänglich normalen Stoffwechselstatus stellt sich nach Abklingen eines tetanischen Reizes, so z. B. bei der experimentellen Hyperventilations-, Phosphat-, Bicarbonat-, Guanidintetanie der ursprünglich normale Zustand wieder ein. Auch bei der parathyreopriven Tetanie und den spontanen Tetanieformen (hierzu gehören die „idiopathische" Tetanie der Kinder und der Erwachsenen, auch die Magentetanie) vermögen aktivierende und therapeutische Maßnahmen der besprochenen Art keine nachhaltige Verschiebung der intermediären Stoffwechsellage herbeizuführen. Ihre Wirkung bleibt zeitlich begrenzt. Der Stoffwechsel kehrt nach Aufhören des Reizes in seine ursprüngliche, diesmal aber pathologische Lage zurück. Daraus ergibt sich die wichtige Schlußfolgerung: Die Kalk-Salmiak-HCl-Mg-Medikation, die Verabreichung von Narkoticis stellt nur eine symptomatische aber keine kausale Therapie der Tetanie dar.

Eine endgültige Heilung der Tetanie ließe sich nur durch Behebung der ersten auslösenden, oder richtiger gesagt, vorbereitenden Bedingungen erzielen. Als die übergeordnete Stoffwechselstörung bei der idiopathischen Tetanie haben wir eine Störung des Blutchemismus mit dem hervorstechendsten Zeichen des verminderten Quotienten $\frac{Ca}{P}$ kennen gelernt. Diese Verschiebung in der Blut-Ca- und P-Verteilung erfolgt auf dem Boden einer rachitischen Grundstörung, ebenso wie die reziproke Veränderung bei der unkomplizierten tetaniefreien Rachitis: die Zunahme des Quotienten $\frac{Ca}{P}$ im Blut. In der Rachitis und der Tetanie erblicken wir nur zwei verschiedene Phasen einer Stoffwechselkrankheit, d. h. den verschiedenen Reaktionsablauf auf sozusagen die gleiche Ursache bei „entsprechender Konstellation der notwendigen Bedingungen". Es gelingt nun in der Tat mit Hilfe der üblichen antirachitischen therapeutischen Verfahren in der gleichen Zeit wie bei der unkomplizierten Rachitis auch bei der Tetanie eine Heilung herbeizuführen. Dies äußert sich nicht nur im Verschwinden der manifesten und auch der latenten spezifisch-tetanischen Symptome, sondern in der Herstellung des gestörten Blutchemismus und in der Behebung der Ossificationsstörung. Mit dieser indirekten Beweisführung ex iuvantibus erhält unsere Ausgangsthese von der „Identität" der Rachitis und der „idiopathischen" Tetanie eine besonders eindrucksvolle Stütze.

In der Pathogenese der Rachitis und der Tetanie, insonderheit bei der Entstehung der intermediären Stoffwechselstörung, haben wir rein exogene Faktoren, wie mangelhaftes Kalkphosphatangebot, oder behinderte Ca-P-Resorption aus dem Darm zugunsten endogener Momente vernachlässigen zu können geglaubt. Allein diese endogenen Faktoren genauer zu umschreiben, sind wir heute noch nicht in der Lage.

Eine sicherlich wichtige Rolle bei der Entstehung der rachitischen Stoffwechselstörung spielt der Wachstumsvorgang als solcher. Schon in Tierversuchen konnte gezeigt werden [Mellanby (995a)], daß man im allgemeinen Wachstumsimpuls eine wichtige endogene Bedingung der Rachitis zu erblicken hat. Ohne Wachstum keine Rachitis [vgl. auch Bloch (127, 128)]. In der Tat sehen wir z. B. beim Myxödem, einer typischen Wachstumshemmung keine Rachitis [Siegert (1340)]; in behandelten leichten Fällen treten dann gelegentlich, parallel mit dem künstlich geweckten Wachstumsimpuls, doch noch rachitische Symptome in Erscheinung [Frick-Uffenheimer (416)]. Die besonders hohe Rachitisfrequenz im Säuglingskleinkindesalter, das Abflachen der Morbiditätskurve bis zur Pubertät, dann das Wiederauftreten der Erkrankung als Rachitis tarda im Pubertätsalter, und die Seltenheit der rachitisch-malacischen Knochenerkrankung im Erwachsenenalter stehen ebenfalls in erster Linie mit dem Wachstum und mit den verschiedenen Wachstumsperioden in Zusammenhang. Die starke Neigung der Frühgeburten zur Rachitis findet hauptsächlich auch im starken relativen und absoluten Wachstum dieser untergewichtig geborenen Kinder ihre Erklärung. Für die andere Möglichkeit, und zwar für fehlende angeborene Vitamin-D-Depots im Körper (in der Leber) der Frühgeburten vermochten Heß-Weinstock (667) keinen experimentellen Beweis zu liefern.

Bei der starken Abhängigkeit des Wachstums, ebenso des normalen Blutchemismus vom endokrinen Apparat, liegt es nahe — dieser Schluß wurde bereits auch vor langem gezogen [s. Aschenheim (39, 40)] — die Quelle der endogenen pathogenetischen Bedingungen sowohl für die unkomplizierte Rachitis, wie für die Tetanie in den endokrinen Drüsen zu suchen. Wir kennen kaum eine endokrine Drüse, die in diesem Zusammenhang im Laufe der Zeit nicht genannt wurde. So hat man die Rachitis der Reihe nach mit einer Thymushypofunktion [Basch (66), Klose (833); durch Park-Mc Clure (1090), Pappenheimer (1084, 1085) nicht bestätigt], mit einer Nebennierenhypofunktion [Bossi (158, 159), Stoeltzner (1381)], mit einer Pankreasstörung [Dodds (278), Adam (8), Waltner (1482)] in Beziehung gebracht. Eine Allgemeingültigkeit, oder auch nur eine weitere Verbreitung konnten indessen diese Theorien mangels genügend gesicherter Grundlagen nicht erlangen. Ob der von Nitschke (1054 bis 1056a) in neuerer Zeit erhobene Befund einer besonderen serumkalksenkenden und einer zweiten serumphosphatherabsetzenden Substanz, die im Thymus aber auch in der Milz, in den Lymphdrüsen (d. h. im „lymphocytogenen" Gewebe) vorkommen sollen, die pathogenetische Bedeutung des Thymus und mit ihm die des ganzen „lymphocytogenen" Gewebes für die Tetanie und Rachitis erneut in den Vordergrund zu rücken in der Lage sein wird, kann heute noch nicht entschieden werden. Wir müssen vielmehr zunächst noch mit der Möglichkeit rechnen, daß es sich bei den durch Nitschke dargestellten Stoffen um Kunstprodukte, etwa um Abbauprodukte aus Nucleoproteiden und nicht um echte physiologische Substanzen handelt. Auch die Tatsache, daß diese Substanzen nur auf Kaninchen, d. h. auf eine für die experimentelle Prüfung der Rachitis und Tetanie wenig geeignete Tierart zuverlässig einwirken, muß bedenklich stimmen. Andererseits entbehrt der Befund Nitschkes, daß das vermeintliche serumkalkherabsetzende „Inkret" nur aus dem Urin Tetaniekranker, nicht aber aus dem Urin gesunder dargestellt werden konnte, nicht einer gewissen Beweiskraft. Zu einer endgültigen Stellungnahme muß wohl noch die Fortsetzung der Untersuchungen abgewartet werden.

Im Zusammenhang mit der Pathogenese der Osteomalacie wurde lange Zeit der Ovarialtätigkeit eine wichtige pathogenetische Rolle zuerkannt. Man wies auf die bekannte Tatsache hin, daß Gravidität und Lactation die Entstehung der Osteomalacie stark begünstigende Momente darstellen. Nach Hanau (569, 570) soll sogar bei schwangeren Frauen stets eine anatomisch nachweisbare „physiologische" Osteomalacie bestehen, die uns dann in ihren stärksten Graden und in einer chronisch verlaufenden Form als die pathologische echte Osteomalacie entgegentritt. So neigte man allgemein der Ansicht zu, daß der Osteomalacie eine Hyperfunktion der Ovarien zugrunde liegt. In gradliniger, logischer Weiterführung dieser Annahme lag dann die von Fehling empfohlene operative Behandlungsmethode der Osteomalacie: die Kastration. Von verschiedener Seite wurde dann auch über ausgezeichnete Heilerfolge im Anschluß an die Exstirpation der Ovarien berichtet. Die experimentellen Grundlagen des Verfahrens blieben jedoch auch weiterhin noch durchaus lückenhaft. Die Verfolgung des Kalk- und Phosphorstoffwechsels vor und nach der Kastration ergaben weder im Tierexperiment, noch bei kastrierten Osteomalacischen eine sichere Aufklärung über den Wirkungsmodus dieser Operation. Ebensowenig vermochte die wiederholte pathologische Untersuchung exstirpierter Ovarien die hyperovarielle Genese der Osteomalacie genügend zu stützen. Hierzu kommt dann noch der weitere wohl allein schon entscheidende Einwand, daß osteomalacische Störungen nicht nur bei Frauen, sondern auch bei Männern beobachtet werden können, und selbst bei Frauen nicht immer mit der Gravidität oder Lactation in Beziehung stehen müssen [Miles und Feng Chi-Tung (1012), Hutchison-Stapleton (763), Stapleton (1355)]. In Anbetracht dieser Einwände und der Tatsache, daß die Fehlingsche Kastration, selbst bei scheinbar gegebener Indikation als Heilmethode (auch nach eigener Beobachtung) häufig versagen kann, war die These von der „hyperovariellen" Genese der Osteomalacie unhaltbar geworden. Indessen soll eine gewisse begünstigende Wirkung der Gravidität und der Lactation auf die Entstehung der Osteomalacie nicht völlig in Abrede gestellt werden.

Nicht nur die allgemein als endokrin bezeichneten Drüsen bilden Inkrete, oder regulieren den Stoffwechsel, den Blutchemismus, sondern auch andere Organe und Organsysteme. Dementsprechend könnte man bei der Rachitis auch eine besondere Funktionsveränderung des Knochenmarkes [Marfan (978), v. Bosanyi (152) u. a.] oder des gesamten Knochensystems [Hottinger (722), Ullrich (1441), zum Teil auch Verfasser (550)] bei der Genese der rachitischen Stoffwechselstörung in Erwägung ziehen. Direkte Beweise für die Richtigkeit dieser Annahme besitzen wir jedoch noch nicht. Als mehr indirekte Stützen können erwähnt werden: 1. Die Erhöhung des Serumphosphatspiegels bei Erwachsenen nach Knochenfrakturen [Tisdall-Harris (1428), Verfasser-Sulger (540), Rudd (1228)], bei gleichzeitigem Auftreten verstärkter Phosphatasetätigkeit im neugebildeten Callus [Ullrich (1441)]. Der Reiz zur Erhöhung der Serumphosphatzahl muß hier letzten Endes vom Knochen (Callus) ausgehen. 2. Die Tatsache, daß bei beginnender Rachitis und Osteomalacie die Störung in der Blut-Ca- und P-Verteilung nicht ganz selten noch wenig, oder überhaupt nicht in Erscheinung tritt. Für eine endgültige Klärung der verwickelten Verhältnisse müssen auch hier noch weitere, mehr direkte Beweise abgewartet werden.

Auf Grund eines ausgedehnten, in neuerer Zeit besonders stark erweiterten klinischen Materials müssen wir unter den endokrinen Drüsen die Epithelkörperchen in den Mittelpunkt der Diskussion über die endogenen Faktoren der rachitisch-tetanischen Stoffwechselstörung stellen.

Die Bedeutung der Epithelkörperchen für die Pathogenese der Rachitis und der „idiopathischen" Tetanie.

Bis vor kurzem hat man die Epithelkörperchen in Analogie zur parathyreopriven Tetanie vornehmlich mit der tetanischen Übererregbarkeit, weniger mit der rachitischen Ossificationsstörung in Beziehung zu bringen versucht [Pineles, Escherich (340), Erdheim (337, 338), Jeandelize (780)].

Der erste Versuch einer Identifizierung der spontanen infantilen (und der Erwachsenen-) Tetanie mit einer Epithelkörperchenschädigung nahm zunächst von der auffallenden klinischen Ähnlichkeit der „idiopathischen" und der experimentellen-parathyreopriven Tetanie seinen Ausgang. Der begründeten Forderung einer unmittelbaren Beweisführung glaubte man erst später, mit Hilfe besonderer anatomisch-histologischer Untersuchungen entsprechen zu können. So fand zuerst Erdheim (337, 338), später unter seiner Leitung Yanase

[(1560), an der Escherichschen Klinik] bei Kindern, die entweder an Tetanie gestorben waren, oder aber weiter zurückliegende Manifestationen durchgemacht hatten, Blutpigment und sonstige histologisch nachweisbare Reste einer parenchymatösen Blutung in einem oder auch mehreren Epithelkörperchen. Dieser Befund wurde dann als das gesuchte histologische Äquivalent der gestörten Epithelkörperchenfunktion gedeutet [Escherich (340)]. Die ersten positiven Befunde Erdheims und Yanases konnten indessen nicht von allen Nachuntersuchern bestätigt werden. Positiven Ergebnissen steht eine Reihe von negativen gegenüber [s. Literatur bei Turpin (1439), Verfasser (550)]. Noch wichtiger und wohl von entscheidender Bedeutung sind die Beobachtungen von Bliß (126), Grosser - Bethke (514), Harvier (584), Hartwich (583), Danisch (255) über (häufig recht ausgedehnte) Epithelkörperchenblutungen bei völlig normalen, nie tetanisch gewesenen Kindern.

In Anbetracht dieses Tatsachenmaterials wurde die ursprüngliche Annahme Escherichs (340) von der pathogenetischen Bedeutung solcher älteren Epithelkörperchenblutungen wohl allgemein fallen gelassen. Dies, sowie das negative Ergebnis weiterer histologischer Untersuchungen berechtigen uns aber noch keineswegs zu einer Ablehnung der Verwandtschaft zwischen der parathyreopriven und der idiopathischen Tetanie. Funktionelle Störungen im Zellgetriebe brauchen nicht unbedingt mit sichtbaren morphologischen Veränderungen einherzugehen. Wir können auch auf einem anderen, mehr indirekten Wege Beweise für diese vorausgesetzte Verwandtschaft zu erbringen trachten.

Am ansprechendsten wird die Annahme von der Zusammengehörigkeit der parathyreopriven und der infantilen Tetanie (übrigens auch der der Erwachsenen) durch chemische Befunde gestützt, die bei diesen Tetanieformen — im Gegensatz zu allen anderen — völlig identische Stoffwechselvorgänge erkennen lassen. So stellt die Hypocalcämie mit nur äußerst seltenen Ausnahmen ein konstantes Symptom beider besprochenen Tetaniearten dar. Bei beiden Tetaniearten besteht auch eine Phosphatstauung, die bei der parathyreopriven und der idiopathischen Erwachsenentetanie stets absolut bei der infantilen idiopathischen Tetanie jedoch sehr häufig nur relativ ist. Auch im Hinblick auf das Verhalten des Säurebasenhaushaltes ist die Kongruenz zwischen parathyreopriver und idiopathischer Tetanie eine vollkommene.

Angesichts dieser auffallenden Parallele dürfte die Beantwortung der Frage, worin eigentlich die physiologische Funktion der Epithelkörperchen besteht und wieso ihre Entfernung eine so verhängnisvolle, allgemeine Stoffwechselstörung verursacht, auch für die Kenntnis des Wesens der „idiopathischen" Tetanie von Interesse sein. Erblickt man in den Nebenschilddrüsen ein endokrines Organ, so liegt wohl die Annahme am nächsten, in ihm die Ursprungsstätte eines „spezifischen Hormons", ähnlich dem Thyroxin, Insulin usw. zu vermuten. Diesem Hormon sollte dann die Regulierung des Kalk- und Phosphatstoffwechsels, in erster Linie auch die eines normalen Blutchemismus unterliegen. Nach vielen ergebnislosen früheren Versuchen einer großen Reihe von Forschern gelang es erst neuerdings, etwa gleichzeitig und unabhängig voneinander Collip (226—235), sowie Hanson (568a), Hjort - Robison - Tendrick (686) und Berman (93, 94) das gesuchte Epithelkörperchenhormon in konzentrierter, stark aktivierter Form zu erhalten. Collip hat sein Verfahren auch handelstechnisch ausgebaut. Im sog. „Parathormone" (Eli, Lilly & Co, Indianopolis U.S.A.) besitzen wie eine nach dem Collipschen Originalverfahren dargestellte und genau titrierbare Epithelkörperchenhormonlösung; man spricht demgemäß allgemein von einem Colliphormon.

Zu den bereits von Collip und seinen Mitarbeitern erkannten und nachgewiesenen Folgeerscheinungen einer wirksamen Epithelkörperchenhormondosis gehört, sowohl bei parathyreopriven, wie bei normalen Hunden eine mehr oder minder starke Erhöhung des Serumkalkspiegels [s. auch Stewart - Percival (1377), Cantarow - Caven - Gordon (204), Greenwald - Groß (503), Herxheimer (613, 614), Reiß (1172)]. Bei normalen Tieren nimmt unter dem Einfluß des Hormons der Serumkalkwert übernormale Werte an, besonders leicht nach wiederholten, in kurzen Intervallen nacheinander erfolgten hohen Dosen [Collip (227)]. Erreicht der Serumkalkspiegel besonders hohe Werte (15—20 mg %), so treten schwere Vergiftungserscheinungen auf, der sogenannten „hypercalcämische Symptomenkomplex“: Blässe, Erbrechen, Apathie, Schläfrigkeit, mangelhafte Zirkulation, Appetitlosigkeit, Nierenstörung, Bewußtseinstrübung bis Bewußtlosigkeit, schließlich Exitus. Bei der Sektion solcher an Hypercalcämie verendeten Tiere (Hunde) werden Blutungen in der Darmschleimhaut, Kalkeinlagerungen im Myokard und in der Niere [Collip (235)], zumindest Nekrosen in der Herzmuskulatur [Hueper (733)] gefunden.

Eine Hypercalcämie kann nach Überdosierung des Hormons nicht nur bei normalen, sondern auch bei parathyreopriven, vorher also hypocalcämischen Tieren auftreten, in letzterem Falle naturgemäß erst nach Überschreitung des Normalbezirkes. Die Hypercalcämie spielt bei der Überdosierung des Epithelkörperchenhormons die gleiche Rolle wie die Hypoglykämie bei der des Insulins. Eine fortlaufende Kontrolle des Serumkalkspiegels oder die biologische Standardisierung einer Epithelkörperchenhormonlösung in bezug auf ihre serumkalkerhöhende Wirkung dürfte uns bei der Verwendung des Mittels vor dem Eintritt schwerer Vergiftungserscheinungen ebenso schützen, wie die Verfolgung des Zuckerspiegels und der bekannte Titerwert des verwandten Präparates im Beispiel des Insulins. Das „Parathormone“ wird nach dem Vorschlage von Collip - Clark (229) nach Kalkeinheiten dosiert, und zwar ist eine Kalkeinheit der hundertste Teil der Dosis, die bei einem Hunde von 20 kg Gewicht injiziert, nach 15 Stunden den Kalkspiegel des Serums um 5 mg % erhöht. Durch Bicarbonat d. h. durch alkalische Valenzen kann die Hormonwirkung auf den Serumkalk, insonderheit auch der „hypercalcämische Symptomenkomplex“ verhindert werden [Collip (227), Stewart - Percival (1377)]: Wiederum ein, wenn auch indirekter Hinweis auf den Antagonismus: Tetanie-Acidose. Tatsächlich fanden Taylor (1407) an Tieren, sowie Brehme-Verfasser (172) an gesunden Säuglingen unter dem Einfluß des Colliphormons eine stark gesteigerte Säureausscheidung im Urin, die letzteren Autoren, sowie Hastings - Sendroy (587) häufig auch eine inkompensierte Acidose im Blut. Die von Greenwald - Groß beobachtete Erhöhung der Kalk- und Phosphatausscheidung im Anschluß an Parathyreoidhormoninjektionen (503) stimmt mit diesen Befunden ebenfalls gut überein, gehen doch bekanntlich acidotische Zustände — wie bereits erwähnt — stets mit Kalk- und Phosphatverlusten einher [s. auch Brehme - György (172), Hunter - Aub (760)].

Außer der Serumkalkerhöhung, der acidotischen Umstimmung des Stoffwechsels bewirkt das Colliphormon auch eine allerdings oft nicht sehr ausgeprägte Abnahme des Serumphosphatgehaltes: Hiermit werden aber die 3 wichtigsten Bedingungen der parathyreopriven Tetanie eliminiert.

Den gleichen Effekt wie bei Hunden ruft das Epithelkörperchenhormon auch bei Kindern, Erwachsenen — sowohl unter normalen Bedingungen, wie bei Tetanie — hervor. Die Wirkung des Hormons ist jedoch beim Menschen keine so zuverlässige und konstante, wie beim Hunde. Das gleiche Präparat, das bei einer Person eine starke Serumkalkverminderung erzeugt, kann bei einem anderen Individuum völlig versagen [Brehme-Verfasser (172), Hunter-Aub (760), Hoag und Mitarbeiter (689), Shohl-Wakeman-Shorr (1336), Gibson (454)]. Bei Pflanzenfressern, wie Meerschweinchen, Kaninchen kommt der Hormoneffekt nur schwer, der „Überdosierungskomplex" überhaupt nicht zustande [Taylor (1407)].

Nach Blum soll das Epithelkörperchenhormon auch im Blut in aktiver Form kreisen (134—137). Den Beweis für diese Annahme erblickt er in der günstigen antitetanigenen Wirkung einer Blut-, Milchdiät bei parathyreopriven Tieren und — nach vereinzelten Angaben [Fünfgeld (423a), Graf (484)] — auch bei tetanischen Erwachsenen. Mißerfolge [Beumer-Falkenheim (110, 111), Greenwald (506)] führt er auf ungenügende Dosierung zurück. Allein selbst wenn wir den antitetanigenen Effekt hoher Blutdosen als gegeben erachten würden, auch dann kann die Gegenwart von Epithelkörperchenhormon im Blut nicht als erwiesen gelten. Man muß vielmehr mit der Möglichkeit rechnen, daß das Blut als ein in sehr hohen verabreichten Mengen durchaus unphysiologischer Nahrungsbestandteil den intermediären Stoffwechsel auf unspezifische Weise antitetanigen umzustimmen in der Lage ist. Als einen Mangel empfinden wir auch, daß mit dem Blut tetanischer Tiere das nach der Blumschen Theorie unwirksam sein müßte, genügend gesicherte Untersuchungen bisher nicht ausgeführt wurden. Für die Praxis können wir die Blumsche Kost mangels exakter Unterlagen und in Anbetracht ihrer leichten Entbehrlichkeit nicht empfehlen.

In früheren Zeiten schrieb man den Epithelkörperchen eine entgiftende Wirkung zu, die in der Neutralisation gewisser, auch im normalen Stoffwechsel stets gebildeten, toxischen Substanzen bestehen sollte. Als solche Verbindungen wurden auf Grund chemisch-analytischer Untersuchungen das Guanidin, und Guanidinderivate genannt [Noël-Paton (1106), Findlay-Sharpe (360), Sharpe (1314), Jacobson (775), Nothmann-Kühnau (1068), Ellis (328)], die sowohl bei der parathyreopriven wie bei der idiopathischen Tetanie vermehrt sein sollen. Man stellte diese beiden Tetanieformen mit der experimentellen Guanidinvergiftung gleich [vgl. auch Biedl (116)]. Gegen diese Schlußfolgerung lassen sich jedoch zahlreiche Einwände erheben. So soll nach Greenwald (500) die bisher in den betreffenden Untersuchungen befolgte Methodik der chemischen Guanidinanalyse nicht als einwandfrei zu betrachten sein. Eine Reihe von Autoren fanden bei der parathyreopriven Tetanie tatsächlich auch keine Vermehrung der Guanidinkörper [Greenwald (500, 504), Raida-Liegmann (1161), Noether (1061), Major-Orr-Weber (971)]. Auch in bezug auf die übrigen chemischen Befunde und die symptomatologische Therapie fehlt die völlige Übereinstimmung zwischen der Guanidintoxikose und der parathyreopriven, sowie der idiopathischen Tetanie. So ist die Hypocalcämie bei der Guanidinvergiftung in der Regel nicht nachweisbar oder nur eben angedeutet; auch im Gewebschemismus fand Behrendt (81) prinzipielle Unterschiede zwischen guanidinvergifteten und parathyreodektomierten Tieren. Während weiterhin auch der schwerste manifeste Zustand bei der parathyreopriven und der idiopathischen Tetanie mit Hilfe symptomatisch-therapeutischer Maßnahmen (wie Kalk, Salmiak, Narkotica usw.) bei zweckentsprechender Verwendung stets in das gefahrlose latente Stadium übergeführt werden kann, bleibt die Wirkung der gleichen Mittel im Falle einer schweren akuten Guanidinvergiftung nur auf die Bekämpfung der tetanischen Übererregbarkeit beschränkt und läßt eine Reihe weiterer Begleitsymptome unbeeinflußt [Noël-Paton (1106—1107), Verfasser-Vollmer (526), Herxheimer (611), Kühnau-Nothmann (869)]. Mit der Ca-Ionenverminderung allein scheint demnach die akute Guanidinvergiftung — im Gegensatz zu den echt tetanischen Manifestationen — nicht restlos zu erklären sein [Verfasser (1372)].

Daß bei Tieren, die infolge Entfernung der Epithelkörperchen latent tetanisch geworden sind, geringe, schon unterschwellige Guanidingaben schwere tetanische Erscheinungen bedingen, dürfte noch keineswegs — wie das von mancher Seite angenommen wurde [Noël-

Paton (1106, 1107), Herxheimer (613, 614), Dragstedt - Phillips - Sudan (284), Dragstedt - Sudan (286)] — als Beweis für die neutralisierende Wirkung der Epithelkörperchen, die nach der inkompletten Parathyreodektomie nicht mehr voll in Erscheinung treten kann, gelten. Es dürfte sich dabei eher nur um eine Summation von verschiedenen Reizen handeln; das Guanidin würde dann nur die Aktivierung einer latenten Tetanie veranlassen, ähnlich anderen schon besprochenen Maßnahmen.

Würde die Funktion der Epithelkörperchen in der Neutralisation eines Tetaniegiftes, im besonderen der Guanidine oder seiner Derivate bestehen, so müßte sich bei einer experimentellen Guanidintoxikose das Epithelkörperchenhormon als das natürliche Antidotum therapeutisch wirksam erweisen. Nachdem nun aber Collip - Clark (229), Herxheimer (613), Süßmann (1390) — im Gegensatz zu Nothmann - Kühnau (869) — in einschlägigen Versuchen an guanidinvergifteten Tieren wohl die tetanischen Erscheinungen, nicht aber den letalen Ausgang bekämpfen konnten, ist die Unhaltbarkeit der These von der entgiftenden Wirkung der Epithelkörperchen, wenigstens bezüglich der Guanidine endgültig bewiesen. Die Möglichkeit einer Überdosierung mit charakteristischen Symptomen nach hohen Epithelkörperchenhormongaben zeugt ebenfalls eindeutig gegen die reine Neutralisationstheorie.

Am wahrscheinlichsten erscheint uns heute die Annahme, daß das Epithelkörperchenhormon seinen Angriffspunkt im Knochen selbst hat, und durch Störung des Gleichgewichtes zwischen den Knochensalzen und den entsprechenden Serummineralien die Regulierung des Serumkalkspiegels zu besorgen hat. Beim hypercalcämischen Symptomenkomplex wird der Kalk aus den Knochen ausgelaugt, der Knochen verarmt an Mineralien, wird porotisch, bei entsprechender Verschlechterung der Kalk- und Phosphorbilanz [Greenwald - Groß (503), Stewart - Percival (1377), Brehme-Verfasser (172), Hunter - Aub (760)].

Die weitgehende Übereinstimmung in den blutchemischen Daten bei der parathyreopriven und der infantilen Tetanie, ergänzt durch die, obgleich inkonstanten, therapeutischen Erfolge mit Epithelkörperchenhormon wiederum bei beiden Tetanieformen, könnte man zunächst als eine indirekte Stütze der Epithelkörperchentheorie der infantilen Tetanie auffassen. Eine zwingende Forderung möchten wir jedoch in diesen Analogien nicht erblicken. Wir müssen vielmehr selber den Einwand bringen, daß die gleichen blutchemischen Veränderungen, die das Colliphormon bei der parathyreopriven und der infantilen Tetanie hervorruft, auch bei nichttetanischen Kindern, d. h. bei sicher normaler Epithelkörperchenfunktion beobachtet werden können. Dementsprechend deutet auch die Rückkehr des Blutchemismus zur Norm bei der infantilen Tetanie nicht unbedingt auf eine vorhergehende Funktionsstörung der Epithelkörperchen hin. Eine Entscheidung in der Frage nach der pathogenetischen Bedeutung der Epithelkörperchen für die infantile Tetanie läßt sich somit auf diese Weise nicht erbringen. Eine Reihe neuerer Forschungen über Unterschiede in den therapeutischen Bekämpfungsmöglichkeiten der parathyreopriven Tetanie einerseits und der gewöhnlichen Säuglingstetanie andererseits scheint sogar dieser völligen Analogisierung beider Tetanieformen durchaus zu widersprechen. Während nämlich die idiopathische Tetanie der Säuglinge und der Erwachsenen durch antirachitische Maßnahmen regelmäßig in kurzer Zeit kausal und endgültig behoben werden kann, gelang es Swingle - Rhingold (1397), Pincus-Peterson - Kramer (1128), Jones (794), Heß - Sherman (656), Greenwald-

Groß (307), Urechia - Popoviciu (1450), Brougher (175, 176), Heß-Weinstock - Rivkin (672a) in ausgedehnten Versuchen an parathyreodektomierten Tieren, und Dennig (271) auch in einigen Fällen von menschlicher parathyreopriver Tetanie, nicht, mit Hilfe von Ultraviolettbestrahlung oder nach Zufuhr von Lebertran und von bestrahltem Ergosterin den Serumkalkgehalt zu erhöhen oder den klinischen Status weitgehend zu bessern. Die in manchen Fällen zutage tretende Milderung des klinischen Bildes [Swingle - Rhinhold (1397), Jones (794), Urechia - Popoviciu (1450), Jung (802a, 802b), Brougher (175, 176)] bewegte sich innerhalb enger Grenzen und ging stets ohne Erhebung des Serumkalkspiegels einher. Das Bestehenbleiben der Hypocalcämie trotz intensiver, antirachitischer Behandlung ist wohl der beste Beweis dafür, daß Epithelkörperchentetanie und idiopathische Tetanie in pathogenetischer Hinsicht nicht als vollkommen identisch betrachtet werden dürfen. Daß jedoch gewisse, heute noch nicht genau faßbare Beziehungen zwischen beiden Tetaniearten doch bestehen müssen, hierfür sprechen einige in neuerer Zeit erhobene oder zumindest erweiterte ältere Befunde. Diese deuten sogar nicht allein auf Zusammenhänge zwischen Epithelkörperchenfunktion und Tetanie, sondern auch auf solche zwischen Epithelkörperchen und rachitischer Grundstoffwechselstörung hin.

Hier sind in erster Linie die schon seit langem [Erdheim (339)] bekannten, seither, auch in der letzten Zeit, des öfteren bestätigten Befunde von vergrößerten Epithelkörperchen, von echten Epithelkörperchenhyperplasien bei spontaner menschlicher und tierischer und bei experimenteller Rachitis zu erwähnen [Pappenheimer - Minor (1015, 1086), Hartwich (583), Ritter (1188)]. Diese Veränderungen werden seit Erdheim allgemein als Kompensationserscheinungen aufgefaßt [s. Hammett (568)]. Mit dieser Annahme steht auch die durch mangelhaftes Kalkangebot [Luce (930)] oder durch Lichtmangel [Sorour (1352), Higgins - Sheard (680), Nonidez - Goodale (1062)] bei Tieren experimentell erzeugte Hyperplasie und die reziproke Schrumpfung Verkleinerung der Epithelkörperchen nach Bestrahlung, nach Lebertranzufuhr [Higgins - Sheard (680), Nonidez - Goodale (1062)] in auffallend guter Übereinstimmung. Die entgegengesetzt lautenden Angaben von Gates - Grant (437, 491) und Humphris (758), die nach Bestrahlung bei Kaninchen eine Vergrößerung der Epithelkörperchen beobachtet zu haben glaubten, verlieren in Anbetracht der sehr ausgedehnten und exakten eindeutigen Untersuchungen von Higgins - Sheard an Beweiskraft.

Eine gewisse Schwierigkeit bereitet die bei Rachitis auftretende Vergrößerung der Epithelkörperchen mit der rachitischen Hypophosphatämie in Verbindung setzen zu wollen, wissen wir doch, daß das als aktive Prinzip der Epithelkörperchen angesehene Colliphormon den Phosphatspiegel nicht zu heben vermag. Eine kompensatorische Hyperplasie würde demnach bei einer Hypophosphatämie ihren Zweck kaum erfüllen können, wollte man nicht in den Epithelkörperchen eine zweite bisher unbekannte Substanz mit entsprechender Wirksamkeit annehmen.

Echte Adenome, Epithelkörperchentumoren bewirken ebenfalls Knochenveränderungen, hier aber besonderer Art, in der Regel eine Ostitis fibrosa. Gleichzeitig besteht eine Erhöhung des Serumkalkspiegels, ähnlich wie nach hohen Epithelkörperchenhormongaben [Serum-Ca bis 15—20 mg$^0/_0$ — Barr-

Bulger-Dixon (64), Aub[1], Snapper (1347a); weitere zugehörige Fälle bei Mandl (973), Silberberg (1341), Kerl (816), Hartwich (583)]. Operative Entfernung der Tumoren beeinflußt günstig den Knochenprozeß, kann aber sekundär zu parathyreopriver Tetanie führen. Jedenfalls lehren auch diese seltenen Beobachtungen, daß zwischen Epithelkörperchenfunktion und Ossification enge Beziehungen obwalten.

Der erst in der letzten Zeit geglückte Nachweis, daß langdauernde Zufuhr von bestrahltem Ergosterin in hohen Dosen bei Tieren und beim Menschen — wie wir es noch ausführlich zu erörtern haben werden[2] —, einen toxischen Symptomenkomplex herrufen kann, der sich in fast allen Einzelheiten (klinisch, blut- und stoffwechselchemisch) mit dem hypercalcämischen Vergiftungsbild nach hohen Colliphormondosen auffallend gut deckt, hat die Aufmerksamkeit erneut auf die mögliche Verknüpfung zwischen Epithelkörperchentätigkeit und Rachitis gelenkt. Diese Überdosierungserscheinungen treten nach exorbitant hohen Dosen erst nach einer mehr oder minder langen Latenzzeit, nicht wie beim Colliphormon sofort, in Erscheinung. Auch diese Tatsache kann zur Stützung der Annahme dienen, daß das bestrahlte Ergosterin nur auf dem Umwege über die angefachte Epithelkörperchentätigkeit seine Stoffwechselwirkung oder zumindest seinen toxischen Überdosierungseffekt entfaltet. Mit dieser Annahme würde auch die Unbeeinflußbarkeit der parathyreopriven Tetanie durch antirachitische Mittel, im besonderen durch bestrahltes Ergosterin dem Verständnis näher rücken: Bei fehlenden Epithelkörperchen fehlt der Angriffsort für das bestrahlte Ergosterin [Heß und seine Mitarbeiter (670, 672a), Verfasser (556)]. Allein auch gegen diese zunächst sehr plausibel erscheinende These sind schwerwiegende Einwände möglich. Am wichtigsten erscheinen mir in dieser Hinsicht folgende Unterschiede in der Wirkung des Epithelkörperchenhormons einerseits und des bestrahlten Ergosterins andererseits: 1. Kaninchen sind gegenüber bestrahltem Ergosterin sehr empfindlich [Pfannenstiel (1116, 1117), Kreitmair-Moll (862) u. a.], während bei der gleichen Tierart Überdosierungserscheinungen durch das Colliphormon überhaupt nicht zu erzielen sein sollen (Taylor, (1407)). 2. Zufuhr von Rachitisschutzstoff bewirkt bei Tieren, wie wir es gesehen haben, nicht nur keine Hyperplasie, Hypertrophie der Epithelkörperchen als Zeichen der vermehrten Aktivität, sondern eher eine Verkleinerung, Atrophie. 3. Bei Überdosierung mit bestrahltem Ergosterin kommt es nicht selten auch zu einer Hyperphosphatämie, während eine solche nach Epithelkörperchenhormongaben — von der agonalen Serum-Phosphatsteigerung abgesehen — nicht beobachtet wird.

Zusammenfassend müssen wir die Beziehungen zwischen Epithelkörperchentätigkeit und der rachitischen Stoffwechselstörung trotz einer Reihe wertvoller Hinweise als heute noch nicht genügend geklärt ansehen, und die Lösung dieses Problems der zukünftigen Forschung vorbehalten.

[1] Persönliche Mitteilung.

[2] Siehe S. 189ff., dort auch Literatur.

Die Wechselbeziehungen zwischen Rachitis und Tetanie.

Sowohl die Rachitis wie die Tetanie zeichnen sich stoffwechselchemisch durch eine — im einzelnen reziproke — Störung der Blut-Ca- und P-Verteilung aus. Man könnte sogar die spontane menschliche Rachitis in Analogie zu den 2 Arten der experimentellen Rattenrachitis als die „P-arme", die Tetanie dagegen als die „Ca-arme" Form auffassen [Shipley - Park - Mc Collum-Simmonds (1327)], wenn nicht der mögliche und sogar sehr häufige Übergang von Rachitis in Tetanie beim Menschen eine scharfe, bei der experimentellen Rattenrachitis im Hinblick auf die Ätiologie zulässige Trennung dieser Zustände verbieten würde.

Wieso kommt denn aber diese Umstimmung des Stoffwechsels bei der menschlichen Spontanerkrankung von der Rachitis in die Tetanie zustande?

Hier geben uns die Betrachtungen Moros (1024, 1026) über die Ursache des Frühjahrsgipfels der Tetanie einen Hinweis. Moro führt die Häufung der Tetaniefälle im Spätwinter und Vorfrühling auf eine funktionelle Änderung im Organismus zurück, die auf verstärkter „Hormonwirkung", auf einem erhöhten Erregbarkeitszustand des gesamten vegetativen Nervensystems beruht. Man könnte in diesem Zusammenhang von einer „hormonalen Frühjahrskrise" sprechen [Freudenberg-Verfasser (406)].

Eine jahreszeitliche Periodizität ist nicht allein den Pflanzen, sondern allem Anschein nach auch den höheren tierischen Organismen eigen. Wir brauchen nur an die jahreszeitliche Schwankungen im Verlaufe des Wachstums zu erinnern. Aus den sehr instruktiven röntgenometrischen Untersuchungen Wimbergers (1535) müssen wir schließen, daß die Wachstumsimpulse wohl schon im Januar, spätestens im Februar-März zur Wirkung gelangen; das verstärkte Längenwachstum hält dann aber nur bis Juni an. In der zweiten Hälfte des Jahres vom Juli bis Dezember besteht eine Stoffwechselverlangsamung [Gustafson - Fr. Benedict (518)] mit relativ herabgesetzter Wachstumsintensität.

Der Parallelismus zwischen der Pflanzen- und Tierwelt ist zum mindesten in diesem Punkte ein vollkommener. Das „biologische Frühjahr" [Moro (1026)] fällt nicht mit dem anatomischen zusammen. Das erstere beginnt schon am 23. Dezember, am Tage der kürzesten Sonnendauer, und endigt am 23. Juni dem Tage der längsten Sonnenscheindauer, umfaßt somit 2 astronomische Jahreszeiten, den Winter und den Frühling. Das „biologische Spätjahr", die Periode der relativen Ruhe, der Vorbereitung, setzt sich dagegen aus dem astronomischen Sommer und Herbst zusammen.

Die hormonale Frühjahrskrise kann bei einer rachitischen Stoffwechselstörung eine Umkehr, eine „eruptive Umstimmung" des Gesamtstoffwechsels bedingen; an Stelle der „rachitischen" Hypophosphatämie tritt die „tetanische" Hypocalcämie und relative Phosphatstauung. Wir stellen uns vor, daß diese hormonalen Einflüsse mit den eben besprochenen, im Frühjahr schlagartig zur Wirkung gelangenden „Wachstumsimpulsen" identisch sind oder mindestens in die gleiche Gruppe von hauptsächlich klimatisch bestimmten Reizen gehören.

Für die reale Existenz einer „hormonalen Frühjahrskrise" zeugen auch stoffwechselchemische Veränderungen zu Beginn des Frühjahrs schon im normalen Organismus. So weist die Jahreskurve der Serumphosphate — nicht nur bei Säuglingen und Kindern [Heß - Lundagen (627), Verfasser - Brehme-Brahdy (548), Bruun (182), Williams (1527)], sondern auch bei Erwachsenen [Pucher (1154), Havard - Hoyle (591), vgl. auch Heinelt (597)], sowie die des titrierbaren Alkalis [Falkenheim - Kruse (347), Straub (1387)] und der

Blut-Milchsäurewerte [Verfasser - Brehme - Brahdy (548)] — einen krisenhaften Anstieg im Frühjahr auf, gleichsam als Zeichen des beschleunigten Stoffwechsels. Im Zusammenhang mit dem Tetanieproblem dürfte das Verhalten der Serumphosphate, dieses „anorganischen Wachstumshormons" [Verfasser (528)] ein besonderes Interesse für sich beanspruchen.

Fassen wir die Rachitis und Tetanie als zwei verschiedene Phasen einer im Grunde identischen Stoffwechselstörung auf, und führen wir in dieses Schema den angesichts der besprochenen Daten auch experimentell gut fundierten Begriff der „hormonalen Frühjahrskrise" ein, so wird uns auch die Tatsache verständlich, warum die als rachitogen bekannten ätiologischen Faktoren und Bedingungen auch die Entstehung der Tetanie indirekt begünstigen müssen. In dieser Hinsicht deckt sich demnach die Ätiologie der Rachitis mit der der Tetanie. Auch die Frage, warum die „hormonale Frühjahrskrise" nur bei Rachitikern tetanigen wirkt, würde sich bei dieser Betrachtungsweise erübrigen: Denn nur hier ist die erforderliche Labilität der Blut-Ca und P-Verteilung gegeben. Man könnte sich bildlich so ausdrücken: Der Pendel der bei Rachitis stark gegen die eine Seite ausschlägt, kehrt bei Tetanie nicht in die Ruhelage zurück, sondern schlägt entsprechend stark in die entgegengesetzte Richtung aus. Hier liegt für die Entstehung der Tetanie die weitere Bedeutung der rachitischen Stoffwechselstörung.

In Ausnahmefällen begegnet man der Tetanie auch bei Kindern, die weder klinisch, noch röntgenologisch Zeichen einer rachitischen Ossificationsstörung erkennen lassen, so wenn die hormonale Frühjahrskrise bei bereits beginnender Rachitis noch vor der sichtbaren Ausbildung der rachitischen Knochenveränderungen zur Auswirkung gelangt. Erst später, sofern der tetanische Zustand und die damit verbundene Ca-Ionenverminderung länger anhalten, können dann die Symptome der rachitischen Ossificationsstörung, diesmal als Ausdruck eines echten intermediär entstandenen Kalkdefizits, zum Vorschein kommen. In anderen Fällen dagegen stellen sich Merkmale der Rachitis trotz der chronisch verlaufenden, oft sogar rezidivierenden Tetanie, auch späterhin nicht ein. So begegnet man z. B. bei Kindern mit Verdauungsinsuffizienz (Coeliakie) als Komplikation häufig der Tetanie. Daß sie nun trotzdem des öfteren rachitisfrei bleiben, hängt vermutlich mit ihrem schlechten Ernährungszustand zusammen: Die „Rachitisresistenz" der Dystrophiker ist eine allgemein bekannte, auch von uns schon gewürdigte klinische Tatsache. Wir sprechen in diesen Fällen von einer „Rachitis sine rachitide". Bei Erwachsenen dürften solche Vorkommnisse schon aus dem Grunde besonders häufig sein, da bei ihnen infolge des bereits abgeschlossenen Körperwachstums die Latenz der Ossificationsstörung eine viel längere ist, als im Kindesalter, und kann sich oft über mehrere Jahre erstrecken.

Mit den erwähnten Einschränkungen gilt die These vom gesetzmäßigen Zusammentreffen der Rachitis und der Tetanie ganz allgemein gesichert. Viel schwieriger ist dagegen die weitere Frage zu beantworten, warum die hormonale Frühjahrskrise nicht in jedem Falle von Rachitis tetanigen wirkt. Die Seltenheit der Tetanie als Komplikation bei den schwersten Graden von Rachitis [dies ist eine allgemein anerkannte Erfahrungstatsache, s. auch Aschenheim (39)] ließe sich noch am ehesten erklären: In diesen Fällen vermag auch die „hormonale Frühjahrskrise" nicht die eruptive Umstimmung aus dem einen Extrem in das andere zu bewerkstelligen. In dieser Beziehung bieten die leichten Rachitisfälle die günstigsten Bedingungen. Sie liefern auch tatsächlich das Hauptkontingent der Tetaniker. Die Mehrzahl bleibt aber selbst in dieser Gruppe von der Tetanie verschont. Hierfür müssen andere Erklärungsmöglichkeiten in Erwägung gezogen werden. Eine solche vermuten wir zunächst in den klimatischen Faktoren der

„hormonalen Frühjahrskrise“ selbst. Schon aus der geographischen Verbreitung der Tetanie scheint zu entnehmen zu sein, daß die Qualität und Quantität dieser klimatischen Bedingungen in der Auslösung der Tetanie eine erhebliche Rolle spielen müssen. So weisen gewisse scharf umschriebene Bezirke, Städte eine auffallend hohe Tetaniemorbidität auf, während in anderen Gegenden mit der gleichen Rachitisfrequenz Tetanie nur selten beobachtet wird.

Welcher Art jedoch die klimatischen Einflüsse sind, und welche von den zahlreichen Komponenten, die das Klima zusammensetzen, nicht allein bezüglich der Auslösung der Tetanie, sondern auch für ihre geographische Verbreitung den Ausschlag geben, diese Fragen sind vorläufig kaum zu beantworten. Moro (1026) denkt an das Zusammenwirken jener Komponenten, die dem wohlbekannten klimatischen Charakter des „Vorfrühlings und der ersten warmen Frühlingstage seine Eigenart verleihen“. In der Tat tritt Tetanie gehäuft in solchen, meist, aber keineswegs gesetzmäßig warmen, sonnenreichen Frühjahrstagen auf, die gleichzeitig mit einer Luftdruckerniedrigung einhergehen und somit einen Föhncharakter aufweisen. Wichtig, besonders betreffs der geographischen Bedingtheit der Tetanie erachten wir das plötzliche schlagartige Auftreten solcher Wetterumschläge aus kalten frostigen Wintertagen in den warmen, schwülen „Vorfrühling“. Der im Frühjahr eintretenden Verlängerung der Sonnenscheindauer kommt dabei sicherlich keine übergeordnete Bedeutung zu, denn erstens ist die Sonne keine obligate Komponente des „Tetaniewetters“ und zweitens können auch Kinder, die früher nicht an die Sonne gebracht und stets in geschlossenen Zimmern gehalten worden sind, an manifester Tetanie erkranken. Andererseits können aber auch die kurzwelligen Strahlen der natürlichen (wie auch der „künstlichen“ Höhen-) Sonne eine Aktivierung der Tetanie herbeiführen [Huldschinsky (741), Falkenheim-Verfasser (345), R. Stern (1373), Karger (807)]; im Gesamtkomplex der klimatischen Komponenten dürfte ihnen somit die Rolle eines „unterstützenden“ ätiologischen Faktors zukommen. Die gleiche Einschränkung besteht wohl auch für die Erhöhung der Außentemperatur, denn in geschlossenen und gleichmäßig temperierten Räumen, zumal bei den stets warm eingehüllten Säuglingen, kann diese Komponente kaum zur Wirkung gelangen. Ob nun dagegen die Erniedrigung des Barometerdruckes an der Entstehung des Tetaniewetters regelmäßig teilnimmt, gilt heute mangels ausreichenden zugehörigen Materials noch keineswegs als gesichert.

Es ist durchaus möglich, daß außer den erwähnten noch andere bis jetzt noch wenig erforschte und schwer registrierbare klimatische Faktoren am Zustandekommen der hormonalen Frühjahrskrise mitbeteiligt seien. So müßten auch die Luftelektrizität und das natürliche elektrische Feld der Erde — besonders im Hinblick auf gewisse jahreszeitliche Schwankungen — ebenfalls berücksichtigt werden, obgleich man sich über die Art ihrer physiologischen Wirkung einstweilen noch keine Vorstellung machen kann. Tatsächlich weist eine ganze Reihe von Konstanten der Luftelektrizität regelmäßige Jahresschwankungen auf, die mit der entsprechenden Morbiditätskurve der Tetanie auffallend konform verlaufen [s. Verfasser (550)].

Ein schlagartig einsetzender Wetterumschlag mit dem Charakter des „Tetaniewetters“ ist nicht allein auf die ersten Frühjahrsmonate (Januar bis April) beschränkt, schon im letzten Jahresviertel (Oktober-Dezember) pflegen solche Vorfrühlingstage den Winter des öfteren zu unterbrechen. Da nun aber gleichzeitig bei einer Reihe von Kindern die rachitische Stoffwechselstörung schon voll ausgeprägt sein kann, so sind damit wohl sämtliche Bedingungen der tetanischen Reaktionen gegeben. In der Tat gehört die Tetanie in diesen Spätjahrmonaten keineswegs zu den Seltenheiten. In welchen Monat des Jahres dann der „Frühlingsgipfel" der Tetanie fällt, hängt demzufolge von den entsprechenden von Jahr zu Jahr wechselnden klimatischen Bedingungen ab (Abb. 7).

In den späteren Frühjahrsmonaten (April bis Juni) erfährt die tetanigene Wirkung der klimatischen Faktoren eine starke Abschwächung, denn die Zunahme der Sonnenscheindauer und noch mehr die Vermehrung der ultravioletten Strahlen im Sonnenspektrum erhöht infolge endogener Bildung oder exogener Zufuhr (von bestrahlten Nährstoffen) den D-Vitamingehalt des Organismus, und vermag somit die erste, jeder weiteren übergeordneten Bedingung der rachitisch-tetanischen Stoffwechselstörung: das gestörte Gleichgewicht Ca:P, im intermediären Stoffwechsel und im Blut herzustellen. Nur wenn der tetanigene Reiz relativ stärker ist als die diesem entgegengesetzte Wirkung des gleichzeitig entstandenen (oder zugeführten) Rachitisschutzstoffes, dann wird eine Manifestierung der Tetanie immer noch möglich. Der Endeffekt hängt demnach in diesem Falle vom relativen Verhältnis dieser beiden Komponenten zueinander ab.

All die erwähnten klimatischen Faktoren haben in ihrer physiologischen Wirkung gemeinsam, daß sie den Stoffwechsel in alkalotischer Richtung verschieben und (oder) den Phosphatstoffwechsel im Sinne einer endogenen Stauung beeinflussen. Diesen Stoffwechselveränderungen kommt jedoch nicht nur eine tetanigene, sondern auch eine antirachitische Wirkung zu, sie müßten dementsprechend mit Heilungsvorgängen an den rachitisch veränderten Knochen einhergehen. Diese Forderung trifft tatsächlich in vielen Fällen von Tetanie zu [Gerstenberger (449, 450), Ullrich (1441)], aber keineswegs generell [Verfasser (528)], denn die gleichzeitig in Erscheinung tretende Hypocalcämie wirkt als innerer Kalkmangel und verhindert die Einlagerung von Kalk in die Knochen: die Rachitis bleibt florid. Eine absolute Phosphatstauung, die bei Säuglingstetanie nur sehr selten beobachtet wird, vermag bei einer gleichzeitig alkalotischen Stoffwechselrichtung einen so starken ossificationsfördernden Effekt auszuüben [Freudenberg-Verfasser (408), Ullrich (1441)], daß hier auch die Hypocalcämie noch kompensiert werden kann. Das Fehlen rachitischer Veränderungen bei der parathyreopriven Tetanie und bei der idiopathischen Tetanie der Erwachsenen, auch in seltenen Fällen von Säuglingstetanie rückt so dem Verständnis näher.

Außer dem Klima kann die Auslösung der Tetanie auch durch andere „tetanigene Faktoren" bedingt sein. Wirken mehrere Reize gleichzeitig auf den Organismus ein, so erfolgt eine gegenseitige Unterstützung und Summation. In dieser Hinsicht ist das Fieber besonders hervorzuheben. In Fällen, in denen der vom „Tetaniewetter" ausgehende Reiz unter dem erforderlichen Schwellenwert geblieben ist, kann dann die Tetanie im Anschluß an eine hinzutretende Temperaturerhöhung, einen fieberhaften Infekt, doch noch manifest werden. Auch mit Hilfe dieses Mechanismus findet demnach eine gewisse Auslese statt, denn solchen Summationsreizen wird wohl nie die Gesamtheit, sondern nur ein gewisser Bruchteil der Rachitiker im Verlaufe der Krankheit ausgesetzt sein können.

Einen weiteren besonders wichtigen unterstützenden tetanigenen Faktor haben wir in der „künstlichen Ernährung" zu erblicken. Ihre Rolle beschränkt sich nicht allein auf die Auslösung der manifesten Tetanie — mit Hilfe der von der Verdauungsalkalose, von der alkalischen Faecesreaktion, vom relativen Phosphatreichtum der Kuhmilch ausgehenden tetanigenen Reize — und auf die Begünstigung der rachitischen Stoffwechselstörung, vielmehr dürfte die Kuhmilch auch schon an der Ausbildung der für die Tetanie charakteristischen Ionenkonstellation beteiligt sein Denn wenn auch die Gleichgewichtsstörung zwischen dem Blutkalk- und Phosphatgehalt bei der Rachitis und auch der Tetanie vornehmlich auf das Versagen der inneren Regulationsmechanismen beruhen mag, so können sich die Zusammensetzung der Nahrung und möglicherweise gewisse mit der Verdauung zusammenhängende Vorgänge in der Genese dieser Krankheitszustände als unterstützende Faktoren doch noch Geltung verschaffen. Bei der Rachitis ist dies viel weniger der Fall als bei der Tetanie. Gehen wir nämlich vom Quotienten $\frac{Ca}{P}$ aus, so weist dieser — wie bereits erwähnt — in der Kuhmilch einen viel niedrigeren Wert (0,79) auf, als in der Frauenmilch (1,31); d. h. in der Kuhmilch besteht ein relativer Phosphatüberschuß. Phosphate erniedrigen aber den Serumkalk, verstärken somit die Hypocalcämie, besonders leicht bei einer durch die Rachitis bereits gestörten Blut-Ca- und P-Verteilung. Dementsprechend wird die Kuhmilch bei der Tetanie die Entstehung der Hypocalcämie erleichtern. Es liegt uns jedoch völlig fern, dieser exogenen ätiologischen Komponente bei der Tetanie einen Vorrang zuschreiben zu wollen. Ebenso wie die Rachitis ist auch die Tetanie in erster Linie als eine intermediäre endogen bedingte Stoffwechselstörung aufzufassen.

Es ist sogar fraglich, ob die erwähnten klimatischen Faktoren oder die künstliche Ernährung eine unkomplizierte, d. h. tetaniefreie Rachitis direkt, ohne Zuhilfenahme besonderer, bisher unbekannter endogener Momente in das latent-tetanische Stadium überführen können, mit anderen Worten, ob sich ihre Wirkung — wie es den Anschein hat — nicht allein auf die Aktivierung einer bereits latent vorhandenen Tetanie beschränkt. Diese für die Pathogenese der Tetanie wichtige Frage muß heute noch als unentschieden bezeichnet werden. Daß jedoch solche Übergänge aus einer im engeren Sinne rachitischen („P-armen") in die tetanische („Ca-arme") Phase tatsächlich vorkommen, kann heute im Hinblick auf die zahlreichen einschlägigen klinischen Beobachtungen [Freudenberg-Verfasser (414)], und angesichts der gar nicht so seltenen Kombination einer „rachitischen" Hypophosphatämie mit einer „tetanischen" Hypocalcämie nicht mehr angezweifelt werden.

Die Entstehungsbedingungen der Rachitis und Tetanie lassen sich nach dem Gesagten in das folgende vereinfachte Schema [Verfasser (550)] zusammenfassen, wobei es noch zu beachten bleibt, daß zur Ausbildung der Tetanie nicht unbedingt sämtliche Zwischenstadien durchlaufen werden müssen.

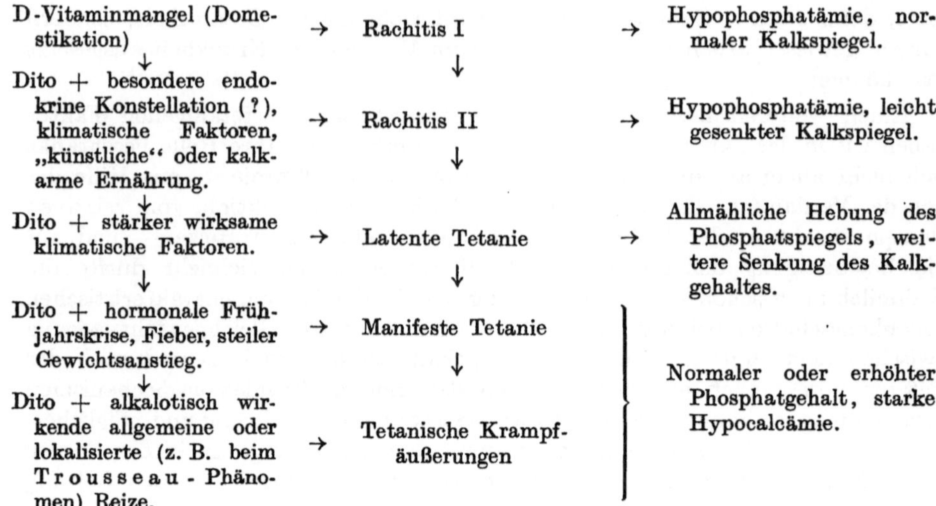

Sowohl die Hypocalcämie wie auch die Hypophosphatämie werden, sobald schon vorhanden, unter dem Einfluß besonderer intermediärer Vorgänge von der Art eines „Circulus vitiosus“, dessen Erörterung im einzelnen hier viel zu weit führen würde, allmählich an Intensität zunehmen müssen, oder zumindest bestehen bleiben. So erklärt sich auch die Tatsache, daß der Übergang von der unkomplizierten Rachitis in die Tetanie (ebenso oder vielleicht noch mehr auch in umgekehrter Richtung) mit Schwierigkeiten verbunden ist, und des Hinzutretens besonderer Impulse („hormonale Frühjahrskrise“ usw.) bedarf. Bei der latenten Tetanie mit erniedrigtem Serumkalk- und Phosphatspiegel besteht sogar ein zweifacher „Circulus vitiosus“. Der weitere Verlauf hängt dann in erster Linie von der Resultante einerseits der rein rachitogenen, andererseits der tetanigenen Reizfaktoren ab, die im gegebenen Falle zur Auswirkung gelangt sind.

Besondere Formen der Rachitis und der Tetanie.

Als die übergeordnete Bedingung der experimentellen Rattenrachitis haben wir die alimentär bedingte Störung der Blut-Ca- und P-Verteilung kennen gelernt, die durch Zufuhr von Rachitisschutzstoff oder durch Nivellierung des Quotienten $\frac{Ca}{P}$ in der Nahrung behoben werden kann. Bei der menschlichen Spontanrachitis sind die Verhältnisse verwickelter. Die auch hier im Blutchemismus nachweisbare Abweichung von der Norm läßt sich wohl durch Vitamin-D-Angebot bekämpfen, allein der Versuch, diese Salzstoffwechselstörung auf exogene Momente zurückzuführen oder sie — in Analogie zur experimentellen Rattenrachitis — durch Salzzufuhr (Phosphat oder Kalk) nachhaltig zu beeinflussen, mißlang bisher. Neuerdings mehren sich sogar die Stimmen, die für die menschliche Spontanrachitis die übergeordnete pathogenetische Bedeutung des gestörten Ca- und P-Gleichgewichtes in Abrede stellen und dieses Symptom mehr als ein sekundäres ansehen wollen. Das primäre pathogenetische Moment wird nach dieser Anschauung — wie bereits dargetan — direkt in das Knochensystem verlegt. Eine Entscheidung in diesem Fragekomplex konnte bisher, wie wir es gesehen haben, nicht gefällt werden. Nichtsdestoweniger besitzen wir im Beispiel einer besonderen, von der üblichen Rachitis verschiedenen Rachitisform, in der sog. renalen Rachitis, den besten Beweis dafür, daß die gestörte Blut-Ca- und P-Verteilung als primärer ätiologischer Faktor auch beim Menschen gegebenenfalls eine gewichtige Rolle zu spielen in der Lage ist. Die Kenntnis der renalen Rachitis dürfte somit für die Pathogenese der rachitischen Osteopathien überhaupt von Interesse sein.

Die Zahl der einschlägigen Beobachtungen ist nicht sehr groß, sie dürfte heute noch kaum 100 übersteigen. Auffallenderweise begegnen wir solchen Veröffentlichungen fast ausschließlich in der ausländischen pädiatrischen Literatur [Parsons (1094, 1906), Miller (1013), Miller-Parsons (1014), Barber (59—61), Paterson (1100—1102), Shipley - Park - Mc Collum - Simmonds (1327), Sutherland (1395), M. Fletcher (376), Fairbank (344), Page (1082), Ogilvie (1073), Porter (1141), Roth (1226), Hutinel (764—766), Jacob-Durant (774), Hunt (759), Apert (34), Lathrop (890)], in der deutschen Literatur haben sich bisher nur 2 Arbeiten mit dem Problem befaßt [Verfasser (553, 554), Duken (296)].

Die Berichte schildern die Klinik und Symptomatologie der Krankheit als eine eintönige. Nach stets schleichendem Beginn sind häufig die Wachstumshemmung oder aber das plötzliche Auftreten und die rasche Verschlimmerung von rachitischen Knochenveränderungen, so Genua valga, die ersten auffallenden äußeren Merkmale einer bisher nicht erkannten Erkrankung. Der Ausbildung der äußerlich sichtbaren rachitischen Knochendeformitäten geht die übergeordnete Nierenstörung längere Zeit, meist mehrere Jahre voraus. In dieser ersten, meist nicht erkannten Phase der Krankheit, klagen die Kinder häufig über starkes Durstgefühl, häufigen Harndrang: Symptome, die uns die häufige Fehldiagnose eines Diabetes insipidus verständlich machen. Dies um so mehr, weil der Urinbefund in der Regel ein sehr wenig ausgeprägter ist. Die Albuminurie ist geringgradig, kann zeitweise sogar völlig fehlen; Zylinder werden ebenfalls oft vermißt, oder finden sich höchstens in sehr geringer Anzahl. Das häufige, nach Barber sogar für die Mehrzahl der Fälle (auch in den eigenen Beobachtungen) charakteristische Fehlen von kardiovasculären Symptomen (erhöhter Blutdruck, Herzhypertrophie, rigide Arterien), die bei Erwachsenen die essentielle Schrumpfniere regelmäßig begleiten, erhöht nur die Schwierigkeit einer richtigen Diagnose. Hier ermöglicht allein eine Nierenfunktionsprüfung, verbunden mit Bestimmung des Serumreststickstoffgehaltes die nötige Entscheidung, auch die differential-diagnostisch oft nicht leichte Abtrennung gegen einen Diabetes insipidus. Es besteht eine mehr oder minder ausgeprägte Hyposthenurie, mit sehr schlechter Konzentrierungsfähigkeit, stark verzögerter Indigocarmin-, Harnstoffausscheidung und erhöhtem Reststickstoffgehalt im Blutserum. Kopfschmerz, Erbrechen, Augensymptome, Schläfrigkeit usw. deuten auf eine drohende Urämie hin, an der nach den Literaturangaben die Kranken mit geringen Ausnahmen schließlich auch enden.

Ebenso wie die Klinik der Krankheit, weist auch der Autopsiebefund bei den zur Sektion gelangten und in der Literatur ausführlich erörterten, zahlreichen Fällen eine nur sehr geringe Abwechslung auf. Der Nierenstörung liegt stets eine progressive Fibrosis mit cystischer Degeneration der Tubuli, meist „mit geringerer Tendenz sekundärer systematischer Gefäßveränderungen als bei anderen bekannten Formen einer interstitiellen Nephritis“ [Barber (60)] zugrunde. Die Nieren sind in der Regel außerordentlich klein. Die Genese dieser Nierenveränderung ist unklar. Ein Teil der Autoren faßt sie als eine Art von Mißbildung, als echte Aplasie, und die Fibrosis als Folgezustand auf. In manchen Fällen läßt sich die interstitielle Nephritis mit sekundären Schrumpfungen einwandfrei auf eine aufsteigende Infektion der Harnwege zurückführen (so in einem Falle unserer Beobachtung). Die Ossificationsstörung wird als eine echt-rachitische oder zumindest der rachitischen außerordentlich ähnliche bezeichnet [Parsons (1096), Shipley-Park-

Mc Collum - Simmonds (1327)]. Die Annahme einer Pseudorachitis ist demnach vom anatomisch-histologischen Standpunkte aus nicht gerechtfertigt.

Fragen wir nach der Ursache der Ossificationsstörung bei der renalen Rachitis, so liegt es am nächsten, in Übereinstimmung mit sämtlichen Autoren (allein Duken ausgenommen), den veränderten Blutchemismus zur Erklärung heranzuziehen. In jedem Falle von renaler Rachitis besteht eine Verschiebung der Blut-Ca- und P-Verteilung, und zwar in der Regel eine sehr starke absolute Phosphatstauung, ähnlich wie dies bei fast jeder chronischen Nephritis infolge der Behinderung der Phosphatausscheidung durch die kranken Nieren, aufzutreten pflegt, sowie eine sekundäre Hypocalcämie und eine konstante, meist sogar wahre Acidose. Im Gegensatz zur experimentellen Rattenrachitis kommt hier diese Störung im Blutchemismus endogen, und zwar nephrogen zustande. Mit dem veränderten Quotienten $\frac{\text{Ca}}{\text{P}}$ im Blut und mit der begleitenden Acidose sind nun aber die im vorhergehenden besprochenen Bedingungen einer rachitischen Knochenerkrankung voll erfüllt. Die Ausbildung der entsprechenden spezifischen Symptome stellt nur das Endergebnis dieser Forderung dar. Für die Richtigkeit dieser vorerst allein durch Überlegungen und Analogieschlüsse gestützten Folgerung spricht der Umstand, daß nach verschiedenen Beobachtungen [Parsons (1096), Verfasser (553)] eine, wenn auch nur unvollkommene Normalisierung des gestörten Ca- und P-Gleichgewichts im Blut, wie sie im Verlaufe der Nierenerkrankung oft auch spontan einzutreten pflegt, stets mit Heilungsvorgängen an den Knochen einhergeht. Für die besondere Stellung der renalen Rachitis zeugt weiterhin ihre fast regelmäßige Unbeeinflußbarkeit durch spezifische antirachitische Mittel und der chemische Blutstatus, der noch am ehesten an Tetanie erinnert. Die starke, in der Regel inkompensierte Begleitacidose bedeutet jedoch eine entscheidende Abweichung, die gleichzeitig auch das Auftreten tetanischer Symptome verhindert. Die in einigen seltenen Fällen nachweisbare günstige Wirkung antirachitischer Mittel bei der renalen Rachitis [Verfasser (553)] muß wohl als ein rein symptomatischer Effekt gedeutet werden.

Ob die bei der Verdauungsinsuffizienz (Coeliakie) gelegentlich auftretende Rachitis — wie dies Fanconi (350) vermutet — ebenfalls als eine besondere Rachitisart aufzufassen sei, erscheint uns wenig wahrscheinlich oder zumindest noch nicht genügend begründet. Fanconi stützt seine Ansicht allein auf die Tatsache, daß spezifisch-antirachitische Verfahren bei der die Coeliakie begleitenden Rachitis häufig versagen. Selbst wenn dies zutreffen würde, was nach Parsons (1097) und nach eigenen unveröffentlichten Beobachtungen generell sicher nicht behauptet werden darf, ist damit noch nicht gesagt, daß die rachitische Osteopathie bei der Coeliakie von der gewöhnlichen Spontanrachitis grundsätzlich zu trennen sei. Vielmehr könnte man sich vorstellen, daß bei der Coeliakie mit den chronischen Durchfällen die Kalkphosphatretention so stark gestört ist, daß der Rachitisschutzstoff mangels der notwendigen Knochensalze als Bausteine seine Wirkung nicht entfalten kann, obgleich die rachitische Störung letzten Endes der üblichen Spontanrachitis entspricht. Auch der Blutchemismus bei der Coeliakie weist keine Eigentümlichkeiten auf, die für den spezifischen Charakter der Osteopathie sprechen würden. In der Regel, aber (nach eigenen Erfahrungen) keineswegs — wies dies von Fanconi behauptet wird — ausnahmslos, herrscht bei der Coeliakie, oft auch ohne begleitende Rachitis („rachitis sine rachitide“) eine Hypophosphatämie, häufig auch eine Hypocalcämie, dann mit tetanischen Symptomen vor: mithin ähnliche Veränderungen wie bei der gewöhnlichen Spontanrachitis.

Über eine weitere eigentümliche Rachitisart berichtet neuerdings Boyd (164). Es handelt sich hier um Fälle mit schwerer florider Rachitis, sehr starker Hypophosphatämie und normalem Kalkspiegel, die durch Zufuhr von Vitamin-D oder durch Kalk, Phosphatangebot nicht geheilt werden können. Der Säurebasenhaushalt ist stets, wenn auch in wechselndem Maße im Sinne einer Acidose (!), eines relativen Basendefizits gestört. Bei einem Kinde bewirkten sogar 3×1 g $NaHCO_3$ täglich eine deutliche Besserung. Die Besonderheit dieser Fälle besteht — außer ihrer therapeutischen Unbeeinflußbarkeit — darin, daß sie stets mit eigentümlichen endogenen Störungen vergesellschaftet sind, so in erster Linie mit einem atypischen Diabetes mellitus, mit Diabetes insipidus (wobei eine renale Komponente im Sinne der renalen Rachitis nicht in Betracht kommt). Einen vermutlich in die gleiche Gruppe gehörigen Fall haben vor kurzem Schier und Stern (1269) beschrieben, der sich außer der rachitischen Grundkrankheit, und der sehr starken Hypophosphatämie mit Acidose, durch einen atypischen Diabetes mellitus und durch sein refraktäres Verhalten auch den sonst zuverlässigsten spezifischen antirachitischen Verfahren gegenüber ausgezeichnet hat. Über die Pathogenese dieser „unheilbaren“, anscheinend äußerst seltenen Rachitisart besitzen wir noch keine verwertbaren Befunde.

Von mancher Seite wird versucht [s. Alwens (29)], auch die „Hungerosteopathien“ von der Rachitis-Osteomalaciegruppe abzutrennen und ihnen eine eigene Stellung einzuräumen. Allein die Beweisführung für diese Absonderung erscheint uns — wie wir bereits erörtert haben — nicht stichhaltig. Das Vorwiegen osteoporotischer Veränderungen bei der Hungerosteopathie können wir uns auch durch das Hineinspielen der Unterernährungskomponente, auch vom pathologisch-histologischen Standpunkte aus, zur Genüge erklären. Auch der von Loll (922, 923) als wichtiges Unterscheidungsmerkmal gebrachte Befund der relativ sehr starken Phosphatverarmung in den Knochen bei Hungerosteopathien kann als Beweis nicht anerkannt werden, da nach neueren Untersuchungen [Medes (994), Howland-Marriott-Kramer (731), Chick-Korenchevsky-Roscoe (218)] ähnlich verminderte P-Werte auch in den Knochen rachitischer Ratten und auch bei der kindlichen Spontanrachitis (731) nachgewiesen werden können. Ätiologisch-klinisch und bezüglich ihrer therapeutischen Beeinflußbarkeit stehen die Hungerosteopathie und die engere Gruppe der „rachitisch-malacischen“ Störungen miteinander sogar in bestem Einklang.

Nicht nur bei der Rachitis, auch bei der Tetanie erheischen vereinzelte Fälle eine besondere Betrachtung und müssen als von der großen Gruppe der gewöhnlichen „idiopathischen“ Tetanie verschieden angesehen werden. So müssen wir die postoperativen Tetanien, diese rein parathyreogene Tetanieart, die durch antirachitische Mittel nicht beeinflußt werden, nach dem heutigen Stand der Tetanielehre[1] als eine besondere Gruppe ansehen. Nicht ohne Berechtigung kann auch die sog. puerile Tetanie, die sich bei Kindern über das

[1] Siehe S. 148ff.

eigentliche Rachitisalter, d. h. über das Kleinkindesalter hinaus über viele Jahre erstreckt, als eine ebenfalls rein parathyreogene Tetanie aufgefaßt werden: Denn auch in diesen Fällen versagen die spezifisch-antirachitischen Mittel mehr oder minder vollkommen, lassen zumindest den Serumkalkspiegel und die absolute (!) Phosphatstauung unbeeinflußt, bewirken höchstens — ebenso wie bei der experimentellen parathyreopriven Tetanie — eine leichte klinische Besserung [Brehme-Verfasser (172), Schlack (1275)]. Hier dürfte also eine endogene Schwäche [Fehlen, mangelhafte Ausbildung, sekundäre Zerstörung — vgl. auch die Beobachtung von Böttiger-Wernstedt (165), bei einem an Tetanie verstorbenen Säugling] der Epithelkörperchen vorliegen.

All diese besonderen Formen der Rachitis und der Tetanie sind jedoch nur Ausnahmen, die man neben der großen Anzahl der echten Rachitis- und Tetaniefälle vernachlässigen kann.

Zähne und Rachitis.

Als eine besondere Form nicht der Rachitis, sondern der rachitischen Manifestationen stellen Veränderungen an den Zähnen dar. Wie im ganzen Skeletsystem, so leidet bei Rachitis die Kalkeinlagerung auch in den Zähnen not, was sich dann nach dem späteren Durchbruch der Zähne in Form von Hypoplasien äußert. Unter solchen Hypoplasien hat man früher nach außen sichtbare Veränderungen im Schmelzaufbau verstanden. Der häufigste Sitz dieser Schmelzhypoplasien, Schmelzdefekte ist an den Kauflächen oder in deren Nähe, meist in gürtelförmiger Anordnung. Nur in seltenen Fällen verschiebt sie sich gegen den Zahnhals zu. Die leichteste Form tritt durch diskontinuierliche, seichte, grübchenförmige Vertiefungen in Erscheinung, während die schwereren Fälle durch stärkere stufenförmige Einsenkungen, oft mit freiliegendem Dentin, gekennzeichnet sind. Neuere Untersuchungen, die wir in erster Linie Walkhoff (1480) und M. Mellanby (1001—1005) verdanken, haben die Aufmerksamkeit auf die inneren, nach außen unsichtbaren Hypoplasien gelenkt, die schon aus dem Grunde ein besonderes Interesse für sich beanspruchen dürften, da sie das Prädispositionsmoment für spätere cariöse Zahnveränderungen abgeben.

Die Gesamtheit der äußeren und inneren Hypoplasien, die Walkhoff unter dem Namen Odontegenesis imperfecta zusammenfaßt, äußert sich nach ihm „durch mangelhafte Verkalkung kleinerer oder größerer Gruppen von Schmelzprismen, in ihrer Längsachse durch stärkere Ausbildung bzw. geringere Verkalkung der Corticalisschicht der Schmelzprismen, durch Querstreifung der Prismen, schlechte Verkalkung derselben sowohl an der Dentingrenze, wie in den peripheren Schichten in mehr oder minder großen unregelmäßigen Bezirken, durch Streifen des Retzius von der geringsten Andeutung bis zur stärksten Ausbildung, durch schlechte Verkalkung der Schmelzelemente in den Fissuren der Molaren, und wenn auch seltener, durch äußere Hypoplasien des Schmelzes. Im Zahnbein trifft man sowohl auf einzelne Interglobularräume, wie auf durch diese gebildete Konturlinien, und zwar nicht nur in den Kronen, sondern auch in den Wurzeln, auf Gruppen von mangelhaft verkalkten Dentinkanälchen, ferner auf gewaltige Interglobularräume an der Dentinzementgrenze, selbst Durchsetzungen der ganzen Dentindicke eines fertigen Zahnes mit solchen, endlich auf irreguläres Dentin in sonst ganz normalen, gesund aussehenden Zähnen."

Die Verkalkung der Zähne im zweiten Gebiß fällt zeitlich mit dem Auftreten der floriden Rachitis im Säuglingsalter zusammen (Abb. 12). Die

Entstehung der äußeren und inneren Hypoplasien muß man dementsprechend auch in das Säuglingsalter zurückverlegen.

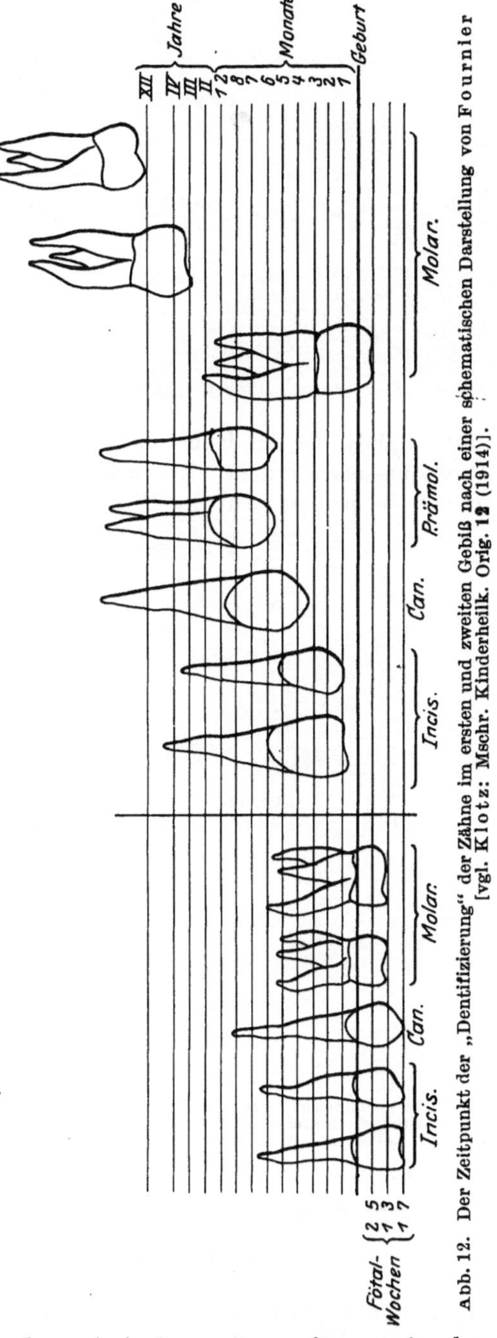

Abb. 12. Der Zeitpunkt der „Dentifizierung" der Zähne im ersten und zweiten Gebiß nach einer schematischen Darstellung von Fournier [vgl. Klotz: Mschr. Kinderheilk. Orig. 12 (1914)].

Nach der früher allgemein herrschenden Anschauung, insbesondere auf Grund der Erdheimschen (337), neuerdings durch Korenchevsky (849), Cohen (222) u. a. bestätigten Untersuchungen sollten diese Zahndefekte ausschließlich rachitisch-tetanischen Ursprungs sein. Dieser Ansicht wurde dann später von verschiedener Seite [s. bei Klotz (835), K. Kassowitz (812a)] mit guten Gründen entgegengetreten. Es wurde darauf abgehoben, allerdings nicht durch die neueren strengeren diagnostischen Kautelen erhärtet, daß man häufig Schmelzdefekten in verschiedenster Ausbildung bei Kindern begegnet, die weder Rachitis noch Tetanie durchgemacht haben. Nach K. Kassowitz (812a) sollte jede auch nur vorübergehende Stoffwechselstörung, z. B. eine akute Infektionskrankheit, Anlaß zu einer rasch ausgeglichenen Ossificationsstörung geben, die dann bei den Zähnen in Form der Hypoplasien in Erscheinung tritt. Schwerwiegend ist auch der von Mc Collum (961) erwähnte Einwand, wonach die geographische Verteilung der Rachitis sich mit der der cariösen Zahnveränderungen in der Bevölkerung nicht völlig deckt. Hierzu kommt noch, daß nach mehreren Autoren [Zilva-Wells (1563), Höjer (693, 696), Toverud (1433), Howe (725—727), Reyher - Walkhoff (1182), Walkhoff (1480)], auch ein Unterangebot an Vitamin-C, — allerdings nach den vorliegenden experimentellen Ergebnissen bisher nur für das Meerschweinchen eindeutig erwiesen — Zahnhypoplasien der erwähnten Art verursachen kann. Andererseits verfügen wir aber aus der letzten Zeit über ausgedehnte experimentelle Befunde [M. Mellanby

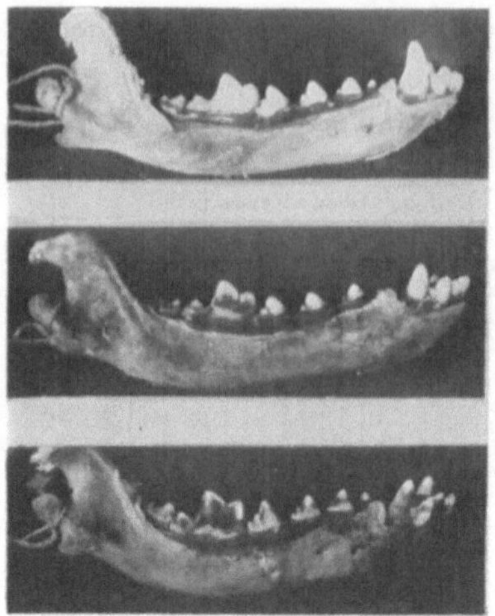

Abb. 13. Gebisse von 3 Hunden des gleichen Wurfes. Die Hunde erhielten in gleich langen Versuchsperioden die gleiche Grunddiät mit folgenden Zusätzen:

a) Lebertran – normales Gebiß,
b) Olivenöl und $CaCO_3$,
c) Olivenöl.

Sowohl b) und c) zeigen schlecht verkalkte (hypoplastische) Zähne. Durch Kreidezusatz konnte nur eine mäßige therapeutische Wirkung erzielt werden, die weit hinter der des Lebertrans (a) zurückblieb. (M. Mellanbry 1004).

(1001—1005)], die der früheren Lehrmeinung von der rachitischen Genese der Zahnhypoplasien erneut eine sichere Grundlage zu verleihen imstande sind. Hiermit soll jedoch nicht der Eindruck erweckt werden, daß wir nun wiederum

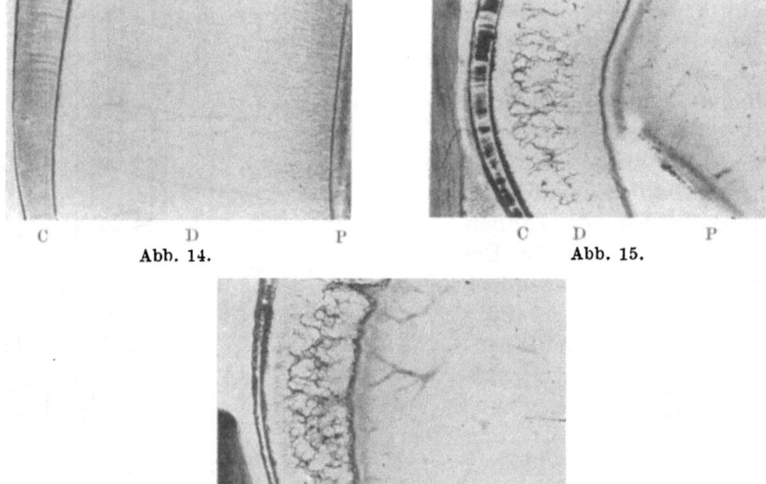

Abb. 14. Abb. 15.

Abb. 16.

Abb. 14—16. Längsschnitte von den unteren Eckzähnen bei 3 Hunden des gleichen Wurfes. Die Hunde erhielten in gleich langen Versuchsperioden die gleiche Grunddiät mit folgenden Zusätzen.
Abb. 14. Lebertran und Hafermehl. Zement und Dentin sind breit; keine Interglobularräume: Die Zähne sind normal.
Abb. 15. Olivenöl, Zement und Dentin sind schmal. Pigmentation des Zements, Interglobularräume im Dentin: Hypoplasie.
Abb. 16. Olivenöl und Hafermehl. Zement und Dentin sind sehr schmal und schlecht verkalkt. Der Zusatz von Hafermehl hat die Verkalkung der Zähne besonders stark beeinträchtigt. (M. Mellanby, 1003.)
C Zement, D Dentin, P Pulpa, I Interglobularräume.

jede Zahnhypoplasie unbedingt auf eine rachitische Grundstörung zurückführen: Die Möglichkeit einer nichtrachitischen Genese möchten wir vielmehr auch weiterhin noch ausdrücklich offen lassen.

Die Beweisführung von M. Mellanby ist eine völlig eindeutige. Es gelang ihr der Nachweis zu erbringen, daß Unterangebot an Rachitisschutzstoff, besonders bei gleichzeitig reichlicher Zufuhr von „rachitogen“ wirkenden Cerealien (Hafermehl)[1] bei Hunden schwere Zahnhypoplasien erzeugt, und daß in Kontrollversuchen eine an Rachitisschutzstoff reiche Diät die Entstehung von solchen Hypoplasien verhindert (Abb. 13, 14, 15, 16). Diese in Tierexperimenten gewonnenen Ergebnisse konnte Mellanby auch auf die menschlichen Verhältnisse übertragen. Auch bei Kindern konnte die Entstehung der Hypoplasien

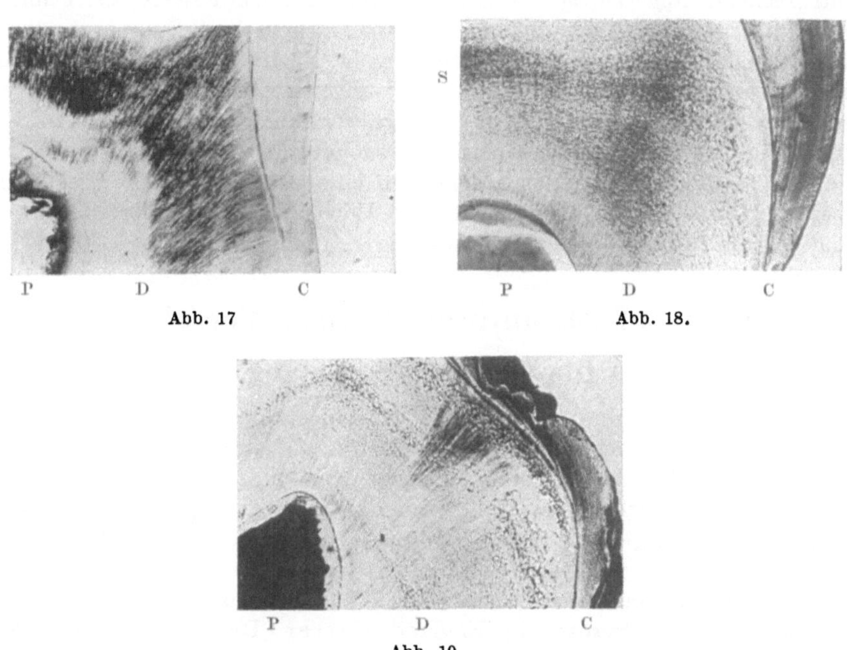

Abb. 17 Abb. 18. Abb. 19.

Abb. 17—19. Photogramme von 3 Backzähnen aus kindlichen Milchgebissen, zum Nachweis für die Existenz angeborener Hypoplasien (M. Mellanby, 1003).

Abb. 17. 1. Molar. Fast normale Struktur, geringe, fast fehlende Pigmentation im Zement. Keine Interglobularräume.

Abb. 18. 2. Molar. Schwere Hypoplasie. Starke Pigmentation des Zements. Zahlreiche Interglobularräume.

Abb. 19. 2. Molar. Ebenfalls starke Hypoplasie. Sehr unregelmäßiges, mangelhaft angelegtes Zement. Zahlreiche Interglobularräume. Die Verkalkung des Dentins weniger gestört als bei Abb. 18.

P Pulpa, D Dentin, C Zement.

und in weiterer Folge auch die von sekundären cariösen Veränderungen mit Hilfe einer energischen Rachitisprophylaxe (Lebertran, bestrahltes Ergosterin) zahlenmäßig feststellbar bekämpft werden. Praktisch wichtig ist die Beobachtung, daß selbst bei bereits bestehender Hypoplasie die Widerstandsfähigkeit der Zähne gegenüber Caries begünstigenden Reizen durch Zufuhr von Rachitisschutzstoff erhöht werden kann. So betrug die Zahl der kariösen Zähne bei einer Gruppe von unbehandelten Schulkindern im Mittel 5,1 und bei der antirachitisch behandelten Kontrollgruppe nur 1,4 (1004).

[1] Siehe S. 107.

Von prinzipieller Bedeutung ist weiterhin der nicht nur von Mellanby an Hunden, sondern auch von Walkhoff an Meerschweinchem erbrachte Nachweis von Hypoplasien in Milchzähnen, im Anschluß an eine Vitamin-D- bzw. Vitamin-C-arme Ernährung der Muttertiere. Dieser Befund, dessen Tragweite man sehr hoch einschätzen muß, kann nur in dem Sinne gedeutet werden, daß die Zähne des ersten Gebisses gegenüber alimentären Schäden viel empfindlicher sind, als das übrige Skelet sowohl des mütterlichen wie des kindlichen Organismus. Die in den Milchzähnen lokalisierten Hypoplasien müßte man dementsprechend folgerichtig als Zeichen einer angeborenen Avitaminose, im Falle des Vitamin-D-Unterangebotes als ein „rachitisches" Symptom werten. Werden diese Befunde und ihre Deutung einer Nachprüfung in der Zukunft standhalten, so würde auch das Problem der angeborenen Rachitis, das bis vor kurzem noch als entschieden galt, von neuem an Akualität gewinnen (Abb. 17 bis 19). Nach den bisher vorliegenden Untersuchungen von Mellanby werden auch die Hypoplasien der Milchzähne durch eine vitamin-D-reiche Ernährung erfolgreich bekämpft. Ein Hinweis auf die Wichtigkeit der mütterlichen Ernährung für die normale fetale Entwicklung[1].

Die spezifisch antirachitischen Verfahren.

a) Die direkte Bestrahlung.

Die von Huldschinsky (739, 740, 742) eingeführte Bestrahlungstherapie der Rachitis wurde zuerst allgemein mit Skepsis aufgenommen, konnte jedoch in ihrer Wirksamkeit bald [mit einer einzigen Ausnahme, Reyher (1178—1180)] von allen Nachuntersuchern bestätigt werden [Putzig (1155), Erlacher (339a), Riedel (1185), Noeggerath (1060), Blencke bei der Hungerosteopathie (124), L. F. Meyer (1009) u. a.; in Frankreich Lesné-de Gennes (911), Dorlencourt-Fraenkel (280), Ribadeau-Dumas-Debray-Saidmann (1184) bei einer rachitischen Osteopsathyrose; in England Carter-Braine-Osman (205), in Amerika Heß-Unger (617), Kramer-Casparis-Howland (856), in Italien Manfredi (974), in Dänemark Bloch-Faber (129), in Belgien Müller (1039) usw.]. Die Beweisführung Reyhers mit der er trotz der allgemeinen Zustimmung das Bestrahlungsverfahren ablehnt, muß als unhaltbar bezeichnet werden, und konnte auch durch entsprechende klinische Experimente widerlegt werden [Schmitt (1292, 1293), Vollmer (1467)]. Wenn er neuerdings (1181), besonders im Hinblick auf die noch zu erörternden Ergebnisse der „indirekten Bestrahlungsmethode" seine Kritik gemildert hat und zur Annahme neigt, daß die antirachitische Wirkung der Bestrahlung sich nur auf die Verkalkung beschränkt, und die weiteren allgemeinen Merkmale der rachitischen Stoffwechselstörung unbeeinflußt lassen soll — eine Ansicht, der früher auch Karger (806) Ausdruck gegeben hat — so übersieht er, daß nach wiederum übereinstimmenden Angaben zahlreicher Forscher unter dem Einfluß der Strahlentherapie nicht nur die Ossificationsstörung, sondern auch die spezifischen blutchemischen Veränderungen [Verfasser (521), Kramer-Casparis-Howland (856), Woringer (1554), Hottinger (715) u. a.], sowie ebenso sicher die weniger faßbaren statisch-motorischen Symptome und was von besonderer Bedeutung

[1] Siehe auch S. 212ff.

ist, auch die tetanische Begleiterkrankung, wiederum mit ihrem gestörten Blutchemismus, behoben werden [Sachs (1233, 1234), Huldschinsky (741), Falkenheim-Verfasser (345), Woringer (1554), R. Stern (1373), Flesch (372), Casparis - Kramer (208), Hoag (687), Lestoquoy (913), Mouriquand-Bertoye (1030, 1031), Fonteyne (378), Lesné - Turpin - Guillaumin (910), de Micheli (268) u. a.]. Daß die Bestrahlung die Anämie und angeblich auch die allgemeine Körperresistenz unbeeinflußt läßt, spricht unseres Erachtens weniger gegen die spezifisch antirachitische Wirksamkeit des Verfahrens — wie es Reyher deuten will — sondern viel eher für die unspezifische Natur dieser mit der Rachitis häufig vergesellschafteten Symptome. Hierfür spricht allein schon der Umstand, daß z. B. die sog. „rachitische“ Anämie auch durch kein anderes antirachitisches Verfahren [L. F. Meyer (1009), Rosenbaum (1208), Verfasser (542), Wieland (1521—1523)], sondern in der Regel erst durch Eisenzufuhr [Baumann (69), auch eigene Beobachtungen], oder durch eine andere gegen die Anämie gerichtete Therapie geheilt werden kann.

Die Tatsache, daß bei Tetanie die Bestrahlung nicht nur auf die sekundäre tetanigene Ionenkonstellation, sondern in erster Linie auf die übergeordnete, „rachitische“ Grundstörung und demzufolge — in Analogie zur unkomplizierten Rachitis — auch auf die rachitische Ossificationsstörung einwirkt, ist als ein wichtiger, wenn auch indirekter Beweis für die Richtigkeit unserer These von der zweiphasischen und trotzdem einheitlichen Natur der Rachitis-Tetanie zu werten. Der gleiche Wirkungsmodus zeichnet übrigens auch die weiteren, noch zu besprechenden antirachitischen Verfahren aus.

Zur Wahl der Quarzquecksilberlampe wurde Huldschinsky durch den Reichtum dieser „künstlichen Höhensonne“ an ultravioletten Strahlen veranlaßt, denen bekanntlich eine starke, fast ausschließlich chemische Wirkung zukommt. Von der chemischen Beeinflussung der krankhaften Stoffwechselvorgänge bei der Rachitis erwartete Huldschinsky die Auslösung des Restitutionsprozesses. Da das gleiche Verfahren auch bei der Therapie der experimentellen Rattenrachitis mit Erfolg verwendet werden konnte [Powers-Park - Shipley - Mc Collum - Simmonds (1145, 1146), Heß - Unger - Pappenheimer (622), Lesné - Turpin - Zizine (908), Eckstein (305, 306) u. a.], so war damit die Möglichkeit gegeben, eine nähere Analyse der wirksamen Lichtbestandteile unter exakten stets reproduzierbaren Bedingungen, wie sie in solcher Reinheit bei Kindern nie erzielt werden können, an Tieren (Ratten) durchzuführen. So gelang es zuerst A. F. Heß (619, 621, 629) durch ein genaues Filtrationsverfahren die ursprüngliche Annahme Huldschinskys, daß der Lichteffekt auf den chemisch wirksamen, ultravioletten Strahlen beruhe, und den ebenfalls noch von Huldschinsky geführten Nachweis, daß das an Ultraviolettstrahlen arme „Blaulicht“ antirachitisch und antitetanisch kaum oder nur sehr schwach wirksam sei, nicht nur experimentell zu bestätigen, sondern sie auch in wichtigen Punkten zu ergänzen. Die genaue Analyse führte nämlich zu dem beachtenswerten Schluß, daß die antirachitische Wirkung bloß einem schmalen Abschnitt im Spektrum der kurzwelligen ultravioletten Strahlen eigen ist. Dieser Abschnitt beginnt bei 313 mμ, das Wirkungsmaximum liegt bei etwa 297 mμ (302—290 mμ), die untere Grenze nach den ersten Feststellungen von A. F. Heß und seinen Mitarbeitern (619, 621, 629) bei etwa 280 mμ; höhere Wellenlängen als 313 mμ sind unwirksam. Mit diesen Befunden stimmt auch die Angabe von Hausser-Vahle (589) gut überein, die für den gleichen Bezirk eine starke Absorbierbarkeit durch tierische Gewebe (Haut) nachgewiesen haben. Die ersten Feststellungen von A. F. Heß konnten durch weitere Untersuchungen bestätigt [Peemöller-Dannmeyer (1109), Maughan (990), Griffith-Taylor-Wilson (510), Heß-Weinstock (662)] und erweitert werden [Sonne-Rekling (1351), Heß-Anderson (659)]. Sonne und Rekling, sowie Heß-Anderson behandelten mit Hilfe eines besonders konstruierten Quarzspektralapparates Ratten, die an rachitogener Kost gehalten worden sind, mit einzelnen „Linien" des ultravioletten Hg-Spektrums, d. h. mit monochromatischem Licht. Dabei zeigte sich, daß der antirachitisch aktive Abschnitt wohl bei 313 mμ beginnt, aber nicht bei 280 mμ aufhört, sondern — besonders nach den Untersuchungen von Sonne-Rekling — sicherlich mindestens bis 253 mμ reicht, also einen breiteren Abschnitt umfaßt, als es nach den ersten Befunden von Heß den Anschein hatte. Auch das Wirkungsmaximum scheint tiefer zu liegen, als zuerst vermutet, und zwar in einem Bezirk um etwa 280 mμ (Heß-Anderson), der im Spektrum der natürlichen Sonne gar nicht mehr enthalten ist. Das Sonnenspektrum schließt auf der ultravioletten Seite mit den Wellenlängen von 302—297 mμ ab, das Bandenspektrum der künstlichen Höhensonne reicht bis zu einer Wellenlänge von 230 mμ, mit einem besonders starken Strahlenbündel im wirksamen Bezirk. Aus der Tatsache, daß das Sonnenspektrum antirachitisch wirksame Strahlen, wenn auch in viel geringerer Intensität und aus einem weniger wirksamen, langwelligen Abschnitt enthält, als das Spektrum des Quarzquecksilberlichtes, darf folgerichtig geschlossen werden, daß eine schwache antirachitische Wirkung auch die Sonnenstrahlen entfalten müßten. Ebenso auch andere Lichtquellen, vorausgesetzt, daß sie antirachitisch aktive Strahlen — die man nach dem Vorschlag von Dannmeyer-Kestner-Peemöller (256) im Hinblick auf ihre antirachitische Wirkung auch Ra-Strahlen, oder nach dem Vorschlag Huldschinskys (745) mit Rücksicht auf die allgemein biologische Wirkung auch B-Strahlen nennen könnte[1] — aussenden. Tatsächlich erwies sich das Sonnenlicht sowohl bei der spontanen menschlichen, wie bei der experimentellen Rattenrachitis, wenn auch in geringerem Maße als das Quarzlampenlicht, antirachitisch wirksam [Heß-Unger (616, 617, 624), Shipley-Park-Powers-Mc Collum-Simmonds (1324), Heß-Gutman (626), Kramer-Boone (858), Armand-Delille (35—37), Jaubert (779), Feer (352), Rosenbaum (1208), Woringer (1555), Fischer (366)]. Auch das Kohlenbogenlicht (Jupiterlampe mit Ultrastift, Kohlsche Lampe und andere Modifikationen) enthält genügend antirachitisch aktive Wellenlängen, um einen therapeutischen Effekt ausüben zu können [Heß-Unger-Pappenheimer (622), Heß-Unger (625), Eckstein (305, 306), Huldschinsky (744), Goldblatt-Rosenbaum-Thoenes (472)]. Die Wirksamkeit des natürlichen Sonnenlichtes und der Kohlenbogenlampe bleibt entsprechend dem relativ geringen Gehalt dieser Lichtquellen an Ultraviolettstrahlen weit hinter der der künstlichen Höhensonne, d. h. der Quarzquecksilberlampe zurück. Einen noch schwächeren, als das direkte Sonnenlicht, aber einen immerhin noch nachweisbaren therapeutischen Effekt vermag auch reflektiertes Sonnenlicht, d. h. die sog. Himmelsstrahlung auszuüben [Tisdall-

[1] In der letzten Zeit scheint sich für diesen Strahlenbezirk die Bezeichnung „Dorno-Strahlen" einzubürgern.

Brown (1430)]. Sowohl dem direkten wie dem indirekten Sonnenlicht müssen wir bei der natürlichen Prophylaxe der Rachitis eine wichtige (wenn auch in der Regel meist nur im Sommer ausreichende) Rolle zuerkennen, wie das schon lange vor Huldschinsky besonders eindringlich von Palm betont wurde

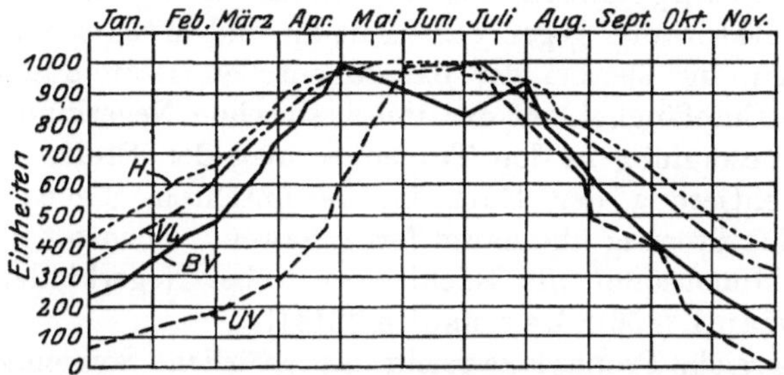

Abb. 20. Jahreszeitliche Schwankungen des Sonnenspektrums: H Wärme, VL sichtbares Licht, BV blauviolette Strahlen, UV ultraviolette Strahlen. (Zitiert nach A. F. Heß, 639.)

(1083). Palm hat auch schon die planmäßige Benutzung von sonnigen Spielplätzen, Sonnenbädern als sehr heilsame Einrichtungen für die Behandlung der Rachitis empfohlen.

Die Identifizierung der antirachitisch wirksamen Strahlen mit bestimmten Bezirken des Ultraviolettspektrums erleichtert auch das Verständnis für die Besonderheiten der geographischen Verteilung der Rachitis. Die ultravioletten Strahlen der natürlichen Sonne (1%) der Gesamtsonnenstrahlen) zeigen in den rachitisfreien tropischen Zonen, nach neueren Befunden auch nördlich des Polarkreises [Kestner (817)], nicht nur eine viel stärkere Intensität und ein breiteres Spektrum, das wohl auch die spezifisch wirksamen Wellenlängen (unterhalb 313 mμ) mitenthält, sondern auch eine gleichmäßige Verteilung über die verschiedenen Jahreszeiten. Demgegenüber reicht in unserem gemäßigten Klima das Sonnenspektrum im Winter kaum bis zum fraglichen ultravioletten Bezirk, während dann im Sommer auch dieser Abschnitt (bis zu etwa 296 mμ) reichlich vertreten ist [Abb. 20, siehe Heß (639)]. Diese jahreszeitliche Schwankung tritt besonders dann in Erscheinung, wenn wir die maximal wirksamen Strahlen des natürlichen Sonnenspektrums mit den Wellenlängen 302 bis 296 mμ gleichsetzen (Abb. 21). Nicht die Gesamtsonnenscheindauer, d. h. die Strahlungsquantität, sondern die Qualität, die Gegenwart ultravioletter Strahlen (mit der Wellenlänge um etwa 300 mμ) bestimmt den Heileffekt der Sonne. Infolge der geringen Penetrationskraft, dieser bekannten physikalischen Eigenschaft der ultravioletten Strahlen können diese auch durch Ruß, Rauch, Nebel, lauter Momente,

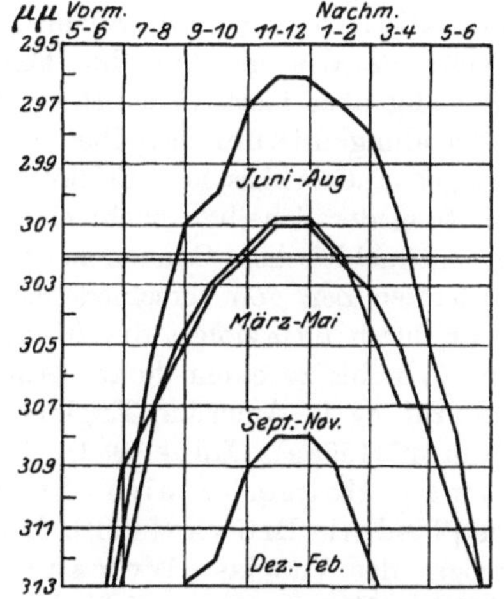

Abb. 21. Jahreszeitliche und tägliche Schwankungen im „antirachitischen Bezirk" des Sonnenspektrums. (Nach A. F. Heß, 639.)

die man als spezifische hygienische Mängel der großen Industriestädte bezeichnen könnte, zurückgehalten werden. Dies verstärkt dann nur den winterlichen „Ultraviolettmangel" in den Städten, im Gegensatz zu den Verhältnissen auf dem Lande.

Heß - Unger - Pappenheimer (619, 622) sprechen auch dem Hautpigment eine gewisse Schutzwirkung gegen das Licht zu und leiten aus entsprechenden Versuchsresultaten, die sie bei der experimentellen Rattenrachitis gewonnen haben, die große Empfänglichkeit der amerikanischen Negerkinder für Rachitis ab. Die starke Besonnung in den Tropen vermag den Stoffwechsel trotz der schwarzen Pigmentierung der Haut im gewünschten Sinne umzustimmen, oder vielmehr eine Störung überhaupt fernzuhalten. Ebenso heilt Bestrahlung mit künstlicher Höhensonne die Rachitis auch bei Negerkindern [Kramer-Casparis - Howland (856), Levinsohn (914)].

Für eine erfolgreiche Prophylaxe reicht das natürliche Sonnenlicht in unseren geographischen Breiten nicht nur wegen der relativ geringen Intensität des in ihrem Winterspektrum enthaltenen antirachitischen Strahlen nicht aus, sondern auch aus dem Grunde nicht, weil die Säuglinge, Kleinkinder im Winter das Zimmer nicht zu verlassen pflegen und die wenigen im Winterspektrum der Sonne noch vorhandenen Ultraviolettstrahlen durch die Fenstergläser abgefangen werden. So konnte auch experimentell gezeigt werden, daß Zwischenschaltung von nicht sehr dünnen Fensterscheiben zwischen der Lichtquelle und rachitischen Ratten die antirachitische Wirkung der Ultraviolettstrahlen aufhebt [Tisdall-Brown (1430), Wyman-Holmes-Smith - Stockbarger-Pigott (1559)], da das gewöhnliche Fensterglas Wellenlängen unterhalb von 330 mμ völlig absorbiert [Maughan (990), Sheard - Higgins (1317)]. Nur bei Verwendung dünner Scheiben und starker Lichtquellen läßt sich noch ein geringer antirachitischer Effekt an rachitischen Ratten auch bei Zwischenschaltung der Scheiben nachweisen [Fuchs - Priesel (423)]. Zur Ausnutzung der antirachitischen Sonnenenergie auch in geschlossenen Räumen wurde in der letzten Zeit von verschiedener Seite der Ersatz der gewöhnlichen Fenstergläser durch ultraviolett durchlässige Gläser empfohlen. Als zuverlässig wirksam, d. h. bis zu einem hohen Anteil ultraviolett-durchlässig erwiesen sich bei der Prüfung in Amerika, England das Corningglas [Tisdall - Brown (1430), Wyman (1558a), Luce (932), Sheard (1316), Sheard - Higgins (1317), Wyman - Holmes - Smith - Stockbarger - Pigott (1558, 1559), das Viorayglas [Tisdall - Brown (1430)], das Cel-O-Glas [Russel - Massengale (1231)], weniger das Vitaglas [Wyman (1558a), Tisdall - Brown (1430), Sheard (1316)] in Europa (Österreich) das Uviolglas, das Pollopasglas [Fuchs-Priesel (423)]. In Deutschland ist eine ganze Reihe weiterer physikalisch zuverlässig befundener, biologisch bisher jedoch nicht oder nicht genügend geprüfter ultraviolettdurchlässiger Glassorten im Handel [vgl. Sander (1242), Zimmermann (1567)]. Was nun die praktische Verwendbarkeit dieser ultraviolettdurchlässigen Glassorten anlangt, so möchten wir diese trotz ihrer unzweifelhaft hohen biologischen Wertigkeit doch nicht sehr hoch veranschlagen. Im Winter ist der Gehalt des Sonnenspektrums an „aktiven" Ultraviolettstrahlen ein so niedriger, in den Städten mit den erwähnten hygienischen Mängeln (Ruß, Nebel usw.) sogar ein praktisch verschwindend geringer — wenn auch selbst in unseren geographischen Breiten ein noch nachweisbarer [Tisdall - Brown

(1430)] — daß hier sogar bei unbehindertem Zutritt der antirachitisch wirksamen Wellenlängen in geschlossene Räume, d. h. bei voll ultraviolettdurchlässigen Glassorten ein prophylaktisch-therapeutischer Effekt kaum zu erwarten ist. Andererseits kann im Sommer der jahreszeitbedingte Ultraviolettreichtum der Sonne direkt im Freien ausgenutzt werden. Freilich bei keinem oder einem nur sehr geringen Preisunterschied zwischen gewöhnlichem Fensterglas und ultraviolettdurchlässigem Glas würde man selbstverständlich das letztere vorziehen. Dies ist jedoch zur Zeit noch nicht der Fall.

Bis vor kurzem, bis zur Einführung der „indirekten" Strahlentherapie hat die direkte Bestrahlungsmethode — zumindest in Deutschland — unzweifelhaft die Führung in der Behandlung und Bekämpfung der Rachitis und der Tetanie inne gehabt. Sie galt als die Therapie der Wahl, mit der auch die schwersten Fälle sicher zu beheben sind. Als Lichtquelle verwendet man, nach dem ersten Vorschlag Huldschinskys die an den aktiven ultravioletten Strahlen besonders reiche Quarzquecksilberlampe. Die Bestrahlung wird in der Regel aus einer Entfernung von etwa 80—90 cm und zur Vermeidung von plötzlicher stärkerer Erythembildung mit jeweils steigender Expositionsdauer (2—5—10—30—40 Minuten) vorgenommen. Da eine volle Wirkung auch bei Bestrahlung kleiner umschriebener Hautbezirke erzielt werden kann [Heß-Unger (616, 617), Falkenheim (349) u. a.] ist es nicht nötig, immer den Gesamtkörper den Strahlen auszusetzen; meist werden die Kinder in der ersten Hälfte der Bestrahlungszeit in Bauchlage, in der zweiten Hälfte in Rückenlage gehalten. Bei der therapeutischen Verwendung des Bestrahlungsverfahrens gilt im allgemeinen die Huldschinskysche Regel, nach der die in Monaten ausgedrückte Heildauer mit der Zahl der Lebensjahre der Kinder gleichzusetzen ist. Bei der Tetanie deckt sich die Heilungsdauer mit der der Rachitis bei der gleichen Therapie. Auch diese Tatsache weist darauf hin, daß die ultravioletten Strahlen bei der Tetanie nicht auf die sekundäre tetanigene Ionenkonstellation, sondern auf die übergeordnete „rachitische" Grundstörung einwirken. Denn würde die Bestrahlung die Ca-Entionisierung aufheben, so müßte mit einer ähnlichen schlagartigen Wirkung gerechnet werden, wie durch die rein symptomatisch wirkenden Mittel, z. B. durch Kalksalze usw. Dies ist aber nicht der Fall. Sämtliche Autoren, die in der letzten Zeit über Erfolge der Bestrahlungstherapie der Tetanie berichtet haben, geben zu, daß eine definitive Heilung erst nach einer Reihe von Einzelbestrahlungen zu erzielen ist. Auch die Nivellierung des gestörten Ca-P-Gleichgewichtes erfolgt erst nach einigen Wochen, dies sowohl bei der Tetanie wie bei der unkomplizierten Rachitis.

Bei der Strahlenbehandlung der Tetanie müssen wir uns vor Augen halten, daß eine kurzdauernde leichte Bestrahlung — wie bereits erwähnt — zu einer Alkalose führt, und sie somit eine manifeste Tetanie verschlimmern und eine latente Tetanie aktivieren kann [Huldschinsky (741), Verfasser gemeinsam mit Gottlieb (527) und Falkenheim (345), R. Stern (1373)]. Dieser keineswegs sehr häufige tetanigene Effekt der ultravioletten Strahlen beschränkt sich auf die ersten Tage der Behandlung, denn er kann sich später bei schon gehobenem Serumkalkspiegel nicht mehr durchsetzen. Die drohende Gefahr der Aktivierung der Tetanie in den ersten Bestrahlungstagen kann und soll durch Zufuhr symptomatisch wirkender Mittel verhindert werden [Falkenheim-Verfasser (345)].

Beim bis heute üblich gewesenen Bestrahlungsmodus werden Dosierungsfragen nicht oder nur kaum beachtet. Erst neuerdings wurde auf Grund ausgedehnter klinischer Untersuchungen darauf hingewiesen, daß eine tägliche Bestrahlung mit Einzelexpositionszeiten bis 40 Minuten sicher eine Überdosierung bedeutet, die man heute im Hinblick auf die noch zu besprechenden Erfahrungen mit hohen Dosen bestrahlten Ergosterins als unerwünscht bezeichnen muß. So haben Wyman-Weymüller (1557) für die Bestrahlungskur an Stelle der täglichen Bestrahlung eine 3mal wöchentliche empfohlen. In letzter Zeit schlugen Gerstenberger-Hartmann (451) sogar eine 1mal wöchentliche Bestrahlung vor, die sie noch physikalisch genau dosieren, indem sie für jede Einzelexposition 1 Erythemdosis von Rost-Keller [vgl. bei Bach (47)] als die erforderliche Strahlenmenge bezeichnen. Die Methode zeitigte in einer Reihe genau (klinisch, röntgenologisch, blutchemisch) kontrollierter Fälle so einwandfrei günstige Ergebnisse, daß wir diesen Beobachtungen eine volle Beweiskraft zuerkennen möchten und nehmen keinen Anstand, das frühere Bestrahlungsschema als überflüssig intensiv zu bezeichnen. Einige Daten, die wir der Mitteilung von Gerstenberger-Hartmann entnehmen, sollen das Gesagte illustrieren.

1. R. L. Negerkind 9/12. Starke Rachitis:

Vorperiode: 8 Wochen	In der 1. Woche Ca: 8,9, P: 2,3.
Ohne Behandlung	In der 8. Woche Ca: 10,0, P: 1,6, K.Ö.Z. 5,0.
Bestrahlungsperiode (wöchentlich 1 Bestrahlung)	In der 3. Woche Röntgen: Beginnende Heilung. Ca: 10,2, P: 3,2.
	In der 8. Woche Röntgen: Komplette Heilung. Ca: 10,1, P: 5,0.

2. C. C. Negerkind 10/12. Leichte Rachitis, Tetanie:

Vorperiode: 5 Wochen	In der 1. Woche Ca: 6,1, P: 5,4, K.Ö.Z. = 4,0.
Ohne Behandlung	In der 4. Woche Ca: 6,3, P: 4,5.
Bestrahlungsperiode (wöchentlich 1 Bestrahlung)	In der 2. Woche Röntgen: Beginnende Heilung. Ca: 9,2, P: 6,0, K.Ö.Z. 5,0.
	In der 5. Woche Röntgen: Komplette Heilung. Ca: 9,5, P: 6,1.

Angesichts der Tatsache, daß man mit der Zahl der Bestrahlungen weit heruntergehen kann, ohne dabei den Heilerfolg zu beeinträchtigen, müssen frühere Bestrebungen die Strahlenwirkung noch zu verstärken, wie dies mit Eosinzusatz zur Nahrung versucht wurde [Verfasser-Gottlieb (527), vgl. auch Pilling (1126), Hottinger (715), Lakschewitz (872)], als entbehrlich bezeichnet werden. Das Eosin sollte als Sensibilisator photochemisch wirken, eine Annahme, die bezüglich der anti. achitisch aktiven Ultraviolettstrahlen noch umstritten ist [Lakschewitz (872)].

Es unterliegt wohl keinem Zweifel, daß eine sachgemäß angewandte Strahlenbehandlung nicht nur für die Therapie, sondern auch für die Prophylaxe der Rachitis und der Tetanie günstiges zu leisten vermag. Vor der Einführung der indirekten Strahlentherapie deren praktische Vorzüge auch für eine allgemeine Rachitisprophylaxe in einem anderen Zusammenhang noch ausführlich zu erörtern sein werden, hat man dafür vielenorts auch von direkten

Bestrahlungsmethoden Gebrauch gemacht. Die Ausnutzung der natürlichen Sonnenenergie für die Bekämpfung der Rachitis erachten wir auch noch beim heutigen Stand der Rachitisforschung nicht allein für zweckmäßig, praktisch leicht, auch ohne besonderen Kostenaufwand durchführbar, sondern, allerdings ausschließlich in den Sommermonaten, auch für meist ausreichend. Wir müssen fordern, daß Kinder im Sommer möglichst häufig ins Freie gebracht und so der direkten Einwirkung der Sonnenstrahlen ausgesetzt werden. Allein wollte man sich auch im Winter des direkten Bestrahlungsverfahrens bedienen, so kämen hierfür ausschließlich künstliche Lichtquellen, in erster Linie wiederum die Quarzquecksilberlampe in Betracht. Die zuverlässige antirachitisch-prophylaktische Wirkung wiederholter Quarzlampenbestrahlung — über mehrere Monate, oder mit kurzen Unterbrechungen den ganzen Winter hindurch — steht angesichts einer großen Anzahl vertrauenswürdiger Literaturangaben [Bosch (155), Birk-Schall (123), Gamgee (433), Selkirk-Greenebaum-Mitchell (1309), Huldschinsky (747, 748), Aengenendt (20)] außer jedem Zweifel. Sie läßt sich besonders eindrucksvoll an Frühgeburten demonstrieren [L. F. Meyer (1009), Mengert (1006)], die sonst bekanntlich fast ausnahmslos und sehr frühzeitig an schwerer Rachitis zu erkranken pflegen. Eine mäßige Kraniotabes, die bei stark untergewichtig geborenen Frühgeburten (mit einem Geburtsgewicht von etwa unter 2000 g) trotz der Bestrahlungsprophylaxe in einzelnen Fällen zur Beobachtung gelangt, ist kein sicheres rachitisches Zeichen, sondern — wie wir es bereits ausgeführt haben — möglicherweise nur eine „pseudorachitische Osteoporose".

Für eine großzügige allgemeine Prophylaxe eignet sich indessen das direkte Bestrahlungsverfahren nicht. Es erfordert viel zu viel Mühe, Einsicht von seiten des Publikums, leicht erreichbare Bestrahlungsstellen, was zumindest auf dem Lande kaum überall der Fall sein dürfte, und letzten Endes relativ viel Kostenaufwand, um es über andere Methoden zu stellen, die ihm gegenüber eine Reihe von gewichtigen Vorzügen aufweisen.

In logischer Folge der tierexperimentellen und klinischen Ergebnisse dürften Strahlen, die außerhalb des antirachitisch wirksamen Bezirkes liegen, so auch Röntgenstrahlen, keine antirachitischen Eigenschaften besitzen. Dies konnte von Heß-Unger-Steiner (623) für die Röntgenstrahlen, von Chick-Tazelaer (216) für die Radiumemanation an der experimentellen Rattenrachitis auch bewiesen werden. Demgegenüber berichtet Huldschinsky von einem 3jährigen Kinde mit schwerer Rachitis, bei dem er durch 18 Röntgenbestrahlungen in 2 Monaten vollständige Heilung erzielen konnte. Auch nach Winkler (1546) und Findlay (363) kommt den Röntgenstrahlen bei der Rachitis ein erheblicher therapeutischer Effekt zu. Diese klinischen Beobachtungen stehen demnach in scharfem Gegensatz zu den Erfahrungen von Heß und seinen Mitarbeitern an Ratten. Eine klare Entscheidung können wir erst von weiteren ausgedehnten klinisch-therapeutischen Versuchsreihen erwarten[1].

[1] Die geschichtlich interessanten, da ersten Versuche von Buchholz (186) zum Nachweis einer antirachitischen Strahlenwirkung können heute nachträglich keine Beweiskraft für sich beanspruchen, da sie mit einer Lichtquelle (Glühbirnen) ausgeführt wurden, die wohl sichtbares Licht und Wärmestrahlen, aber praktisch keine Ultraviolettstrahlen aussenden.

b) Indirekte Strahlentherapie.

Unter indirekter Strahlentherapie verstehen wir die Verwendung durch Bestrahlung aktivierter, vor der Bestrahlung jedoch antirachitisch inerter Substanzen, wie dies am Beispiel der experimentellen Rachitis gleichzeitig und unabhängig voneinander im Jahre 1924 von A. F. Heß - Weinstock (636, 638) und Steenbock - Black (1360) gezeigt und inauguriert wurde. Schon früher glaubten Chick, Dalyell und ihre Mitarbeiterinnen (213, 214) den direkten Strahleneffekt mit der rein hypothetischen Annahme einer photosynthetischen Bildung des antirachitischen Vitamins innerhalb des bestrahlten Organismus erklären zu können, vermochten jedoch diese These durch experimentelle Belege nicht zu stützen. Die Möglichkeit einer gewissen indirekten Strahleneinwirkung wurde dann kurz danach experimentell durch Hume-Smith (751) wahrscheinlich gemacht. Bekanntlich erfolgt bei Ratten, die an einer rachitogenen Kost gehalten werden, durch Bestrahlung mit Ultraviolett-Licht nicht nur eine Heilung der Ossificationsstörung, sondern gleichzeitig auch eine mehr oder minder starke Wachstumsbeschleunigung [Hume (750), Goldblatt-Soames (466)]. In der erwähnten neuen Arbeit konnten nun Hume und Smith den Nachweis erbringen, daß diese Wachstumsförderung auch dann zustande kommt, wenn nicht die Ratten selbst, sondern nur die Käfige bestrahlt werden, und die Ratten erst nach Bestrahlung der Käfige in diese zurückgesetzt werden. Diese Aufsehen erregenden Angaben konnten durch Webster-Hill (1491) nicht bestätigt werden, wobei jedoch zu beachten ist, daß die letzteren Autoren die ursprüngliche Versuchsanordnung von Hume - Smith modifiziert haben, und an Stelle von Käfigen mit Sägespänen als Unterlage, leere Käfige verwendet haben. Bei dieser Sachlage mußte gefolgert werden, daß die von Hume-Smith beobachtete Wachstumsbeschleunigung nicht durch den bestrahlten Käfig, sondern vermutlich ausschließlich durch die bestrahlten Sägespäne ausgelöst wurde. In der Tat gelang es Hume - Smith (752, 753) in Fortsetzung ihrer Studien zu zeigen, daß ihre ersten Versuche nicht zu reproduzieren waren, sobald sie in Übereinstimmung mit der von Webster - Hill verwendeten Anordnung, Käfige ohne jeglichen Inhalt und nicht Käfige mit Sägespänenunterlage den Strahlen ausgesetzt haben.

In dieses Stadium der Forschung fielen die ersten Veröffentlichungen von Heß und Steenbock (mit ihren Mitarbeitern). Sie konnten zeigen, daß eine ganze Reihe von antirachitisch-inaktiven Nährgemischen durch Bestrahlung mit der Quarzquecksilberlampe — nach späteren Angaben von Steenbock - Black (1363) auch durch Kohlenbogenlampe, natürliches Sonnenlicht — antirachitogene Eigenschaften gewinnt, die in Rattenexperimenten objektiv feststellbar waren. Diese Strahlenwirkung ließ sich zunächst an öligen Produkten tierischen und pflanzlichen Ursprungs, dann auch am Weizenmehl, grünen Gemüsearten (Salat, Spinat) nachweisen. Reine Neutralfette, Fettsäuren, reines Eiphosphatid blieben durch Bestrahlung in ihrer biologischen Inaktivität unbeeinflußt. Durch die Bestrahlung nahmen die Öle (z. B. Olivenöl) einen unangenehmen, ranzigen Geschmack an, der etwas sogar an Lebertran erinnert [Heß-Weinstock (636), Verfasser (541)]: Eine Tatsache, die im Hinblick auf die neugewonnenen antirachitischen Eigenschaften dieser Öle zunächst ein berechtigtes Aufsehen erregte. Schon die ersten Untersucher [Steenbock - Black (1360), etwas später Heß-Weinstock (642)] konnten zeigen, daß die Aktivierung der Öle auch bei Luftabschluß in N_2- oder CO_2-Atmosphäre, auch im Vakuum erfolgt, und somit Oxydationsvorgänge dabei keine Rolle spielen können. Tatsächlich konnte durch Oxydationsmittel, wie durch H_2O_2 (aber auch z. B. durch Radiumemanation) die Ultraviolettstrahlenwirkung nicht ersetzt werden. Kochen auf 100° verminderte nicht die Aktivität der antirachitisch-aktivierten Öle, die diese einmal erworbene antirachitische Fähigkeit längere Zeit, schon nach den ersten Veröffentlichungen [Heß-Weinstock (636), Steenbock - Black (1360, 1363)] mindestens 6 bis 10 Monate lang, nach neueren Befunden viele Jahre hindurch unvermindert beibehalten. Versuche mit bestrahlter Milch, Sahne ergaben zunächst wenig klare Verhältnisse [Heß-Weinstock (636)]: 0,5 ccm bestrahlter Frischmilch war im Rattenexperiment unwirksam. Erst später mit bestrahltem Milchpulver erhielten Heß-Weinstock (644), mit bestrahlter Frisch-, Kuh- und Ziegenmilch Steenbock - Hart - Hoppert - Black (1365) eindeutig positive Ergebnisse. Die Minimaldosis der bestrahlten Milch lag auch in diesen Versuchen bei und über 0,5 ccm Frischmilch pro die [ähnlich auch Falkenheim (349)].

Mit dem geglückten Nachweis der „induzierten", d. h. der indirekten Strahlenwirkung konnte eine Anzahl von Unklarheiten aus früheren Befunden leicht einer Lösung entgegengebracht werden. So war es schon seit langem bekannt, daß das Cocosnußöl häufig, aber nicht absolut konstant antirachitisch wirken kann (958a). Im Hinblick auf die Aktivierbarkeit der Öle dürfte dies vermutlich darauf beruhen, daß das Cocosnußöl in den Tropen in der Sonne gebleicht und so durch die intensive ultraviolette Strahlung der tropischen Sonne antirachitisch aktiviert wird. Im Laboratorium hergestelltes Cocosnußöl ist antirachitisch unwirksam [Steenbock - Daniels (1362)]. Auch das Rätsel der erwähnten Versuche von Hume - Smith ließ jetzt eine Klärung zu. So haben Rosenheim-Webster (1212) die sehr hohe antirachitische Wirksamkeit bestrahlter Sägespäne, die durch die Ratten sicher, wenn auch nur in sehr geringen Mengen aufgenommen werden und so ihren Heileffekt entfalten können, nachgewiesen. Noch beweisender sind die von Nelson - Steenbock angeführten Versuche (1047). Hier wurden Ratten bei rachitogener Kost in Doppelkäfigen gehalten, die so beschaffen waren, daß der obere Teil von dem unteren Teil durch den Siebboden, eine 1,5 cm breite Luftschicht und den Siebdeckel des unteren getrennt war. Waren im oberen Teil belichtete Ratten untergebracht, dann trat auch bei den Bewohnern des unteren Teiles keine Rachitis auf. Waren die belichteten Tiere dagegen unten, so wurden die Ratten im oberen Stockwerk rachitisch — ein Zeichen, daß es nicht Strahlen, sondern der Schwere folgende Massenteilchen, die Exkremente der Tiere sind, die die antirachitische Wirkung vermitteln.

Mit diesem Versuch war auch die bald im Anschluß an die Entdeckung des indirekten Bestrahlungsverfahrens eifrig diskutierte Erklärungsmöglichkeit, nach der die Wirkung der bestrahlten antirachitisch aktiven Stoffe rein physikalisch [Steenbock - Daniels (1362)] sein und auf der Aussendung irgendwelcher sekundären Strahlen beruhen sollte, recht unwahrscheinlich geworden. Tatsächlich erwies sich die zuerst fälschlich als echte Photoaktivität gedeutete Wirkung bestrahlter Stoffe auf photographische Platten, deren Nachweis zuerst die Richtigkeit der Ausgangsthese zu stützen schien, als ein sog. Russeleffekt, d. h. rein korpuskulärer Natur (bedingt in erster Linie durch flüchtige Peroxyde) und keine Strahlenwirkung. Unter Luftabschluß bestrahlte Stoffe, z. B. Öle, vermögen die photographische Platte nicht mehr zu schwärzen, sind demnach nicht mehr „photoaktiv“ und dennoch stark antirachitisch wirksam [Literatur bei Haxthausen (593), Vollmer (1470), Niederhoff (1051), Rekling (1174, 1175), Swenson - Möllerström (1396) u. a.].

Aus der Aktivierbarkeit von Gemüsearten [Salat, Spinat, auch von sogar etiolierten Pflanzen, Heß-Weinstock (636, 642), Steenbock - Black (1360)] durch das Quarzquecksilberlicht, und bei langer Exposition auch durch die natürliche Sonne [Steenbock - Black (1363)] war sinngemäß zu folgern, daß das gleiche Phänomen auch unter natürlichen Bedingungen stattfinden kann. Im Freien den Sonnenstrahlen ausgesetzte Gemüse-, Grasarten müssen im Sommer — ebenso wie das für das Cocosnußöl nachgewiesen werden konnte — antirachitische Fähigkeiten gewinnen. In direkten Fütterungsversuchen wurde dieser Schluß durch Steenbock - Hart - Elvelyem - Kletzien (1364) für das Heu auch experimentell bestätigt. Sonnenbestrahltes Heu zeigte im Rattenexperiment im Gegensatz zu dunkel behandeltem Heu eine deutlich antirachitische Wirkung. Zu ähnlichen Ergebnissen führten auch Versuche, die dem Zwecke dienen sollten, die antirachitische Kraft der Milch durch besondere Fütterung der Muttertiere zu erhöhen. Wir kommen auf diese Fragen in einem eigenen Abschnitt noch ausführlich zurück. Die Aktivierung von Gras-, Gemüsearten durch die natürliche Sonne ist jedoch nie eine sehr erhebliche, sie kann oft auch völlig ausbleiben, entweder weil die Strahlen durch Begleitfarbstoffe, so z. B. durch das Carotin elektiv absorbiert werden, und so eine spezifische antirachitische Wirkung nicht mehr entfalten können, oder weil die Strahlen nicht oder nur ungenügend in die Pflanzenzellen einzudringen vermögen [A. F. Heß (640)].

In Anbetracht ihrer ersten Versuchsergebnisse, die in weiterer Folge von verschiedener Seite eine volle Bestätigung erfahren hatten [Verfasser-Popoviciu (544), Serebrijski-Vollmer - Zadek (1312), Levy - Solal, Christou, Dalsace (915), Rondoni (1203), Griffith - Taylor-Wilson (510)], haben schon A. F. Heß und Steenbock, wiederum etwa gleichzeitig und unabhängig voneinander, die Vermutung ausgesprochen, daß der therapeutische Effekt der direkten Bestrahlung letzten Endes ebenfalls auf die antirachitische Aktivierung der bestrahlten Haut zurückzuführen sei. Beim geringen Penetrationsvermögen der ultravioletten Strahlen ist es unwahrscheinlich, daß hierfür außer der Haut noch andere tiefer liegende Organe in Betracht kämen. Wenn man das Phänomen des indirekten Strahleneffektes mangels rein physikalischer Lösungsmöglichkeiten mit der chemischen (photochemischen) Bildung vom spezifischen Rachitisschutzstoff gleichsetzt, so dürfte das in der Haut bei der direkten Bestrahlung in vivo erzeugte „Vitamin“ im intermediären Stoffwechsel die gleiche Wirkung entfalten, wie wenn es in bestrahlten oder in nativ aktiven (Lebertran u. a.) Substanzen per os zugeführt worden wäre. In der Tat erwies sich in vitro bestrahlte Haut [Kalbshaut oder Haut von menschlichen Leichen, A. F. Heß-Weinstock (642), Rattenhaut, Verfasser-Popoviciu (544) — übrigens auch Muskel, Leber, sogar in gekochtem, pulverisiertem Zustande — Steenbock - Black (1360)], bei Ratten auch nach Verfütterung als einwandfrei antirachitisch wirksam, während sich bei den mit unbestrahlter Haut gefütterten Kontrolltieren stets schwere rachitische Störungen entwickelten. Werden bei rachitischen Ratten nur kleine umschriebene Hautbezirke in vivo bestrahlt, so beschränkt sich die antirachitische

Wirksamkeit in Fütterungsversuchen nicht nur auf diese bestrahlten Stellen, sondern sie kann auch an der Haut in ihrer ganzen Ausdehnung, ebenso auch an den, bei den Kontrolltieren antirachitisch inaktiven inneren Organen, unter denen der Leber allem Anschein nach die Rolle eines Speicherungsorganes zukommt [Falkenheim (349)], demonstriert werden. Aus all diesen Versuchsergebnissen, die an Eindeutigkeit nichts fehlen lassen, dürfte die prinzipielle Identifizierung des direkten und indirekten Bestrahlungseffektes als erwiesen gelten.

Die Lehre von der „induzierten Strahlenenergie" hat durch den, wiederum etwa gleichzeitig und unabhängig voneinander, von Heß-Weinstock - Helman (643, 646), Heß-Weinstock (644), 645), Steenbock - Black (1363), Steenbock-Daniels (1362) und Rosenheim-Webster (1209) geführten Nachweis, wonach die Aktivierung tierischer und pflanzlicher, wie auch rein chemischer Produkte ausschließlich von ihrem Gehalt an Cholesterin, Phytosterin abhängt und ohne Gegenwart dieser Sterine nicht zustande kommt, einen mächtigen Impuls erfahren. Man war so in der Lage, an möglichst chemisch reinen Präparaten die photochemische Reaktion und die durch diese erzeugten Veränderungen im Cholesterinmolekül, ebenso auch die Bedingungen der Aktivierung, unter Zuhilfenahme der biologischen Rattenexperimente, einer genauen Prüfung zu unterziehen. Aus der großen Fülle der meist in sehr kurzem zeitlichem Nacheinander von verschiedenen Autoren gebrachten Befunde sollen nur die wichtigsten erwähnt werden.

Die photochemische Aktivierung eines Cholesterinpräparates erfolgt durch die Ultraviolettstrahlen der gleichen Wellenlänge ($< 313\ m\mu$), die auch bei der direkten Bestrahlung in vivo den spezifisch antirachitischen Effekt auszuüben vermögen [Heß-Weinstock (648)].

Für die Kenntnis der photochemischen Umwandlung des Cholesterins in ein antirachitisches Produkt ist es von Bedeutung, daß das Cholesterin-Molekül nach der hauptsächlich von Windaus ermittelten Strukturformel mehrere reaktionsfähige Stellen aufweist:

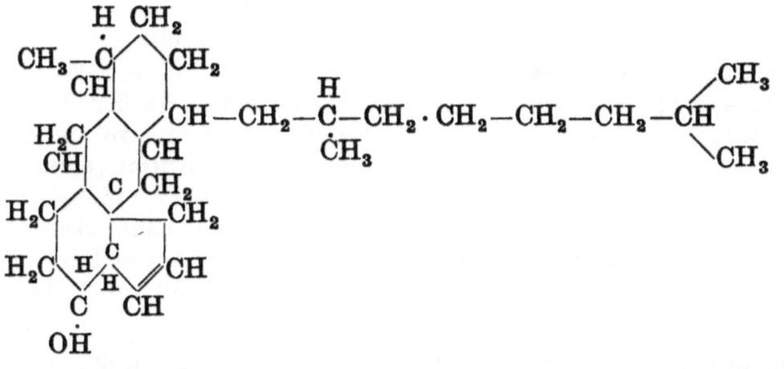

```
           H  CH2
           ·
   CH3—C/     \CH2
        CH|                  H                                    /CH3
          |   |CH—CH2—C—CH2·CH2—CH2—CH2—CH
   H2C/    \  /                |                                   \CH3
     CH|   |CH              CH3
        |   C  |CH2
  H2C/    \___|CH2
        |      C
  H2C\ H  /H\ //CH
          C     CH
          |
         OH
```

Als solche reaktionsfähige Gruppen dürften die Alkohol- (Hydroxyl-) Gruppe, dann die Doppelbindung und möglicherweise auch noch die offene Seitenkette gelten. Es gelingt jedenfalls schon in vitro, durch bestimmte chemische Eingriffe eine Esterverbindung des Cholesterins herzustellen, sowie eine Auflösung der Doppelbindung, d. h. eine Hydrierung und zuletzt, am schon hydrierten Cholesterin auch eine Aboxydation der Gruppe

```
     /CH3
CH
     \CH3
```

in der Seitenkette zu erzielen. In der Weise entstehen die bekannten Fettsäurecholesterinester, dann die verschiedenen Cholestanole und die Gallensäuren (oder ihre Isomerverbindungen).

Unter diesen Cholesterinderivaten sind nun allein die Cholesterinester [Heß-Weinstock-Sherman (654), Verfasser-Jenke-Popoviciu (545), Rosenheim-Webster (1211), Hottinger (716)], nach Rosenheim-Webster auch erst nach vorausgehender, noch unter dem Einfluß der Strahlen erfolgter Spaltung aktivierbar. Cholestanole, Dibromcholesterin, Cholsäure, d. h. hydrierte, ihrer Doppelbindung beraubte Cholesterinprodukte lassen sich durch Bestrahlung nicht mehr aktivieren [Heß-Weinstock (648), Verfasser-Jenke-Popoviciu (545), Verfasser-Jenke (549), Rosenheim-Webster (1211)]. Nach dieser Feststellung lag die Annahme nahe, daß bei der Aktivierung des Cholesterins die ultravioletten Strahlen an der Doppelbindung angreifen. Da nach den bisherigen Anschauungen die Wirkung von Licht auf chemische Substanzen mit Doppelbindungen hauptsächlich auf einer Oxydation beruht, so müßte man zunächst auch bei der photochemischen Umwandlung des Cholesterins nach Oxydationsvorgängen fahnden. Tatsächlich nimmt ein an der Luft bestrahltes Cholesterinpräparat erhebliche Mengen von Sauerstoff auf, während hydriertes Cholesterin auch nach Bestrahlung keine Änderung seiner chemischen Zusammensetzung aufweist. Bemerkenswerterweise lassen sich jedoch Oxydationsprodukte des Cholesterins nicht mehr aktivieren, und sind auch in unbestrahltem Zustande antirachitisch unwirksam [α- und β-Oxycholesterin, Cholestantriole, Carbonsäuren aus Cholesterin usw. — Verfasser-Jenke (549), Heß Windaus (660), Schlutz-Ziegler-Morse (1287)].

Mit dem geglückten Nachweis [A. F. Heß-Weinstock-Sherman (647), Rosenheim-Webster (1211), Verfasser-Jenke (549)], daß das Cholesterin auch bei Bestrahlung unter völligem Lichtabschluß in N_2 oder CO_2-Atmosphäre, in Paraffinöl, genau in der gleichen Weise, sogar intensiver aktiviert werden kann, als bei Luftzutritt, war indessen der Vermutung, die Cholesterinaktivierung mit Oxydationsvorgängen in direkte Beziehung zu bringen — wie dies überhaupt für das Phänomen des induzierten Strahleneffektes von Kohl und seinen Mitarbeitern (847), sowie — obgleich mit gewissen Vorbehalten — auch von Tiede-Reyher (1423) vertreten wurde — jede berechtigte Grundlage entzogen. Man könnte viel eher, auch schon im Hinblick auf die Daten der Elementaranalyse in unter Luftzutritt bestrahlten Cholesterinpräparaten vorstellen, daß die Entstehung des antirachitisch wirksamen Cholesterinderivates und jene von Oxydationsprodukten unter dem Einfluß von ultravioletten Strahlen lediglich nebeneinander verlaufen und miteinander nicht direkt verkoppelt sind.

Mit dieser Annahme stimmen auch gewisse chemische Befunde an bestrahlten Cholesterinpräparaten gut überein. So ließ es sich zeigen [Beumer (109), Poulsson (1142), Heß-Weinstock-Sherman (647), Hottinger (719) u. a.], daß ein bei Luftzutritt bestrahltes Cholesterinpräparat seine Digitoninfällbarkeit zu einem großen Teile (5—10% und darunter) einbüßt, während bei einem in Stickstoff, in CO_2-Atmosphäre oder im Vakuum bestrahlten Cholesterinpräparat nur ein verschwindend geringer Anteil [etwa 0,5% und noch darunter — Beumer (109), Pohl (1131), Windaus-Holtz (1539)], diese Umwandlung mit Verlust seiner Digitoninfällbarkeit aufweist. Die nach Bestrahlung bei Luftzutritt in reichlichen Mengen entstandenen nichtdigitoninfällbaren Derivate dürften vornehmlich Oxydationsprodukte darstellen, da sie bei Bestrahlung unter Luftabschluß in solchen Mengen nicht angetroffen werden.

Oxydationsvorgänge üben beim Aktivierungsphänomen nicht nur keinen fördernden, sondern einen hemmenden, zerstörenden Einfluß aus. Schon im Laufe ihrer ersten Studien stellten A. F. Heß und Steenbock (mit ihren Mitarbeitern) die wichtige Tatsache fest, daß langdauernde Bestrahlung sowohl die antirachitische Fähigkeit des bereits im nativen Zustande aktiven Lebertrans [vgl. auch Adam (11)], als auch die der erst durch Ultraviolettstrahlen aktivierten Substanzen (Pflanzenöle, Cholesterine usw.) in weitgehendem Maße abzuschwächen, ja zu vernichten vermag. In Übereinstimmung mit diesen Befunden zeigten sich auch in eigenen, gemeinsam mit Jenke ausgeführten

Untersuchungen (549) 18 Stunden lang bestrahlte Oliven-, Lebertran- und Cholesterinproben entweder überhaupt nicht, oder nur kaum antirachitisch wirksam. Erfolgte jedoch die Bestrahlung unter völligem Luftabschluß, so trat keine Abschwächung der Aktivität ein. Die so bestrahlten Proben von Lebertran, Olivenöl und Cholesterin erwiesen sich im Rattenexperiment als unvermindert aktiv. Dieses Versuchsergebnis, zu dem gleichzeitig auch Rosenheim-Webster (1211) gelangt waren, kann nur so gedeutet werden, daß die Zerstörung der antirachitischen Eigenschaften einer Substanz bei langdauernder Bestrahlung auf einer Oxydation beruht, die vom ursprünglichen aktivierenden Strahleneffekt völlig unabhängig verläuft. Zur Vermeidung von solchen sekundären Reaktionen müßte die „Strahlenaktivierung" stets unter Luftabschluß vorgenommen werden. Nur auf diese Weise würde man Produkte erhalten, die in praktischer Beziehung für eine hohe und konstante Wirksamkeit bürgen, und auch im Hinblick auf die chemische Analyse die bestmöglichen Versuchsbedingungen bieten dürften.

Auch beim Aufbewahren aktivierter antirachitischer Substanzen können Oxydationsvorgänge bei Luftzutritt eine sekundäre Zerstörung, d. h. eine Abnahme der antirachitischen Wirksamkeit verursachen. So wird es uns ohne weiteres verständlich, daß im Wasser suspendierte oder im trockenen, krystallinischen Zustande aufbewahrte bestrahlte Cholesterinpräparate, die dem Luftsauerstoff besonders geeignete Angriffsflächen bieten, ihre antirachitische Kraft allmählich, oft sogar in ganz kurzer Zeit, in Tagen, Wochen verlieren, während bestrahltes Cholesterin in öliger Lösung Jahrelang keine Abschwächung ihres antirachitischen Titers erleidet [Heß-Weinstock-Sherman (647), Hottinger (719)].

Eine geringe Abnahme der Digitoninfällbarkeit, die fast noch innerhalb der Fehlergrenzen der chemisch-analytischen Cholesterinbestimmungsmethoden liegt, findet sich nach dem Gesagten auch beim unter völligem Sauerstoffabschluß bestrahlten Cholesterin. Die dann noch durch Digitonin fällbare Fraktion entspricht in ihren Eigenschaften einem chemisch unveränderten, rachitisch inaktiven Cholesterin, während der in Lösung verbleibende Anteil das aktive Prinzip infolge der Einengung in entsprechend höherer Konzentration beherbergt [Nitzescu-Popoviciu-Denes-Goetz (1058), Heß-Weinstock-Sherman (655), Rosenheim-Webster (1211), Kramer-Shear-Shelling (860)]. Die unterste therapeutische Dosis eines sachgemäß in N_2-Atmosphäre bestrahlten Cholesterinpräparates beträgt 0,1 mg täglich pro Ratte [Rosenheim-Webster (1209)], während die nicht digitoninfällbare, amorphe Fraktion bereits in täglichen Gaben von $^1/_{100}$ mg voll wirksam befunden wurde [Rosenheim-Webster (1211)].

Nicht nur in einem bestrahlten Cholesterinpräparat, auch im Lebertran kommt die antirachitische Wirkung nur der nicht digitoninfällbaren Fraktion zu. Das digitoninfällbare Cholesterin des Lebertrans ist völlig unwirksam [Nelson-Steenbock (1046)], wie dies bereits früher für die menschliche Rachitis von Rosenbaum (1207) gezeigt wurde. Dieses identische Verhalten des antirachitischen Prinzips im bestrahlten Cholesterin und im Lebertran darf wohl auch als eine indirekte Stütze für die Annahme einer Einheit des Rachitisschutzstoffes in nativ rachitischen und in photochemisch aktivierten Substanzen gewertet werden.

Die Art, Natur der photochemischen Reaktion, die die Umwandlung des Cholesterins begleitet, blieb zunächst auch im Besitze der bisher besprochenen

Forschungsergebnisse in Dunkel gehüllt. Erst spektrophotometrischen Untersuchungen. blieb es vorbehalten, diesen komplizierten photochemischen Vorgang näher zu beleuchten. Schon Heß-Weinstock (645) gelang es zu zeigen, daß die Strahlenaktivierung des Cholesterins mit einer Änderung seines Spektrums, im besonderen mit einer erhöhten Durchlässigkeit im Ultraviolettlicht einhergeht. Längere Bestrahlung, die zu Inaktivierung des vorher aktivierten Cholesterins führt, bewirkt im Spektrum eine weitere einschneidende Veränderung. Diese zunächst mehr qualitativen Feststellungen konnten später in genaueren quantitativen Untersuchungen von mehreren Autoren bestätigt werden [Schlutz - Ziegler (1285, 1286), Pohl (1131), Heilbron - Kamm - Morton (595), Fabre - Simonnet (343)]. In unbestrahltem Zustande weist das Cholesterin im Ultraviolettspektrum 3 scharfe Maxima bei 293, 280, 270 mμ auf [Pohl (1131), Heilbron - Kamm - Morton (595)], denen nach weiteren eingehenden Untersuchungen noch zwei weitere bei 262 mμ [Bills-Honeywell - Mc Nair (118), Heilbron - Morton - Sexton (596)] und bei 232 mμ [Smakula (1346)] zuzurechnen sind. Aus der Tatsache, daß der Absorptionskoeffizient des Cholesterins bei 280 mμ schon nach kurzer Bestrahlung auf weniger als die Hälfte zurückgeht [Pohl (1131)], während gleichzeitig etwa 99,5 des ursprünglichen Cholesterins chemisch unverändert wiederzufinden ist, mußte man annehmen, daß die beobachtete Abnahme des Absorptionskoeffizienten nicht das Cholesterin selbst betrifft, sondern vielmehr eine Beimengung. Und tatsächlich gelang es Pohl (1131), Windaus - Heß (661, 1538), sowie Rosenheim-Webster (1210, 1216) in gemeinsamer Arbeit zu zeigen, daß ein isomeres Cholesterin, sowie ein Cholesterinpräparat, das nach dem Vorschlag von Rosenheim-Webster zuerst bromiert, und dann durch Bromabspaltung regeneriert wurde, durch die Vorbehandlung ihrer Beimengung beraubt werden konnte. So gereinigtes Cholesterin zeigte nicht mehr das charakteristische Absorptionsspektrum des unvorbehandelten Präparates und es ließ sich durch Ultraviolettbestrahlung nicht mehr aktivieren. Die fremde Beimengung, die dem Cholesterin nach den spektralanalytischen Feststellungen Pohls etwa in einer Menge von $^1/_{20}$—$^1/_{50}$% anhaftet und allem Anschein nach die aktivierbare Muttersubstanz des antirachitischen Prinzips darstellt, hat Windaus als Provitamin bezeichnet (1538). Bezüglich des chemischen Charakters dieses Provitamins war man zunächst nur auf Mutmaßungen angewiesen. Im Hinblick auf die bereits für die Aktivierbarkeit des Cholesterins festgestellten unerläßlichen Bedingungen, die naturgemäß auch für die Beimengung gelten mußten, war der Schluß berechtigt, sogar zwingend, dem Provitamin Sterincharakter zuzuschreiben. Wir brauchen nur an die Digitoninfällbarkeit, an die Anwesenheit von Doppelbindungen, von Alkoholgruppen, lauter Charakteristica von Sterinen, zu erinnern. Bei dieser Sachlage war es nicht überraschend, sondern folgerichtig, daß Windaus im Laufe seiner ausgedehnten Versuchsreihen auch das Ergosterin, ein in besonderen Hefearten, so im Mutterkorn (hier zuerst durch Tanret entdeckt), in der gewöhnlichen Bäcker- und Bierhefe, auch in Pilzen [z. B. im in Japan einheimischen eßbaren Shiitakepilz, Cortinellus Shiitake, Sumi (1391)] vorkommendes Sterin in den Kreis seiner Untersuchungen einbezogen hat. In gemeinsamer Arbeit mit Heß (664), Rosenheim-Webster (1213) und Verfasser (552) konnte er dann zeigen, daß das bestrahlte Ergosterin eine viel stärkere antirachitische

Aktivität besitzt als das bestrahlte Cholesterin[1]. In Versuchen an rachitischen Ratten genügten nach den ersten Veröffentlichungen [Heß-Windaus (664), Heß-Anderson (657), Rosenheim-Webster (1213), Verfasser (552), Holtz (707, 709)], $^1/_{1000}$, nach den späteren Arbeiten [Rosenheim-Webster (1214, 1215, 1217), Windaus-Holtz (1539), Hottinger (720) u. a.], $^1/_{10\,000}$, ja $^1/_{100\,0000}$ mg bestrahltes Ergosterin als Tagesgabe, um eine rasche und sichere Heilung herbeizuführen, oder der Entstehung der Rachitis vorzubeugen. Die Minimaldosen von bestrahltem Cholesterin und bestrahltem Ergosterin stehen demnach in einem Verhältnis von etwa 1 : 4000. Tatsächlich ist nun auch das dem Ergosterin zukommende charakteristische Absorptionsspektrum, das völlig dem des ungereinigten Cholesterins gleicht, etwa 4000mal so stark als das des Cholesterins [Pohl (1131)]: Ein wichtiger Beweis für die Identität des Ergosterins mit dem „Provitamin", d. h. mit der in den üblichen Cholesterinpräparaten vorkommenden Beimengung.

Unter günstigen Versuchsbedingungen erreicht das Ergosterin bereits nach einer Bestrahlungsdauer von 30 Minuten seine höchste antirachitische Wirksamkeit [Rosenheim-Webster (1214), Hottinger (719), Bills-Honeywell-Cox (119), Jendrassik-Keményffi (783)]. Weitere Bestrahlung, vornehmlich bei Luftzutritt, geht dann mit einer allmählichen, später auch schnelleren Zerstörung der antirachitischen Kraft einher. Die Zu- und die Abnahme des antirachitischen Titers werden durch vielfache Änderungen im Spektrum und in den chemischen Eigenschaften (Digitoninfällbarkeit!) des Ergosterins begleitet, ebenso wie im Falle des Cholesterins. Mit fortschreitender Bestrahlung nimmt die Digitoninfällbarkeit des Ergosterins stetig ab, bei voller Umwandlung des Ergosterins, etwa nach einer Bestrahlungsdauer von 10—20 Stunden, entsteht eine braune, amorphe, syrupöse Masse, der allerdings meist überhaupt keine antirachitische Kraft mehr anhaftet. Die Veränderungen des Ultraviolettspektrums wurden in bestrahlten Ergosterinproben von verschiedener Seite einer eingehenden Analyse unterzogen. In den darauf gerichteten Untersuchungen gelangte Pohl (1131), sowie Heilbron-Kamm-Morton (595) zu dem Ergebnis, daß die Aktivierung des Ergosterins an die Abnahme des Absorptionskoeffizienten bei 280 mμ und an das Neuauftreten eines starken Absorptionsbandes bei etwa 240 mμ gebunden ist. Dieses neue Absorptionsmaximum wurde von den gleichen Autoren mit dem neu entstandenen Rachitisschutzstoff in direkte Beziehung gebracht. Weitere eingehende Forschungen haben jedoch diese Annahme nicht zu stützen vermocht. Durch Vergleich des biologischen Aktivitätsgrades mit dem Spektrum in verschieden lang bestrahlten Ergosterinpräparaten ließ sich vielmehr zeigen, daß das Reaktionsprodukt mit dem Absorptionsmaximum bei 240 mμ sicher antirachitisch inaktiv ist [Bills-Honeywell-Cox (119), Webster-Bourdillon (1493)]. Wenn bei langdauernder Bestrahlung des Ergosterins das Absorptionsband bei 270 bis 280 mμ abgebaut ist und gleichzeitig die ursprüngliche negative Drehung positiv geworden ist, zeigt das Bestrahlungsprodukt keine antirachitische Wirkung mehr [Windaus-Westphal-v. Werder-Rygh (1545)]. Schon aus dieser Tatsache mußte geschlossen werden, daß die Absorptionslinien des

[1] Die hohe Wirksamkeit des bestrahlten Ergosterins ist bereits früher durch Rosenheim-Webster (1211) betont, aber nicht weiter beachtet worden.

antirachitischen Prinzips vermutlich ebenfalls in der Nähe von 280 mμ liegen werden [vgl. auch Webster-Bourdillon (1493), Smakula (1346)]. Die letzten Forschungsergebnisse haben die Richtigkeit dieser Annahme endgültig erwiesen [Bourdillon-Fischman-Jenkins-Webster (159a)]. Danach soll die photochemische Aktivierung des Ergosterins mindestens zu 3 verschiedenen Produkten (oder Gruppen von Produkten führen). Das antirachitische Prinzip zeichnet sich durch eine dem nativen Ergosterin ähnliche, jedoch noch viel (etwa 2mal) stärkere Absorption, mit dem Maximum bei 280 mμ aus (Abb. 22 u. 23).

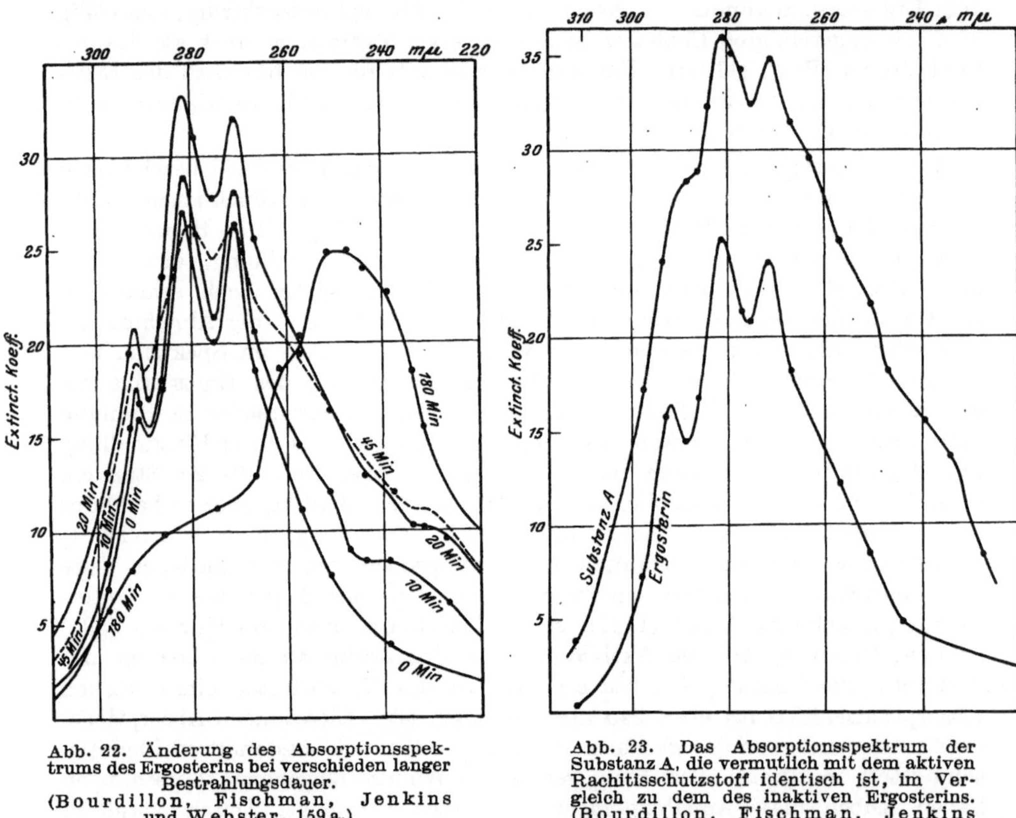

Abb. 22. Änderung des Absorptionsspektrums des Ergosterins bei verschieden langer Bestrahlungsdauer. (Bourdillon, Fischman, Jenkins und Webster, 159a.)

Abb. 23. Das Absorptionsspektrum der Substanz A, die vermutlich mit dem aktiven Rachitisschutzstoff identisch ist, im Vergleich zu dem des inaktiven Ergosterins. (Bourdillon, Fischman, Jenkins and Webster, 159a.)

Die Menge des antirachitisch wirksamen Produktes bei höchster Ausbeute wurde schon früher durch Rosenheim-Webster (1214) auf etwa 10% des Ergosterins geschätzt, während die übrigen Derivate antirachitisch inaktiv sind.

Dem Versuch, das spektroskopisch leidlich gut charakterisierbare antirachitische Prinzip des bestrahlten Ergosterins chemisch genauer zu umschreiben, blieb bisher der Erfolg versagt. Das unbestrahlte Ergosterin, mit der Bruttoformel $C_{27}H_{42}O$ ist ein Sterin mit 3 Doppelbindungen und einer Alkoholgruppe. Man weiß heute, daß für die Aktivierung des Ergosterins in Analogie zu der des Cholesterins die Doppelbindungen, wahrscheinlich auch die

Alkoholgruppen[1] [Windaus - Holtz (1539), Windaus - Rygh (1544)] erforderlich sind, daß Erhitzung auf etwa 200° die antirachitische Fähigkeit des bestrahlten Ergosterins nicht beeinträchtigt [Hottinger (719), Vollmer (1472, 1473), vgl. auch Verfasser-Jenke (549)] und daß die photochemische Umwandlung des Ergosterins selbst bei Temperaturen von —180° stattfinden kann [Bills-Brickwedde (120), Webster-Bourdillon (1494)]. Auf Grund dieser letzteren Tatsache, sowie im Hinblick auf die Molekularbestimmungen und auf das sonstige chemische Verhalten des bestrahlten Ergosterins muß gefolgert werden, daß chemische Vorgänge wie Oxydation, Polymerisation bei der Aktivierung nicht stattfinden, sondern vermutlich nur eine Isomerisation [Windaus - Linsen (1543)]. Die weitere Klärung dieser anscheinend sehr verwickelten Verhältnisse muß der zukünftigen Forschung vorbehalten bleiben.

Im bestrahlten Ergosterin besitzen wir heute ein besonders stark konzentriertes antirachitisches Präparat, und im unbestrahlten Ergosterin das spezifische Provitamin. So ist es bisher nicht gelungen außer dem Ergosterin, andere chemisch reine Substanzen, Sterine (z. B. auch das noch in der Hefe, neben dem Ergosterin vorkommende Zymosterin, Fungisterin) oder Isomere des Ergosterins usw. zu aktivieren [Rosenheim-Webster (1218—1220), Hume-Smith - Smedley - Mc Lean (755)]. Auch die Angabe von der Aktivierbarkeit des Digitaligenin [Windaus - Holtz (1539)] erwies sich bei der späteren Nachprüfung [Rosenheim-Webster (1219)] als ein Fehlschluß. Mit Rücksicht auf diese experimentellen Ergebnisse müssen wir auch die direkte Strahlenwirkung als einen Aktivierungsvorgang ausschließlich am Ergosterin in den den Strahlen ausgesetzten Zellen und Geweben, vornehmlich in der Haut ansehen. Der Ergosteringehalt in verschiedenen Geweben ist ein verschiedener, dies sogar mehr oder minder unabhängig von ihrem Bestand an Cholesterin, dem das Ergosterin als fremde Beimengung in wechselnden Mengen fest anhaftet. Das Ergosterin ist im tierischen Körper bisher nur in der Haut und im Blut nachgewiesen worden [Rosenheim-Webster (1214), Küster-Hörth (871), vgl. auch Dejust, van Stolk, Durenil (267)].

Wenn die heute allgemein herrschende Meinung mit dem bestrahlten Ergosterin das Rätsel der direkten und indirekten antirachitischen Strahlenwirkung als gelöst ansieht, so übersieht man dabei die großen Lücken, die hier trotz der unbestreitbar erzielten Fortschritte noch klaffen. So gelang es immer noch nicht, 1. den Rachitisschutzstoff aus dem bestrahlten Ergosterin zu isolieren und chemisch zu definieren und 2. — was uns besonders wichtig dünkt — die Strahlenwirkung bei der Aktivierung des Ergosterins durch „rein chemische“ Einflüsse zu ersetzen, und somit das photochemische Phänomen in ein gewöhnliches chemisches zu verwandeln. Bis zur künstlichen Herstellung eines ohne Strahleneinfluß aktivierten Ergosterinpräparates oder bis zur Erbringung des strikten Nachweises, daß in Naturprodukten der Rachitisschutzstoff autochthon, d. h. ohne auch nur indirekte Strahlenwirkung entsteht, könnte man das D-Vitamin letzten Endes auch noch

[1] In den Versuchen von Windaus - Rygh (1544) erwiesen sich die Ester nach Bestrahlung biologisch schwach oder gar nicht aktiv, gingen jedoch nach Verseifung in Produkte von hoher antirachitischer Wirksamkeit über. Für die physiologische Aktivität erscheint demnach das Vorhandensein der unversehrten sekundären Alkoholgruppe notwendig.

als „substanzierte Strahlen“ auffassen[1]. Auch der Umstand, daß für die künstliche photochemische Aktivierung des Ergosterins in erster Linie der Spektralbezirk um 280 mμ in Betracht kommt, dieser aber im Spektrum der natürlichen Sonne nicht mehr vertreten ist, bietet noch ungelöste Schwierigkeiten bei der Erklärung der antirachitischen direkten Sonnenwirkung [s. auch Heß (666)].

Wie dem aber auch in theoretischer Hinsicht sei, praktisch hat sich das indirekte Bestrahlungsverfahren ausgezeichnet bewährt. Die zunächst nur in Rattenexperimenten gewonnenen Ergebnisse konnten bald nach dem Bekanntwerden der ersten experimentellen Angaben von Heß, Steenbock und ihren Mitarbeitern auch auf die Verhältnisse der menschlichen Rachitis übertragen werden. Verfasser (541, 542) bestrahlte zu diesem Zwecke Milch und Milchgemische, die florid rachitischen Säuglingen zur Nahrung dienten. Ihm schwebte die Möglichkeit vor mit Hilfe der bestrahlten Milch eine natürliche, „stumme“, da nicht an medikamentöse Zusätze gebundene Therapie und Allgemeinprophylaxe zu treiben. Die Bestrahlung der Milch erfolgte stets in der Gesamttagesmenge, zunächst bei Luftzutritt in offenen Schalen: Die Expositionsdauer betrug eine Stunde, die Entfernung der Lichtquelle etwa 30—40 cm. Die Milch nahm einen schwer definierbaren, etwas ranzigen, muffigen Geruch und einen unangenehmen Geschmack an, wurde aber von den Kindern meist ohne den geringsten Widerwillen genommen und stets gut vertragen. Die bestrahlten Gemische, die noch nachträglich aufgekocht werden durften, kamen in den nächsten 24 Stunden zur Verwendung. Bei 16 unter 18 florid rachitischen (zum Teil auch tetanischen) Säuglingen gelang es Verfasser in der Tat, allein mit Hilfe der den ultravioletten Strahlen ausgesetzten Milch, deren Wirkung bei der experimentellen Rattenrachitis damals noch nicht, erst später einwandfrei bewiesen wurde (Heß[2]), die kindliche Rachitis im Winter (Januar-März) bei völlig gleichbleibender Ernährung zur Heilung zu bringen. Stets wurde der Genesungsprozeß außer der Verfolgung des klinischen Status durch Röntgenaufnahmen und insbesondere durch fortlaufende blutchemische Analysen kontrolliert. So betrug z. B. bei einem $6^1/_2$ Monate alten Säugling P. H. vor der Behandlung das Serum-Ca: 8,4 mg$^0/_0$, der anorg. Serum-P: 3,4 mg$^0/_0$, in der 4. Woche der Milchtherapie Ca: 9,1 mg$^0/_0$, P: 4,1 mg$^0/_0$ und nach 6 Wochen Ca: 10,3 mg$^0/_0$, P: 5,9 mg$^0/_0$. Die ausgesprochene rachitische Hypophosphatämie und die geringe Erniedrigung des Serumkalkspiegels wurden in diesem Falle unter dem Einfluß der bestrahlten Milch in 6 Wochen auf die normale Höhe gebracht; mit der Änderung des blutchemischen Status ging die Heilung auch in klinischer und röntgenologischer Hinsicht parallel. Die Milch nahm unter dem Einfluß der ultravioletten Strahlen die Eigenschaften des Lebertrans an, wir dürften von einer „jecorisierten“ (aus Ol. jecoris Aselli) Milch, von einem „Jecorisationsprozeß“ [Moro (541)] sprechen. Die Geruch- und Geschmackveränderung, die die Milch bei offener langdauernder Bestrahlung erleidet und die entfernt auch an den Lebertran erinnert, hat bei dieser Namengebung — was wir zur Vermeidung von Mißverständnissen

[1] Die Aktivierung des Cholesterins [Knudson - Coolidge (841)] und des Ergosterins [Knudson - Moore (842)] durch Kathodenstrahlen ist, wenn auch keine Ultraviolett-, so doch ebenfalls eine physikalische Strahlenwirkung, die übrigens an Intensität die der Ultraviolettstrahlen anscheinend nicht zu erreichen vermag (Knudson - Moore).

[2] Siehe S. 173.

[z. B. Aron (38)] ausdrücklich betonen möchten — keineswegs eine entscheidende Rolle gespielt. Heute wissen wir sogar, daß diese unerwünschten Geruch- und Geschmacksveränderungen bei der Milchbestrahlung die Folge von Oxydationsvorgängen in der Milch [Verfasser - Jenke (549), Tiede-Reyher (1423)] vornehmlich im Milcheiweiß [Schultz (1299, 1300)] unter dem Einfluß des bei der Quarzlampenbestrahlung aus dem Luftsauerstoff entstandenen Ozons sind. Eine bei Sauerstoffabschluß, in N_2- oder CO_2-Atmosphäre bestrahlte Milch bleibt in ihrem Geruch und Geschmack fast völlig unverändert und weist trotzdem eine sehr hohe antirachitische Wirksamkeit auf [Verfasser - Jenke (549)], ist also „jecorisiert".

Etwa gleichzeitig jedoch unabhängig vom Verfasser gelangten Cowell in England (244), Kramer in Amerika (859) und in weiteren Nachuntersuchungen, mit der gleichen Methode auch Hottinger (715), Aurnhammer (42, 43), Göttche-Tolnai (461), Falkenheim (349), Mouriquand - Leulier-Schoen (1032) zu sehr günstigen Ergebnissen.

Nicht allein der nativen flüssigen Frischmilch und der mit ihr hergestellten Nahrungsgemischen läßt sich durch Belichtung die antirachitische, im besonderen auch bei der menschlichen Rachitis nachweisbare Strahlenwirkung induzieren, auch das Milchpulver (Trockenmilch) gewinnt unter dem Einfluß kurzwelliger ultravioletter Strahlen antirachitische Eigenschaften [A. F. Heß (640, 663), Verfasser (543), Mackay - Shaw (962), Wieland (1521—1523)]. Für die Praxis von großer, wohl ausschlaggebender Bedeutung ist die Tatsache, daß das einmal bestrahlte Milchpulver die induzierte Strahlenenergie längere Zeit wenigstens 4—6 Monate [Heß (640), Verfasser (543) in ungeschwächter Form beibehält. Die sichere therapeutische Wirkung des bestrahlten Milchpulvers als Antirachiticum steht angesichts der erwähnten ersten Veröffentlichungen, die in weiterer Folge vielfach bestätigt werden konnten [s. Falkenheim (349), Orgler (1075), Buschmann (194)] außer jedem Zweifel. Ausgedehnte Erfahrungen des Verfassers bei einer größeren Anzahl von jungen Säuglingen in Wintermonaten lassen in der bestrahlten Trockenmilch auch ein zuverlässiges Prophylaktikum erblicken.

Einer weiteren Verbreitung dieser Methode stand zunächst in erster Linie ihre Kostspieligkeit im Wege, sollte doch 1 Liter bestrahlte Trockenmilch auf etwa 80 Pfennig zu stehen kommen, eine Vervierfachung des Preises für unvorbehandelte Frischmilch. Bei dieser Sachlage war es zu begrüßen, daß kurz nach dem Bekanntwerden des Milchbestrahlungsverfahrens mehrere Apparate — wir nennen die von Scheidt (1264), von Scholl, von Wamoscher, von Gillern-Hussa (456), den Vita-Ray-Apparat — in Handel gebracht wurden, die die Bestrahlung der flüssigen Frischmilch für praktische Zwecke ermöglichten. Denn nur so war es zu hoffen, daß durch fortschreitende Verbesserung und rationalisierte Herstellung der Apparate, und infolge des starken Wettbewerbes der Preisaufschlag bei der bestrahlten Milch innerhalb der Grenzen bleibt, die das Verfahren für den allgemeinen Gebrauch, für eine allgemeine Volksprophylaxe geeignet machen. Dieses Entwicklungsstadium ist indessen bisher nicht erreicht worden: Immer noch beansprucht die Milchbestrahlung hauptsächlich infolge der außerordentlich hohen, oft unberechtigt schweren Lieferungsbedingungen der Herstellerfirmen so viel Kostenaufwand, daß die berechtigte

Forderung nach einer möglichst billigen bestrahlten Frischmilch [vgl. Degkwitz (262, 263) heute nicht als erfüllt gelten kann. Wir zweifeln jedoch nicht daran, daß sobald das Milchbestrahlungsverfahren den Reiz der Neuheit, seinen modischen Charakter verloren hat, bei gesunkenem Interesse auch der wirtschaftliche Gesichtspunkt mehr zum Durchbruch gelangen wird.

Betrachten wir zunächst die Arbeitsweise der Milchbestrahlungsapparate und die mit ihnen bisher erreichten Ergebnisse. Die Aufgabe dieser Apparate bestand darin, große Milchmengen in relativ kurzer Zeit ausreichend zu aktivieren. Eine längere Bestrahlungsdauer würde für jeden Apparat einen sehr schlechten Nutzeffekt bedeuten und bei Bedarf an großen Mengen bestrahlter Milch, so in Molkereien mit großem Umsatz entweder die gleichzeitige unwirtschaftliche Verwendung zahlreicher Apparate oder aber ein Hinausschieben der Milchausgabe, d. h. ein unerwünschtes „Altern" der Milch erfordern. Die Zwischenschaltung des Bestrahlungsprozesses sollte keineswegs die „Umlaufzeit" der Milch in den Molkereibetrieben verlängern. Dieses Ziel konnte nur in der Weise erreicht werden, daß die Milch in bewegten, fein zerteilten, den Ultraviolettstrahlen der Lampen breite Flächen bietenden Strömen, d. h. einem Röhrensystem mit besonderer Konstruktion und bei bestimmter Durchlaufzeit bestrahlt würde. Tatsächlich beruhen sämtliche bereits genannten im Gebrauch stehenden Apparate auf diesem Prinzip. Die kurze Bestrahlungszeit, die für ein einzelnes Milchpartikelchen in der Regel nur Sekunden beträgt, sowie die möglichst peinliche Fernhaltung von Luft, früher auch durch Bestrahlung in einer CO_2- oder N-Atmosphäre, bringen es mit sich, daß die so bestrahlte Frischmilch in ihrem Geruch, Geschmack, vermutlich auch in sonstiger Beziehung keine wesentliche Verschlechterung erfährt. Für die nicht in solchen Apparaten bestrahlte Frisch- und Trockenmilch ist dies bereits vor der Einführung der Apparate gezeigt worden [Verfasser - Jenke (549), Supplee - Dow (1393), Eddy (310)]. Auch der von verschiedener Seite [Reyher (1180, 1181), Krekeler (865)] erhobene Vorwurf, daß die Milchbestrahlung lebenswichtige Vitamine der Milch, so in erster Linie das Vitamin C zerstört, gilt nur für Bestrahlung unter Luftzutritt und mit längerer Expositionsdauer, da es nur einen Ozoneffekt darstellt [vgl. bereits Zilva (1564, 1565), Spinka (1354), neuerdings Hottinger (718)]. Bei Bestrahlung unter Luftabschluß und bei möglichst kurzer Dauer wird der Vitaminbestand der Milch praktisch nicht gefährdet [Bamberger-Degkwitz (55)]. Die Schädigungen, die im Anschluß an Verfütterung von bestrahlter Milch bei besonders empfindlichen Tierarten beobachtet wurden, sind wohl hauptsächlich die Folge einer heute nirgends mehr geübten falschen Bestrahlungsweise (lange Expositionsdauer bei Luftzutritt) gewesen. Auch die von Aurnhammer (42, 42a) mitgeteilten Zwischenfälle (toxische Durchfälle) bei Frühgeburten nach Verwendung von unter Luftzutritt lange offen bestrahlter Buttermilch gehören hierher, wobei jedoch zu beachten ist, daß sie vermutlich, zumindest nach eigenen Erfahrungen, hätten vermieden werden können, wenn man die Vorsichtsmaßnahmen, wie langsam einschleichende Dosierung, sofortiges Absetzen bei auftretender Störung, genau befolgt hätte. Wie dem aber auch sei, bei der heute üblichen verbesserten Bestrahlungstechnik, so auch bei Verwendung von durch Bestrahlungsapparate gelieferter Milch sind bisher bei Kindern überhaupt keine Fälle von Schädigungen nach Genuß von bestrahlter Milch, in welcher Quantität auch immer, nachgewiesen worden.

Hier erhebt sich allerdings dann die Frage, ob dieser Milch vielleicht auch keine genügend antirachitische Wirkung zukommt? Die ersten Berichte, so die von Halac-Nassau mit der von der Scheidtlampe (560, 1264) gelieferten Milch, weiterhin die von Scheer und seinen Mitarbeitern (1260, 1262), von Degkwitz (262, 263), von Rietschel-Szegö-Prinke (1187) mit der Schollschen Apparatur der Hanauer Quarzlampengesellschaft lauteten zunächst außerordentlich zufriedenstellend. Es wurde sogar von verschiedener Seite (Scheer, Degkwitz) erwogen, nicht die gesamte Tagesmenge der Milch in bestrahltem Zustande, sondern — ebenso wie man dies früher auch schon für die bestrahlte Trockenmilch empfohlen hat [Mackay-Shaw (962), Wieland (1522), der allerdings nicht unter 300 g Milch täglich heruntergehen wollte, Supplee-Dow (1393)] — eine Verschnittmilch mit 10—30—50% bestrahltem Anteil zu verabreichen. Durch die Mischung der bestrahlten, denaturierten, mit der nativen unvorbehandelten Milch würden dann etwa im Laufe der Bestrahlung entstandene Mängel der Milch zweckmäßig abgeschwächt und weitgehend ergänzt werden.

Allein schon das Studium der ersten Veröffentlichungen, so einige Fälle in der Arbeit von Scheer-Rosenthal (1260) lassen Zweifel über die genügend zuverlässige Wirkung der mit dem Schollschen Apparat bestrahlten Milch aufkommen. Auch die Angabe Scheers, daß von der so bestrahlten Milch bereits 0,03 ccm ausreichen soll, um die experimentelle Rachitis der Ratte zu heilen, stimmt bedenklich, weiß man doch aus bereits erwähnten früheren Angaben [Heß (636, 642), Steenbock (1365) und ihre Mitarbeiter, Falkenheim (349)], daß die unterste wirksame Dosis der unter günstigsten Bedingungen bei langer Expositionsdauer bestrahlten Milch etwa 0,5 ccm beträgt. Von Interesse ist in diesem Zusammenhang auch eine kürzlich von v. Pfaundler[1] aufgestellte Berechnung. Da nach Windaus das Verhältnis Ergosterin: Gesamtsterine in der Milch 1:500 bis 1:5000 beträgt, so ergeben sich bei Zugrundelegung eines Gehaltes der Kuhmilch von etwa 170 mg Cholesterin [Denis-Minot (269), Beumer (104, 105), Gamble-Blackfan (428), Wacker-Beck (1475, 1476), Fox-Gardener (382, 383)] 0,34 mg = 340 γ Ergosterin pro Liter Milch. Bei voller Aktivierung — die allerdings nur cum grano salis zu verstehen ist, da sie auch im Falle des reinen Ergosterins nur 10% des Gesamtergosterins betrifft[2] — befände sich also in 0,03 ccm Milch etwa 0,01 γ aktives Ergosterin, eine Dosis, die mit bestrahltem Ergosterin bei höchster Aktivität, erzielt durch eine Bestrahlungsdauer von mindestens 30 Minuten (bei völligem Sauerstoffabschluß in bewegter, strahlendurchlässiger, alkoholischer, ätheriger Lösung) nur sehr selten, und in der komplexen kolloidalen Milchflüssigkeit innerhalb weniger Sekunden sicher nicht erreicht werden kann. Übertragen wir die obige Berechnung auf die Verhältnisse beim Kinde, so erscheint uns schon a priori unwahrscheinlich, daß eine Verschnittmilch die therapeutisch und prophylaktisch erforderliche Menge an aktivem Ergosterin enthalten könnte. Bei höchster Aktivität müßte man mit täglich 500 ccm bestrahlter Milch und darüber als der notwendigen Dosis rechnen. Daß diese Berechnung wirklich auch zutrifft, beweisen die mit bestrahlten (bei langer Expositionsdauer) Trockenmilch-

[1] Bisher nicht veröffentlicht.

[2] Siehe S. 180.

präparaten (Ultractina in Deutschland, Ravix in der Schweiz, Dryco in Amerika usw.) gesammelten und von uns bereits besprochenen Erfahrungen. Bei einer Bestrablungsdauer von wenigen Sekunden dürfte jedoch dieser Wirkungsgrad kaum erreicht werden, demzufolge auch nicht mit der durch die erwähnten Apparate aktivierten Milch. Entsprechend dieser nicht sehr hoch geschraubten Erwartung wird nun neuerdings die Verschnittmilch tatsächlich nicht mehr empfohlen, vielmehr sollte die gesamte tägliche Milchzufuhr aus bestrahlter Milch bestehen (Degkwitz[1]). Auch dann sind jedoch Mißerfolge sowohl in therapeutischer wie in prophylaktischer Hinsicht nicht sehr selten (v. Pfaundler), so daß bei der heute üblichen Bestrahlungstechnik die Behandlung der Rachitis mit bestrahlter Frischmilch nicht so aussichtsvoll ist, wie die mit Höhensonne oder mit bestrahltem Ergosterin. Ob man sich andererseits der Bequemlichkeit der Zufuhr von bestrahlter Milch, trotz ihrer nicht völlig sicheren und zuverlässigen Wirkung, für die Prophylaxe, insbesonders für die allgemeine Bekämpfung der Rachitis auch noch in der Zukunft bedienen soll und wird, ist heute noch nicht endgültig zu entscheiden. Die Methode hat unzweifelhaft ihre Vorzüge: sie bedeutet eine lautlose, stumme, bei zentralisierten Milchbetrieben, die naturgemäß nur in Städten mit großen Molkereien, Milchküchen bestehen, eine sogar beinahe zwangsläufige Prophylaxe, die überdies sehr billig gestaltet werden könnte, wenn sie es heute auch noch nicht ist. Sie hat aber auch ihre erheblichen Nachteile. Sie ist nicht absolut zuverlässig, sie läßt keine übersichtliche Dosierung zu, rechnet nicht mit dem wahrscheinlich wechselnden Gehalt der Milch an aktivierbarem Ergosterin, kann bei Brustkindern nicht durchgeführt werden, erhöht die Gefahr der einseitigen Milchfütterung, sie bedeutet auch eine Denaturierung der Milch, die man möglichst vermeiden sollte. Außerdem hängen heute auch noch den Apparaten verschiedene Fehlerquellen an, die die Überwachung darüber erschweren, daß die Milch dauernd von der vollen, zu ihrer Aktivierung notwendigen Strahlenenergie erreicht werde. Ein solcher Verlust könne auf verschiedene Weise eintreten: 1. Die Strahlenquelle als solche könne sich abschwächen. 2. Es sei aber auch möglich, daß bei ungeschwächter Strahlenquelle zwischen ihr und der Milch eine Schicht von Fett oder koaguliertem Eiweiß, meist infolge starker Erwärmung der Quarzrohre entstehe, die den Bestrahlungseffekt wesentlich beeinflussen oder aufheben könne. Dies tritt besonders leicht bei den Apparaten ohne Wasserkühlung, so bei der Vita-Ray-Lampe oder der Scheidt-Apparatur ein. 3. Auch die Durchflußgeschwindigkeit der Milch, dementsprechend auch die Belichtungszeit könne sich in den Apparaten heute noch unkontrollierbar ändern. Nach den ausgedehnten Erfahrungen von Degkwitz sei die Vita-Ray-Lampe an sich schon schwach und verliere beim Gebrauch sehr schnell an Wirksamkeit. Die Scheidtsche Apparatur sei bei ständiger Aufsicht und Eliminierung der zahlreichen Fehlerquellen zwar ausreichend, jedoch sei die Wirkung der mit der Schollschen Apparatur der Hanauer-Werke bestrahlten Milch rascher, sicherer und augenfälliger, jedoch auch nicht völlig zuverlässig.

Trotz der vielen der Milchbestrahlung anhaftenden Mängel würden wir die Zukunft dieser Methode für die Bekämpfung der Rachitis — vielleicht nach

---

[1] Noch nicht veröffentlicht.

entsprechendem Ausbau der Apparate und nach Verbilligung[1] — höher einschätzen, wenn nicht andere ebenso bequeme und zuverlässige Verfahren, mit Dosierungsmöglichkeit, zur Verfügung stehen würden. So könnte man außer der Milch andere Nahrungsbestandteile antirachitisch aufladen. Auch dieser Weg wurde von verschiedener Seite beschritten. Nacheinander wurden bestrahltes Eigelbpulver, später auch unter dem Namen Pleosoma im Handel [Brehme (171), auch Schultz - Rohr (1201), Buschmann (194), Jundell (800)], bestrahltes Milchfett [Schultz - Maurmann (1301), Rohr - Schultz (1200)], bestrahlter Fleischextrakt [v. Hahn (559)], bestrahlter Orangensaft [Maslow - Shelling - Kramer (988)], bestrahltes Cholesterin [Heß (663), Hottinger (716), Parsons (1095), Vollmer (1471), Edelstein (312)] und mit Rücksicht auf ihren Cholesterin bzw. Ergosterinreichtum bestrahltes Hirnpulver [Heß (663)], bestrahlte Trockenhefe [Heß (663), Kirsch (820)], bestrahltes Hefefett [Hume - Smith - Smedley - Mac Lean (755, 756)], als zuverlässige, schon in kleineren Mengen, als Zusatznahrung — von tgl. 2 g (Cholesterin) bis etwa 10 g für die anderen Stoffe — wirkende Antirachitica empfohlen[2]. Eine größere praktische Bedeutung haben indessen alle diese Präparate bisher nicht erlangt.

Mit der Entdeckung des Ergosterins als des spezifischen Provitamins war die Möglichkeit gegeben, ein besonders stark konzentriertes, sehr hoch aktives Präparat darzustellen. Dieser Weg wurde dann bald beschritten, und das bestrahlte Ergosterin, ausgehend von den bereits erwähnten tierexperimentellen Feststellungen, auch bei der menschlichen Rachitis und Osteomalacie angewandt. Diese ersten therapeutischen Versuche [Verfasser (552), kurz danach Beumer - Falkenheim (112)] sind nach Vereinbarung mit Windaus, der etwa 3 mg als die therapeutische Dosis bei Säuglingen ansah, mit Dosen von 1—4 mg ausgeführt worden. Bei Verwendung eines, wie man heute sagen darf, unvollständig, weil in trockenem Zustande zu kurz (30—60 Minuten) bestrahlten eigenen Ergosterinpräparates stellte sich jedoch in den Versuchen des Verfassers schon bei einer Dosis von 1 mg täglich der gewünschte Heileffekt nicht mit der erforderlichen Sicherheit ein. Daher sah sich Verfasser (522) genötigt, die Dosen für das Säuglings- und Kleinkindesalter mit 2—4 mg, für Erwachsene, auf Grund einer günstig verlaufenen Beobachtung bei einer Osteomalaciekranken, mit 10 mg täglich anzugeben. Diese nur für das besondere eigene Präparat gültigen Dosen sind dann in weiterer Folge von allen Nachuntersuchern auch für die Handelspräparate angewendet und anerkannt worden.

Die Zahl der einschlägigen Arbeiten und der diesen zugrunde liegenden Beobachtungen ist in den vergangenen Jahren eine fast unübersehbar große geworden [bei Frührachitis und Tetanie Prinke (1150), Hottinger (717, 720), Beck (73), Sachs (1235), Knöpfelmacher (839a), Vollmer (1472, 1473), Falkenheim (348), Völckers - Blum (1459), Conti (240), Lasch - Behrens (888), Strote (1389), Buschmann (194), Gehrt (440), Flesch (375), Wiedow

[1] Die zuverlässige Trockenmilch scheidet wegen ihrer Kostspieligkeit aus.

[2] Unbestrahlte Hefe ist in der Regel antirachitisch inaktiv [Pappenheimer - Mc Cann - Zucker (1087)]. Dagegen scheint unvorbehandeltes Mutterkorn bei seinem Wachstum im Freien allein schon durch die Sonnenstrahlen aktiviert zu werden [Compes (239), Mellanby - Surie - Harrison (1000)]. Hefe und Mutterkorn sind die besten Ergosterinträger.

(1517), Heß-Lewis (670), Bahl (48, 49), Aengenendt (21), Goldschmidt (476), Wiskott (1549), Langstein (883), Wurzinger (1556), Langer (879), Mansbacher (975), Cowell (245), Huguenin (738), Rohmer-Woringer-Andersen (1199), Genoese-Zallocco (443), Schippers (1272), Wilkes-Follett-Marples (1525), Karelitz (805), Aidin (25), Jundell (800), Schaferstein (1255), Aurnhammer-Kollmann (43), Sobel-Claman (1349); bei Spätrachitis und Osteomalacie — außer dem Verfasser (552) — Starlinger (1356), Hottinger (717, 720), Strote (1389), Knoflach (840), Goldstein (477), Sternberg (1375), Lasch (889); bei spontaner Beinschwäche des Huhnes v. d. Plank (1129)]. Es kamen verschiedene Präparate in Handel, unter denen in der Literatur hauptsächlich das Vigantol, ein deutsches, dann auch das Radiostol, ein englisches Erzeugnis zu nennen sind. Vereinzelt wurde auch über das deutsche Präformin, über das amerikanische Acterol und andere bestrahlte Ergosterinpräparate berichtet. Die einmütige Schlußfolgerung sämtlicher Autoren — ohne Ausnahme — geht dahin, daß das bestrahlte Ergosterin in den verschiedenen Handelspräparaten, zumindest sicherlich im meist geprüften Vigantol und im Radiostol, eine zuverlässige und rasche therapeutische und prophylaktische Wirkung bei der Rachitis und der Tetanie besitzt. Sie ist sämtlichen weiteren spezifisch-antirachitischen Verfahren überlegen, vielleicht nur die direkte Bestrahlungsmethode ist ihr gleichwertig. Der Heilungsvorgang in seiner Symptomatologie und in seiner zeitlichen Dauer entspricht bei der Ergosterinmedikation den besten Erfolgen der direkten Bestrahlung. Als notwendige Dosen, hauptsächlich für das Vigantol wurden — wie erwähnt — 2—4 mg, oft aber auch darüber [Vollmer (1473), Degkwitz und Mitarbeiter (55, 57), Gehrt (440), Mansbacher (975) bis 10 bis 20 mg], für das Radiostol etwas weniger (1—2 mg, Mansbacher u. a.) bezeichnet. Bei der Osteomalacie der Erwachsenen wurden in Übereinstimmung mit der ersten Beobachtung des Verfassers (552) 5—10 mg bestrahltes Ergosterin täglich als die erforderlichen und auch hier zuverlässig wirkenden Gaben angegeben.

Das bestrahlte Ergosterin wird in verschiedener Form, in der Praxis bisher ausschließlich peroral verabreicht. Experimentell ist auch eine parenterale Wirkung erwiesen [Vollmer (1473)], ebenso wie auch für die anderen spezifischen antirachitischen Mittel [Lebertran, Soames (1348), Stepp (1371), Eigelb, Heß (631, 632); bestrahltes Cholesterin, Heß-Weinstock (644), Vollmer (1471)]. Die parenterale Wirkung zeigt sich nicht nur bei subcutaner, sondern auch nach percutaner Zufuhr [Hume-Lucas-Smith (754), im Gegensatz zum nicht genügend begründeten ablehnenden Standpunkt von Vollmer (1473)].

Die perorale Zufuhr des bestrahlten Ergosterins erfolgt in öliger Lösung oder in Pastillen, in Pillen (hier mit Kakaobuttergrundlage), denn nur in diesen Formen kann die schädliche zerstörende Wirkung des Luftsauerstoffes auf das antirachitische Prinzip des bestrahlten Ergosterins verhindert werden.

Nicht nur für die Therapie der Rachitis und verwandter Krankheiten, sondern auch für die Prophylaxe eignen sich die bestrahlten Ergosterinpräparate vorzüglich [Aengenendt (21), Hottinger (722), Aurnhammer-Kollmann (43), eigene Beobachtungen]. Zur Erzielung einer „unmerklichen", „arztlosen" Prophylaxe (Rietschel, Degkwitz) kann das bestrahlte Ergosterin an Stelle der üblichen, mehr als Medizin gewerteten Präparate, auch der Milch und zwar schon in den Vertriebsstellen, d. h. in den Molkereien, Milchküchen, die auch für die Milchbestrahlung in Betracht gekommen sind, zugesetzt werden [Adam

(13) u. a.]. Auch konstante Nahrungsbestandteile lassen sich durch Zusatz von bestrahltem Ergosterin antirachitisch aufladen, so Mehl [Degkwitz (263)], Keks [Vollmer (1474)], Margarine (Flury, allerdings nur in Tierexperimenten, 377). Die bisher vorliegenden Ergebnisse mit diesen Methoden sind noch nicht genügend zahlreich, auch zu wenig gesichert, um sich ein klares Bild über ihren Wert machen zu können. Hier müssen noch weitere Erfahrungen abgewartet werden. Als eine besonders aussichtsvolle Methode erscheint uns der Zusatz von bestrahltem Ergosterin zur Milch. Allein hier sind noch zahlreiche Schwierigkeiten zu beheben. Das bestrahlte Ergosterin muß mit der Milch gleichmäßig vermischt und ein Aufrahmen, insonderheit eine nachträgliche Konzentrierung des zugesetzten bestrahlten Ergosterins in der Rahmschicht unbedingt verhindert werden. Ölige Lösungen von bestrahltem Ergosterin sind hierfür ungeeignet, da sie sich in der Milch nicht gleichmäßig verteilen lassen. Mit wässerigen oder kolloidalen Aufschwemmungen von bestrahltem Ergosterin, so mit dem gerade als Milchzusatz empfohlenen bestrahlten Ergosterinpräparat [Adam (13), Kleinschmidt], dem Präformin (einer Lecithinsuspension) lassen sich diese Übelstände wohl beheben, allein sie sind nicht genügend haltbar. Eine Konstanz im antirachitischen Titer der mit Präformin behandelten Milch, was für die Praxis unbedingt zu erfordern wäre, ist so über längere Zeit mit der gleichen Stammlösung nicht gewährleistet. Nach Behebung dieser Schwierigkeiten könnte die mit bestrahltem Ergosterin versetzte Milch bei der Prophylaxe der Rachitis, zumindest in größeren Städten mit mehr oder minder zentralisiertem Molkereiwesen, eine noch wichtige Rolle spielen und dann auch die Milchbestrahlungsmethode völlig verdrängen, wohl allein schon aus dem Grunde, da sie die Milch in ihrem natürlichen, frischen Zustande beläßt und in keiner Weise denaturiert.

Angesichts der zahlreichen, auch in den Einzelheiten fast völlig übereinstimmenden Urteile darf heute die prophylaktische und therapeutische Heilwirkung des bestrahlten Ergosterins bei der Rachitis, Osteomalacie und verwandten Zuständen als völlig gesichert gelten. Nichtsdestoweniger scheint sich in der letzten Zeit auch bei dem bestrahlten Ergosterin der übliche, aus der Geschichte der Heilkunde sattsam bekannte (vgl. Salvarsan) wellenfömige Entwicklungsgang eines neueingeführten, mit großen Erwartungen umgebenen Mittels zu wiederholen. Nach dem ersten Wellenberg, nach der ersten meist uneingeschränkten Begeisterung, stellt sich zur Zeit die absteigende Linie, vielleicht sogar schon das Wellental ein. Die hohe, in der Größenordnung der verwandten Dosen an Hormone erinnernde Wirksamkeit des bestrahlten Ergosterins wird auch heute nicht in Abrede gestellt. Die Kritik richtet sich vielmehr gegen die drohende Gefahr von Schädigungen, der nach Zufuhr von bestrahltem Ergosterin auf Grund experimenteller Untersuchungen der tierische und nach vereinzelten Beobachtungen auch der kindliche Organismus, dieser sogar bei therapeutischer Dosierung des bestrahlten Ergosterins, ausgesetzt sein soll. Hiermit berühren wir

die Frage der Hypervitaminose.

Als erster berichtete im Juli 1927 Pfannenstiel (1116) über Gewichts abnahme, schwere allmählich zum Tode führende kachektische Erscheinungen bei halbwüchsigen Kaninchen, die mit bestrahltem Ergosterin in Form des Handelspräparates Vigantol behandelt wurden. Nach einer späteren Veröffentlichung (1117) tritt dieses von Pfannenstiel bereits als Hypervitaminose bezeichnete Vergiftungsbild bei Kaninchen auch schon nach geringen Dosen von Vigantol (täglich 1—2 Tropfen) ein. Die Erkrankung der Tiere äußerte sich nach Pfannenstiel zunächst in einem Nachlassen der Freßlust, in Abmagerung und Gewichtsabnahme, das Fell der Kaninchen wurde struppig und es stellten sich zuweilen schwere Durchfälle ein. Wurde die Vigantoldarreichung ausgesetzt, so verschwanden alle diese Krankheitssymptome wieder nach Ablauf von etwa 1 Woche. Erneute Verabreichung von Vigantol ließ sie jedoch wieder in Erscheinung treten. Kontrollversuche mit unbestrahltem Ergosterin oder mit gewöhnlichem Öl verliefen negativ. Als das konstanteste Symptom der Hypervitaminose bezeichnet Pfannenstiel die Gewichtsabnahme.

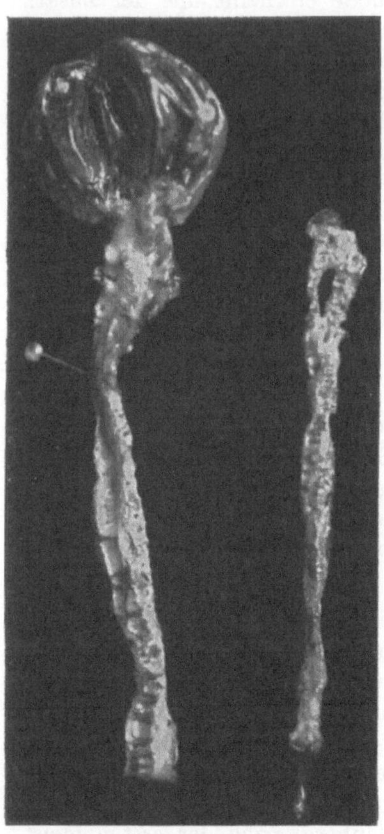

Abb. 24. Schwer sklerotisch veränderte Gefäße bei Überdosierung mit bestrahltem Ergosterin. (Kreitmair-Hintzelmann, 864.)

Über besonders eingehende Untersuchungen zur Frage der Überdosierung mit bestrahltem Ergosterin haben Kreitmair-Moll (862) sowie Kreitmair-Hintzelmann (864) noch vor der 2. ausführlichen Mitteilung Pfannenstiels berichtet. Als Versuchstiere wurden verwendet weiße Maus, weiße Ratte, Meerschweinchen, Kaninchen, Katze, Hund, Ziege, Huhn und Axolotl. Im Laufe dieser Versuche konnte zunächst in Bestätigung der Beobachtungen Pfannenstiels gezeigt werden, daß aktiviertes Ergosterin in für die verschiedenen Tiere jeweils charakteristischen Minimaldosen zu einer Allgemeinschädigung, zu fortschreitender, tödlicher Kachexie, sowie — dies bedeutete einen völlig neuen Befund und erregte allgemein großes Aufsehen — zu mehr oder minder starken sklerotischen Organveränderungen, d. h. zu Kalkablagerungen in den verschiedenen Organen, so in den Arterien, Nieren, in der Leber usw. führen kann. Am empfindlichsten erwies sich die Katze, aber auch weiße Maus und weiße Ratte, sowie Kaninchen, Hund, reagierten schon auf relativ geringe Gaben von bestrahltem Ergosterin (Vigantol) mit toxischen Erscheinungen. Beim Huhn konnte keine Reaktion gesehen werden, ebensowenig beim Kaltblüter (Axolotl).

Die pathologisch-anatomischen Organveränderungen bestanden nach Kreitmair und seinen Mitarbeitern (862, 864) vor allem „in einer außerordentlich reichlichen Ablagerung von Kalk an disponierten Stellen, besonders an und in der Gefäßwand, der Herzmuskulatur, der Magenwand, den Lungen, den Nieren und der Interkostalmuskulatur. Die großen Gefäße, aber auch kleine waren häufig zu starren Röhren umgewandelt (Abb. 24).

Besonders verändert war meistens der Arcus aortae mit zahlreichen Verdickungen der Intima (Abb. 25). Die Karotiden waren oft mit vielen plattenartigen Einlagerungen durchsetzt. Die Aorta abdominalis, kleinere und größere Bauchgefäße, Nierenarterien usw. waren sklerotisch... Es ist jedoch nicht immer eine universelle Verkalkung zu finden. Sehr häufig ist die Aorta abdominalis ohne Befund, während sich in der Aorta thoracalis Verkalkungen finden." In den Venen kommen Kalkablagerungen nicht vor. Histologisch besteht die erste Veränderung der Gefäßsklerose in einer herdförmigen Auflockerung der inneren Media

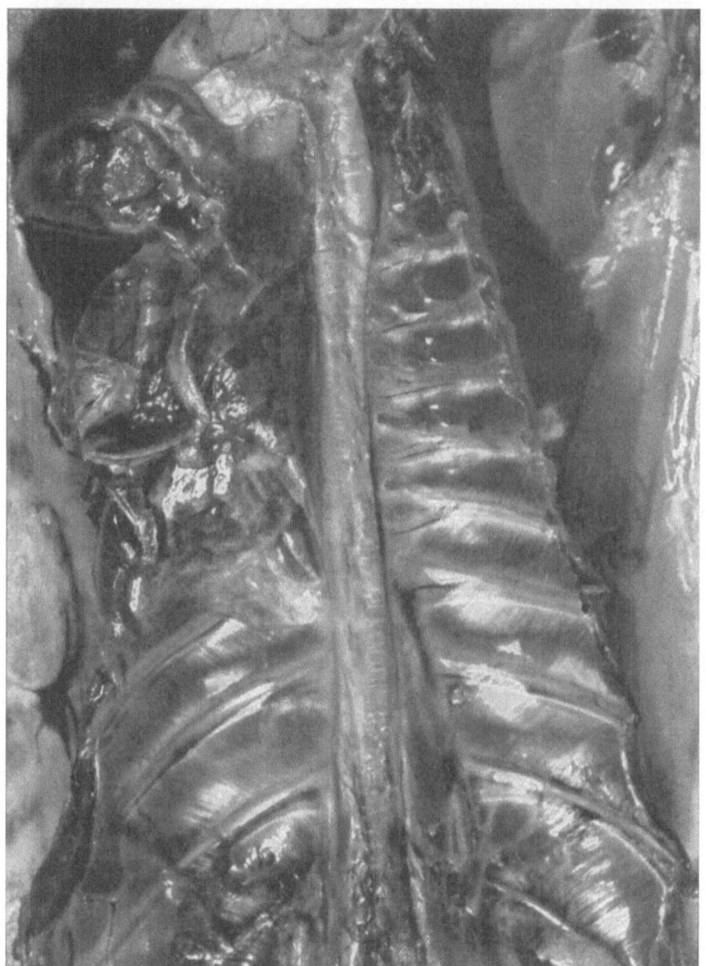

Abb. 25. Sklerose des Arcus aortae bei einer mit hohen Dosen bestrahlten Ergosterins gefütterten Katze. (Kreitmair-Hintzelmann, 864.)

mit späterer Kalkeinlagerung, d. h. weder eine Nekrose einzelner Wandabschnitte wie beim Typ der Adrenalinarteriosklerose, noch eine primäre Fettansammlung unter der Intima wie bei der Cholesterinarteriosklerose [vgl. auch Wenzel (1510)]. Bezüglich der übrigen Organe neigen besonders die, deren Gewebssäfte durch Ausscheidung saurer Substanzen eine alkalische Reaktion haben oder die sonst funktionell disponiert erscheinen, zu Kalkablagerungen, so die Lungen, die Magenschleimhaut, die Nieren u. a. — in Analogie zum Verhalten dieser Organe beim bekannten Vorgang der Kalkmetastase [Virchow (1457)].

Die Kalkansammlungen in der Magenschleimhaut können derart an Ausdehnung gewinnen, daß von den Drüsen nichts mehr zu erkennen ist (Abb. 26). Die Nieren sind meistens geschrumpft; Verkalkungen finden sich nicht nur um die Tubuli contorti angelagert, sondern

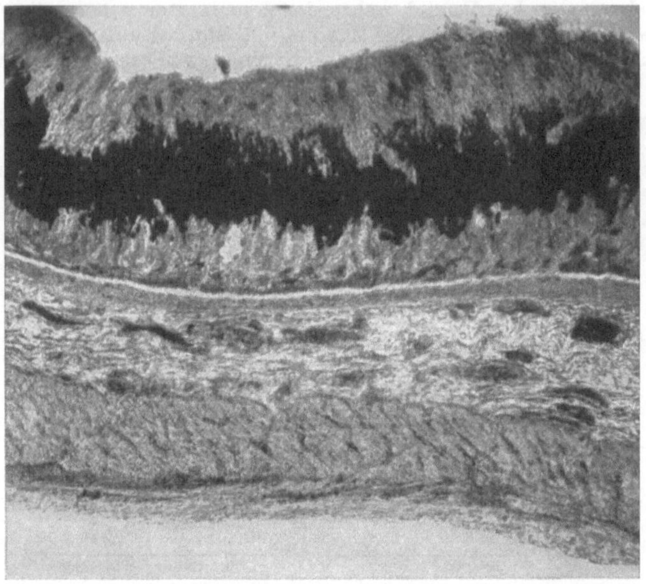

Abb. 26. Kalkansammlung in der Magenschleimhaut. (Kreitmair-Hintzelmann, 864.)

auch relativ häufig in den Glomerulis (Abb. 27). Die Milz ist häufig atrophisch, die Nebennieren mit Kalkherden, die Leber mit nekrotischen Bezirken durchsetzt. Die Schleimhaut

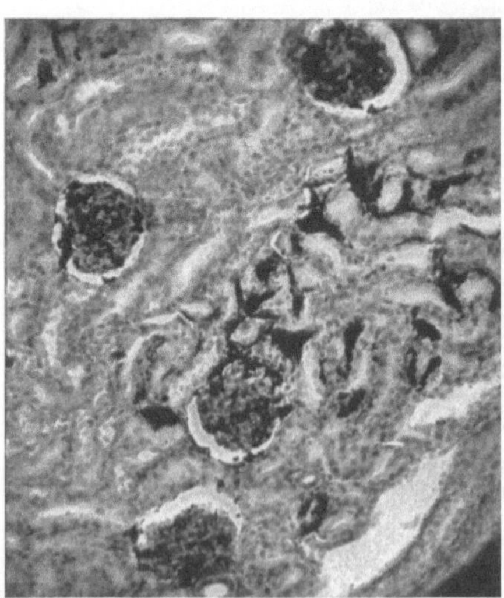

Abb. 27. Kalkeinlagerungen in der Niere. (Kreitmair-Hintzelmann, 864.)

des Dünndarms ist oft hämorrhagisch entzündet und zeigt Geschwürbildung. Von besonderem Interesse ist auch das Verhalten des Knochensystems nach langdauernder Behandlung mit sehr hohen Gaben von Vigantol. Hier kann gar nicht selten eine echte

Erweichung der Knochen, besonders der Rippen, wohl aus Ausdruck der metastatischen Verlagerung des Kalkes von den Knochen in die anderen Organe, nachgewiesen werden (vgl. wiederum Virchow). Geringe Dosen von bestrahltem Ergosterin führen demnach bei Rachitis zu Kalkeinlagerung in die Knochen, höhere Dosen bei Normalen zu Kalkmobilisierung aus dem Skelet.

Die therapeutische Wirkungsbreite des bestrahlten Ergosterins ist bei Tieren sehr groß: so genügt z. B. zur Heilung der Rachitis bei der Ratte in der Regel 0,1 γ, während die toxische Dosis höher als 1000—5000 γ ist; die Beinschwäche der Hühner wird schon durch $^1/_{100}$ mg geheilt, während eine Vergiftung auch mit 50 mg noch nicht zu befürchten ist. Hier erhebt sich indessen die weitere wichtige Frage, ob die bei diesen tierexperimentellen Studien als toxisch erkannten Minimaldosen bei einer rechnerischen, rein auf die Gewichtseinheit bezogenen Übertragung auf den kindlichen oder erwachsenen Organismus dafür sprechen würden, daß die beim Säugling, Kind und Erwachsenen verwendeten prophylaktischen und therapeutischen Gaben von bestrahltem Ergosterin von der zunächst rechnerisch ermittelten toxischen Schwellendosis doch nicht mehr sehr entfernt seien. Kreitmair und Moll möchten diese Frage verneinen, indem sie die Dosis (5 mg), die zur „Hypervitaminose" der besonders empfindlichen Katze führt, auf das Gewicht des erwachsenen Menschen übertragen und auf diese Weise zu dem Ergebnis kommen, daß mehr als 100 mg bei täglicher Verabreichung zur Vergiftung nötig wären. Die übliche Heildosis beträgt 5—10 mg. Würde man jedoch, wie dies auch von Wiskott (1549) mit Recht gegen Kreitmair und Moll eingewendet wurde, die für die Katze gültige toxische Schwellendosis von 5 mg auf den Säugling, das Kleinkind übertragen und zu den für diese Altersklassen gebräuchlichen Vigantolgaben (1—5, sogar 10 mg pro die) in Beziehung bringen, so dürfte fast die volle Wirkungsbreite aufgehoben sein. Die Heildosen würden sich nach dieser Berechnung unmittelbar in der Nähe der toxischen Schwellendosis bewegen.

Degkwitz und seinen Mitarbeitern (55, 56) gebührt das Verdienst, unabhängig von den tierexperimentellen Befunden zuerst die Aufmerksamkeit auf die Möglichkeit von Schädigungen nach Zufuhr von bestrahltem Ergosterin auch beim kindlichen Organismus hingelenkt zu haben.

Leichte unspezifische Zwischenfälle, wie Durchfälle, Erbrechen nach Verabreichung von Vigantol sind schon früher von mancher Seite gemeldet worden [v. Pfaundler (1122), Wiskott (1549)]. Degkwitz und seine Mitarbeiter berichten aber über spezifische, schwerer wiegende Vigantolschädigungen, die sie bei einer Reihe mit Vigantol behandelter tuberkulöser Kinder zu beobachten Gelegenheit hatten und die sich nach ihrer Ansicht vornehmlich in Form einer besonderen Nierenstörung gezeigt hatten. Hyaline, granulierte Zylinder, inkonstant Eiweiß, Leukocyten im Urin, eine mittels Funktionsprüfung nachweisbare komplexe Schädigung des vasculär-glomerulären Anteils, sowie der Tubuli, weiterhin Erbrechen, Appetitlosigkeit, Gewichtsabnahme, zunehmende Blässe, als durch die Nierenstörung verursachte allgemeine Symptome zeichneten das von Degkwitz und seinen Mitarbeitern beobachtete Krankheitsbild der Vigantolschädigung aus. Die toxische Nebenwirkung des Vigantols muß nach Ansicht dieser Autoren auf Zersetzungsprodukte aus aktiviertem Ergosterin oder seinem Lösungsmittel (Öl) und nicht auf den spezifischen, die tuberkulösen Veränderungen sogar günstig beeinflussenden Rachitisschutzstoff zurückgeführt werden. Bei Durchsicht der Protokolle fällt jedoch auf, daß die von Degkwitz, Bamberger und Spranger (55, 56) beobachteten sicheren Vigantolschädigungen nur nach übermäßig hohen Vigantoldosen (20—30 mg täglich bei Kindern im Alter von 1—11 Jahren) oder wenn nach kleinen Dosen (5—10 mg), so nur bei bereits mit hohen Dosen vorbehandelten Kindern zur Beobachtung gekommen sind, und somit die Möglichkeit einer Hypervitaminose d. h. einer spezifischen, durch Überdosierung erzeugten Vergiftung mit bestrahltem Ergosterin als solchem nicht a limine abgelehnt werden kann. Allerdings hat schon Degkwitz gegen diese Annahme einen zunächst sehr plausibel erscheinenden Einwand erhoben: Eine echte „Hypervitaminose“ kann nach seiner Meinung nicht vorliegen, denn bei Verwendung des englischen bestrahlten Ergosterinpräparates, des Radiostols, sind Zwischenfälle auch bei tuberkulösen Kindern nie vorgekommen. Da hierzu indessen Protokolle bisher nicht mitgeteilt wurden, so ist es nicht ersichtlich, ob die verwendeten Radiostoldosen in ihrer Höhe den toxisch wirkenden Vigantolgaben tatsächlich entsprochen haben: Nach neueren Feststellungen sind die dazu erforderlichen 20—30 mg bestrahlten Ergosterins erst in 25—40 ccm (!) Radiostol enthalten.

Die letztere Einschränkung gilt auch für die Behauptung Adams (13), wonach das Präformin im Gegensatz zu Vigantol, das auch nach seiner Behauptung gelegentlich zu Nierenreizung, Erbrechen, Anlaß geben kann, keinen toxischen Nebeneffekt aufweist. Auch hier fehlt zunächst die Feststellung, ob die verwendeten Vigantol- und Präformingaben biologisch gleichwertig waren.

Eine neue entscheidende Note in die Diskussion über die Frage der toxischen Wirkung des bestrahlten Ergosterins brachten die Untersuchungen von A. F. Heß. Dem verdienten amerikanischen Forscher gelang es in Gemeinschaft mit Lewis (670) zu zeigen, daß das bestrahlte Ergosterin sowohl in Form des Vigantols wie des amerikanischen Präparates Acterol bei Kindern bereits bei einer bisher als die Norm geltenden Dosierung und sogar darunter, bei 0,5 bis 5,0 mg täglich, schon in kurzer Zeit (in 50—80, ja gelegentlich in 7—10 Tagen) zu einer Hypercalcämie führen kann, bei nicht rachitischen, prophylaktisch behandelten Säuglingen sogar ausnahmslos zu einer mehr oder minder starken Hypercalcämie führt. Diese Hypercalcämie bleibt in der Regel zunächst latent, tritt klinisch nicht in Erscheinung. In anderen Fällen — Heß und Lewis haben 2 solche Zwischenfälle beobachtet — können jedoch im weiteren Verlauf Symptome manifest werden, die in ihrer Gesamtheit völlig dem Vergiftungsbild gleichen, das man bei der durch hohe Epithelkörperchenhormongaben (Collip) erzeugten Hypercalcämie antreffen kann: Appetitlosigkeit, Blässe, Erbrechen, Gewichtsabnahme sind die Kardinalsymptome, die Nierenreizung in der von Degkwitz und seinen Mitarbeitern beschriebenen Art ist nur eine sekundäre, inkonstante Begleiterscheinung.

Hier liegt auch der Hauptunterschied in den Anschauungen von Degkwitz und Heß. Während Degkwitz die Vigantolschädigung auf eine toxische unspezifische Nierenreizung mit allgemeinen Sekundärsymptomen bezieht, erblickt Heß in ihnen den Ausdruck einer übergeordneten Kalkstoffwechselstörung, der Hypercalcämie, mit manifesten Allgemeinsymptomen und mit einer inkonstanten Nierenreizung. Angesichts der engen Zusammenhänge zwischen Rachitisschutzstoff und Kalkhaushalt glaubt Heß die Hypercalcämie als das Merkmal einer echten Hypervitaminose auffassen zu müssen und neigt somit zu der Ansicht von Pfannenstiel, Kreitmair-Moll und Kreitmair-Hintzelmann. Es mutet in der Tat unwahrscheinlich an, daß unspezifische toxische Zersetzungsprodukte des Ergosterins, oder — wie dies von vielen Seiten diskutiert wurde — allein des Lösungsmittels, des Öles eine so charakteristische und spezifische Stoffwechselstörung, wie die Hypercalcämie verursachen sollen.

Mit den Feststellungen von Degkwitz, insbesondere von Heß, hat die Frage nach dem Wesen der Vigantolschädigung eine erhebliche praktische Bedeutung gewonnen. Denn würden bereits Dosen von täglich 0,5—1,0 mg bestrahlten Ergosterins, wie dies von Heß und Lewis behauptet wird, beim Säugling gesetzmäßig zu einer Hypercalcämie, d. h. zu einem auch ohne klinische Manifestationen unerwünschten pathologischen Zustand führen, so dürften diese Dosen, die die im Gebrauch stehenden erheblich unterschreiten, weder für die Prophylaxe noch für die Therapie mehr in Betracht kommen. Die heute übliche Dosierung des bestrahlten Ergosterins müßte sogar nicht nur als überflüssig, sondern als gefährlich hoch bezeichnet werden. Die Gegenüberstellung der in den ersten Versuchen des Verfassers mit dem eigenen Präparat festgestellten therapeutischen Minimaldosis von $^1/_{500}$—$^1/_{1000}$ mg pro die und Ratte, zu den später bei stark verbesserter Bestrahlungstechnik erreichten Grenzdosen von $^1/_{10\,000}$, ja $^1/_{100\,000}$ mg ließ es tatsächlich nicht unwahrscheinlich erscheinen, daß die vermutlich gleichfalls unter sehr günstigen Bedingungen bestrahlten Handelspräparate infolge der mechanischen Übernahme der vom Verfasser für ein völlig anderes Präparat ermittelten Dosen in der Kinderpraxis wahrscheinlich überdosiert werden.

Für die Verwendung des bestrahlten Ergosterins bei der Rachitistherapie und Prophylaxe war es somit unumgänglich notwendig, die unterste toxische Dosis des bestrahlten Ergosterins festzustellen und im besonderen die Angaben von Heß und Lewis von der schädlichen Wirkung bereits so niedriger Gaben wie 0,5—1,0 mg an einem größeren Material zu überprüfen. In zu diesem Zwecke angestellten eigenen Versuchen (556) ließ es sich zeigen, daß selbst bei sehr langdauernder Zufuhr von niedrigen Dosen (1—3 mg bestrahltes Ergosterin in Form des Vigantols oder der Vigantoldragées) Säuglinge Schädigungen oder auch nur die Andeutung einer solchen nicht zeigten. Im Gegensatz zu Heß und Lewis konnte auch in keinem Falle eine Serumkalkerhöhung, gleichsam als Zeichen einer latenten Schädigung beobachtet werden. Diese Dosen dürften demnach unterhalb der toxischen Schwelle liegen. Erst bei Zufuhr höherer Dosen (5—10 mg bestrahltes Ergosterin) in Form des Vigantols konnte sich Verfasser von der Richtigkeit der Angaben von Degkwitz und von Heß (und ihren Mitarbeitern) überzeugen.

Im folgenden sollen einige beigefügte Kurven die Klinik solcher Fälle illustrieren [Verfasser (556)].

Die Kurve 1 (Abb. 28) ist besonders eindrucksvoll. Hier handelte es sich um einen jungen Säugling, der entweder in den allerersten Lebenstagen oder — bei nicht nachweisbarem Lungenbefund — noch ante partum von der tuberkulösen Mutter infiziert und kurz nach der Geburt in die Klinik eingeliefert wurde. Bei normaler Ernährung gedieh das Kind erst monatelang äußerst zufriedenstellend; die Tuberkulose machte außer einer wiederholt positiven Tuberkulinreaktion keine Erscheinungen. Täglich 2,0—3,0, ja 4,0 mg bestrahltes Ergosterin (Vigantolöl) wurden ebenfalls ohne die geringste Beeinträchtigung des Allgemeinbefindens lange Zeit ausgezeichnet vertragen. Erst bei einer weiteren Erhöhung der Vigantolgaben auf täglich 8 mg traten nach kurzer Zeit bedrohliche Symptome auf: Appetitlosigkeit, Erbrechen, Blässe, kontinuierlich starke Gewichtsabnahme ohne Durchfälle, positives Urinsediment (Leukocyten, Zylinder), kein Fieber, mithin ein Komplex, der völlig dem von Degkwitz und seinen Mitarbeitern beschriebenen gleicht. Allerdings beherrschte in diesem Falle weniger die Nierenreizung, als die allgemeine Schädigung das Krankheitsbild. Aussetzen der Vigantolmedikation führte in ganz kurzer Zeit völlige Heilung herbei.

Die Kurve 2 (Abb. 29) zeigt zunächst ein ungestörtes Bild: Zufriedenstellende Gewichtszunahme, normaler Serumkalkspiegel in den ersten 2 Monaten der Vigantolbehandlung, bei der hohen täglichen Zufuhr von 10 mg bestrahltes Ergosterin. Nach Ablauf von 2 Monaten bleiben Gewichtszunahmen aus, die Gewichtskurve weist sogar eine leichte aber deutliche Neigung zur Senkung auf. Gleichzeitig scheint der Serumkalkspiegel sehr labil geworden zu sein. Am 17. IX. 12,4 mg⁰/₀ Ca, später wieder normale Ca-Zahlen. Nach weiteren 2 Monaten treten verschiedene charakteristische Symptome auf. Erbrechen, Appetitlosigkeit, Blässe,

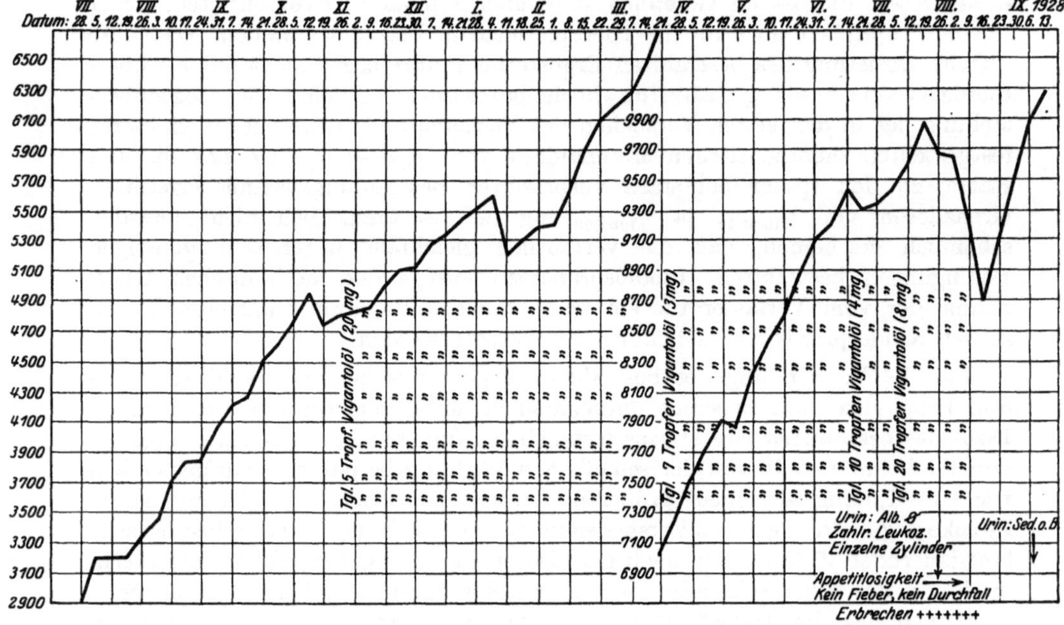

Abb. 28.

Nierenreizung und diesmal eine besonders starke Hypercalcämie von 14,8 mg. Aussetzen der Vigantolzufuhr bewirkte wiederum eine rasche Restitution ad integrum, auch die Hypercalcämie wich rasch normalen Werten.

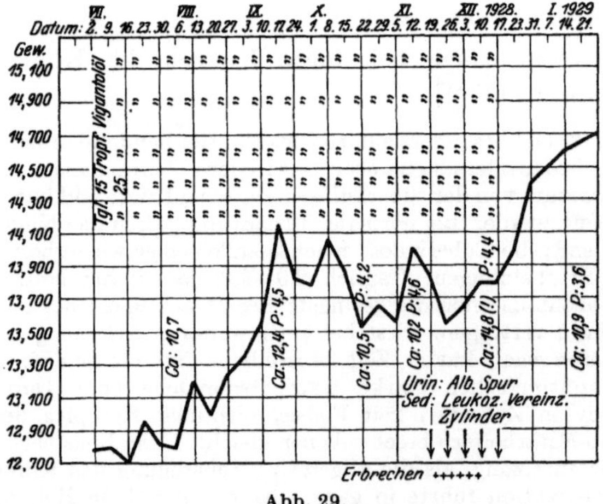

Abb. 29.

Ähnliche Verhältnisse jedoch ohne Zeichen einer Nierenreizung fanden sich auch bei den auf den Kurven 3 (Abb. 30) und 4 (Abb. 31) wiedergegebenen Fällen. Daß auch hier die Gewichtsabnahme und die übrigen Allgemeinsymptome mit Recht als Zeichen einer Vigantolschädigung aufgefaßt werden mußten, beweist am schlagendsten das rapide Ansteigen der Gewichtskurve, bei gleichzeitiger Besserung des Allgemeinzustandes, nach Aussetzen der Vigantolmedikation.

Die bereits von verschiedenen Seiten geäußerte Vermutung [s. Degkwitz (55, 56), Wiskott (1549) u. a.], wonach die Vigantolschädigung in erster Linie auf die toxische

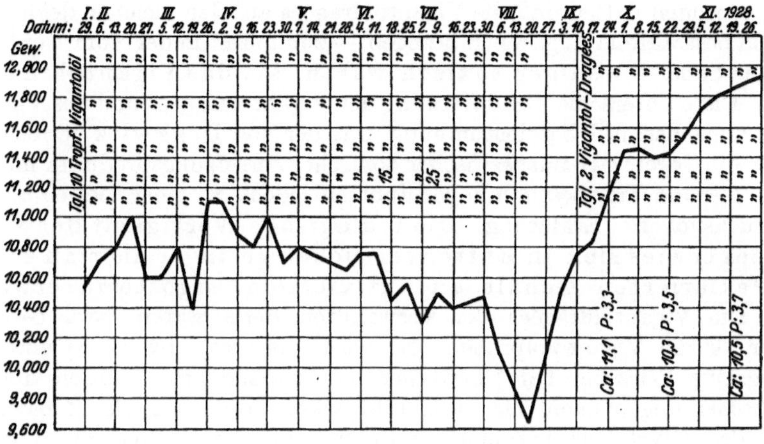

Abb. 30.

Wirkung von aus dem Öl sekundär entstandenen Zersetzungsprodukten beruhen sollte, hatte Verfasser in der Weise geprüft, daß in den Fällen 3 und 4 (Abb. 30 und 31) nach dem Aussetzen des Vigantolöls und nach Zwischenschaltung einer kurzen vigantolfreien Periode die Vigantolmedikation in Form von Dragées neu aufgenommen wurde. Da nach

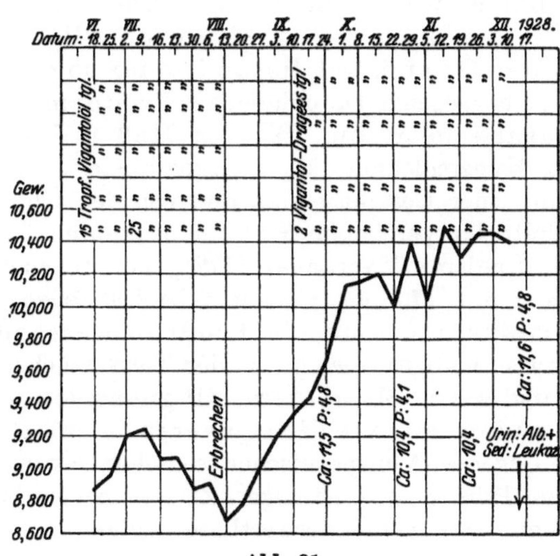

Abb. 31.

den Angaben der Herstellerfirmen 2 Dragées 8 mg bestrahltem Ergosterin (etwa 20 Tropfen Vigantolöl) entsprechen sollten, ließ Verfasser in dieser 2. Periode den Kindern täglich 2 Dragées, d. h. eine der Ergosterinzufuhr der 1. Periode etwa äquivalente Menge bestrahltes Ergosterin verabreichen. Im Falle 3 stieg die Gewichtskurve im Gegensatz zu ihrem Verhalten in der 1. Vigantolperiode trotz der Zufuhr von Vigantoldragées stetig an: auch die übrigen Befunde einer Vigantolschädigung kehrten nicht wieder, der Serumkalkspiegel blieb dauernd innerhalb der normalen Grenzen. Nicht ganz so im Fall 4. Hier erfolgte nach einer anfänglich günstigen Beeinflussung des Allgemeinzustandes auch in der „Dragéesperiode" eine allerdings verhältnismäßig sehr spät eintretende Abflachung der Gewichtskurve mit leichter Hebung des Serumkalkspiegels und mit angedeuteter Nierenreizung.

Der Fall 3 (Abb. 30) und weitere ähnliche Fälle, zum Teil auch der Fall 4 (Abb. 31) sprechen dafür, daß die Vigantoldragées auf den gleichen deklarierten Gehalt von bestrahltem Ergosterin bezogen — zumindest in der vom Verfasser verwandten Serie — weniger toxisch waren, als das Vigantol in öliger Lösung. Diese unterschiedliche Wirkung der Vigantoldragées und des Vigantolöls schien zunächst in Übereinstimmung mit der von Degkwitz verfochtenen These, für die Gegenwart unspezifischer toxischer Zersetzungsprodukte im Öl zu sprechen. Genaue Titerbestimmungen führten jedoch zu einer viel einfacheren und eindrucksvolleren Erklärung. Die biologische Wertigkeit der Vigantoldragées erwies sich in Rattenversuchen geringer als man es nach ihrem deklarierten Gehalt an aktiviertem Ergosterin erwarten mußte. Die Vigantoldragées der verwandten Serie waren etwa 5—10mal schwächer als die Vigantolölproben. So wird uns ihre schwächere und nicht völlig negative Wirkung bei Überdosierung verständlich. Würden die Vergiftungserscheinungen nach Vigantolzufuhr allein durch toxische Zersetzungsprodukte des Ölvehikels beruhen, so dürfte eine Vergiftung mit Vigantoldragées, die kein Öl enthalten, auch bei stärkster Überdosierung nicht auftreten, was jedoch nicht zutrifft.

Zusammenfassend geht aus den bisher ausführlich erörterten Untersuchungen des Verfassers in Übereinstimmung mit Degkwitz und Heß und ihren Mitarbeitern hervor, daß Schädigungen nach Zufuhr von bestrahltem Ergosterin auch bei Kindern vorkommen können. Sie zeichnen sich jedoch weniger durch eine Nierenstörung, als durch Allgemeinsymptome aus, unter denen der Gewichtsstillstand, oder sogar die Gewichtsabnahme (meist ohne begleitende Durchfälle) als Prodormalerscheinungen die größte Bedeutung besitzen. Die von Heß und Lewis in solchen Fällen beschriebene Hypercalcämie als übergeordnete Bedingung des Vergiftungsbildes, das in seiner Gesamtheit an den von den Überdosierungen mit dem Collipschen Epithelkörperchenhormon her bekannten hypercalcämischen Zustand erinnert [s. Brehme-Verfasser (172)], konnte auch Verfasser in einigen Fällen, einmal mit 17,8 mg Ca ebenfalls feststellen. Die erwähnten klinischen Allgemeinsymptome als Prodromalerscheinungen vermögen indessen, auch in völliger Analogie zu den Tierversuchen von Pfannenstiel, Kreitmair und seinen Mitarbeitern, diagnostisch mindestens die gleichen Dienste zu leisten, wie die schwerer zu ermittelnde Hypercalcämie. Für die Gegenwart unspezifischer toxischer, sekundär entstandener, vom antirachitischen Prinzip unabhängiger Zersetzungsprodukte, erbrachten die Versuche des Verfassers keine verwertbare Stütze. Anderseits gestatten sie aber auch eine strikte eindeutige Ablehnung dieser Annahme als einer neben der erwiesenen Hypervitaminose bestehenden Möglichkeit nicht. Eine weitere Klärung kann nur von der Fortführung der tierexperimentellen Reihenuntersuchungen erwartet werden, dies um so mehr, als in der Klinik nach dem Aufdecken der Gefahrquellen eine Überdosierung mit bestrahltem Ergosterin im Interesse der Kinder unbedingt vermieden werden muß.

Schädigungen mit bestrahltem Ergosterin kamen bei Kindern auch bei der bisher üblichen Dosierung nur selten vor. Auch bei hohen Gaben — wir erinnern nur an die Arbeiten von Gehrt, Vollmer, Mansbacher — brauchen Überdosierungssymptome nicht gesetzmäßig aufzutreten. Ein Hinweis auf die konstitutionell verschiedene Empfindlichkeit verschiedener Kinder. Außer den Arbeiten von Degkwitz, Heß und ihren Mitarbeitern, von Adam (13), vom Verfasser, finden wir noch bei Langstein (883), bei Bernheim-Karrer-Zaruski (99)[1] vereinzelt Angaben über Vigantolschädigungen. Gleichzeitig und unabhängig von Heß hat übrigens bereits Lasch (889) über Serumkalksteigerungen, auch Hypercholesterinämie nach Zufuhr von bestrahltem Ergosterin bei osteomalacischen oder knochengesunden Erwachsenen berichtet. Die zur Verwendung gelangten Vigantoldosen waren jedoch wiederum außergewöhnlich hoch. Überdies war die Zahl der beobachteten Serumkalkerhöhungen eine anteilmäßig sehr geringe; Schädigungen kamen überhaupt, auch bei erhöhtem Serumkalkspiegel, nicht zur Beobachtung. Aus dem Umstand, daß er unter 2 Fällen von klinischer Vigantolschädigung eine Hypercalcämie nur in einem Falle feststellen konnte, glaubt Bamberger unter Aufrechterhaltung der Degkwitzschen Theorie von der unspezifischen Vergiftung, die „Hypercalcämietheorie“ und damit auch den Hypervitaminosecharakter der Vigantolüberdosierung ablehnen zu können. Gegen diese Stellungnahme läßt sich jedoch einwenden, daß 1. der spezifische Charakter der Vigantolschädigung in dem einen, ohne Hypercalcämie verlaufenden Fall von Bamberger-Verfasser nicht über jeden Zweifel erhaben erscheint, und 2. daß die Hypercalcämie bei Überdosierung mit bestrahltem Ergosterin nur das letzte, augenfälligste Glied in der Kette verschiedener mit dem intermediären Kalkstoffwechsel zusammenhängender Reaktionen darstellt. Auch nach Zufuhr von Epithelkörperchenhormon können Allgemeinsymptome wie Blässe, Appetitlosigkeit, Erbrechen, Durchfall noch ohne begleitende Hypercalcämie, aber bei bereits nachweisbarer Veränderung des Kalkstoffwechsels beobachtet werden [Brehme-Verfasser (172)]. Die gleichen Verhältnisse könnten auch bei Vigantolüberdosierung obwalten. In diesem Sinne dürften auch die Stoffwechselversuche von Kroetz (867), Hottinger (723) an gesunden Erwachsenen und Kindern gedeutet werden: Zufuhr von bestrahltem Ergosterin in relativ hohen Dosen bewirkt bei Gesunden, im Gegensatz zu Rachitikern, eine stark erhöhte Kalkausscheidung, vornehmlich durch die Nieren, noch ohne nachweisbare Serumkalkerhöhung. Diese verschlechterte Kalkbilanz dürfte, ebenso wie beim Colliphormon auf einer Kalkausschwemmung aus den Knochen beruhen [Heß-Weinstock-Rivkin (672a)]. Fehlen der Hypercalcämie spricht somit nicht gegen die spezifische Wirkung des bestrahlten Ergosterins auf den Kalkstoffwechsel.

Die letzte, wenn auch indirekte Stütze für die Richtigkeit der Anschauung, daß die Schädigungen mit bestrahltem Ergosterin in erster Linie, wenn nicht ausschließlich Überdosierungserscheinungen darstellen, erblicken wir in dem Parallelismus zwischen schädigender Wirkung eines bestrahlten Ergosterinpräparates einerseits und seiner biologischen Wirkung andererseits. Dies wurde bei Kindern am Beispiel der Vigantoldragées und des Vigantolöls gezeigt

---

[1] Nach Feer (353) und Bernheim-Karrer (98, 99) sollen hohe Vigantoldosen zu Pigmentierungen in der Haut führen.

[Verfasser (556)]. Die weitere Prüfung der Frage erfolgte dann durch Tierexperimente.

Die ersten Feststellungen von Pfannenstiel, Kreitmair-Moll, Kreitmair-Hintzelmann wurden zunächst von einer Reihe weiterer Autoren [Wenzel (1510), Selye (1311), Fischl-Epstein (368), Collazo-Rubino-Varela (223)] bestätigt. Klein (821) sah nach hohen Dosen bestrahlten Ergosterins auch bei Ratten Hypercalcämie, Behrendt-Berberich (82), Handovsky (572) Hypercholesterinämie auftreten. Die von Selye (1310) beschriebene blutgerinnungsfördernde Wirkung des bestrahlten Ergosterins dürfte ebenfalls mit der Hypercalcämie zusammenhängen.

Die Angabe von Dixon-Clifford Hoyle (277), daß das englische bestrahlte Ergosterinpräparat das Radiostol, auch bei hohen Dosen keine sklerosierende Wirkung und mit Ausnahme von Wachstumshemmungen auch keinen stark toxischen Effekt entfaltet, konnte in der Folge widerlegt werden [Harris-Moore (574, 575, 575a), Scheunert-Schieblich (1268), Heubner-Holtz (676a)]. Nach hohen Radiostoldosen trat bei Tieren das gleiche Vergiftungsbild in Erscheinung, wie nach anderen bestrahlten Ergosterinpräparaten. Auch das von Adam (13) als ungefähr befundene Präformin vermag bei entsprechender Dosierung bei Tieren Schädigungen, Sklerose hervorzurufen [Heubner (675), Scheunert-Schieblich (1268)]. Sehr wichtig und für unsere Fragestellung als entscheidend zu bezeichnen sind die Feststellungen dieser Autoren, daß die sklerosierende Fähigkeit dieser Präparate geringer sei, als die des Vigantols, daß aber anderseits auch ihre antirachitische Heilkraft hinter der des Vigantols etwa in derselben Größenordnung zurückbleibe [s. auch Verfasser (556)]. Die Erzeugung von Schädigungen, von sklerotischen Veränderungen durch ein bestrahltes Ergosterinpräparat scheint demnach mit seinem Gehalt an aktivem Rachitisschutzstoff in direkter Proportion zu stehen.

Dieser nach dem Gesagten auch experimentell gut gestützten Anschauung wurde von Hottinger (724) sowie von Simonnet und Tanret (1343) entgegengehalten, daß übermäßig lange, bis zur Inaktivierung bestrahlte Ergosterinpräparate noch toxisch und zwar nicht sklerosierend, sondern bloß unspezifisch kachektisierend wirken. Allein die von Simonnet-Tanret angeführten experimentellen Belege erweisen sich bei einem genaueren Studium kaum als stichhaltig; Hottingers Angabe erfolgte bisher nur im Rahmen einer nicht detaillierten Diskussionsbemerkung. Demgegenüber gelang es Harris-Moore (575, 575a) in eingehenden Untersuchungen zu zeigen, daß „überbestrahlte" Ergosterinpräparate wenn antirachitisch, so auch toxikologisch inaktiv sind. Da bei langdauernder Bestrahlung des Ergosterins in erster Linie Oxydationsprodukte (Ergosterinperoxyd usw.) entstehen, so ist auch der Befund von Heubner-Holtz (676) von Wichtigkeit, wonach einem bestrahlten oder unbestrahlten Ergosterinperoxyd weder eine antirachitische noch eine toxische Wirkung zukommt. Wir sehen also, all diese tierexperimentellen und klinischen Untersuchungen lassen sich auf den gleichen Nenner bringen: Der Rachitisschutzstoff vermag bei hohen Dosen eine toxische Wirkung zu entfalten und auf diese Weise das Krankheitsbild einer spezifischen Hypervitaminose zu erzeugen.

Diese Theorie trifft nicht allein für die bestrahlten Ergosterinpräparate, sondern auch für sämtliche antirachitische Mittel und Verfahren zu. Die bereits von Takahashi (1402—1405) und seinen Mitarbeitern lange vor der Entdeckung des bestrahlten Ergosterins als Vitamin-A-Schädigung gedeuteten toxischen Symptome bei mit einem Lebertrankonzentrat behandelten Tieren, ebenso die von Agduhr (22—24), Jundell (802), [vgl. auch Höjer (695)] bei Tieren und die von Malmberg (972) sogar bei Kindern (bei 2 Frühgeburten) nach relativ hohen Lebertrandosen beobachteten Gewebe-Organschädigungen (Nekrosen, vornehmlich in der Herzmuskulatur, Leber, auch beginnende Sklerosen) müssen heute als zur Hypervitaminose gehörig bezeichnet werden. Jundell (802) berichtet neuerdings auch über Schädigungen an weißen Mäusen nach langdauernder Zufuhr von Eigelb. Reyher und Walkhoff (1181) haben auch bei Verwendung bestrahlter Nährstoffe (Milchpulver, Eigelb) „Vergiftungserscheinungen" bei verschiedenen Tierarten gesehen [vgl. jedoch auch Degkwitz (263)]. Heß (670) glaubt sogar auch bei intensiver direkter Bestrahlung, bei der eine Überdosierung schon wegen der Verbrennungsgefahr kaum zu befürchten ist, gelegentlich eine typische Hypervitaminose beobachtet zu haben [vgl. auch Jundell (802)]. Anbetracht all dieser Befunde kann an der realen Existenz der Hypervitaminose nicht mehr gezweifelt werden, während für die Annahme unspezifisch toxischer vom Rachitisschutzstoff unabhängiger Begleitstoffe der bündige Beweis immer noch fehlt.

Die Möglichkeit der Hypervitaminose macht uns zur Pflicht bei der therapeutischen Verwendung des Rachitisschutzstoffes, richtiger gesagt, rachitisschutzstoffhaltiger Präparate oder Nahrungsbestandteile die Frage der Dosierung nicht außer acht zu lassen. Für die direkte Bestrahlung und für eine Reihe weiterer antirachitischer Mittel (z. B. bestrahlte Milch, bestrahltes oder unbestrahltes Eigelb) braucht nach den bisher vorliegenden Erfahrungen bei der allgemein üblichen Verwendungsart die Gefahr nicht sehr hoch eingeschätzt zu werden. Nichtsdestoweniger müssen wir heute als einen Mangel bezeichnen, daß für diese Verfahren eine Dosierung schon aus äußeren Gründen meist nicht durchführbar ist. Für das bestrahlte Ergosterin, ebenso auch für den Lebertran ist die Kenntnis einer genauen Dosierung, eine Standardisierung der Präparate unbedingt erforderlich. Denn nur im Besitz der notwendigen Daten läßt sich eine zielsichere Prophylaxe und Therapie mit Erfolg durchführen und das Auftreten von Überdosierungserscheinungen mit Sicherheit vermeiden. Bei dem heutigen Stand der Forschung kommen für die Standardisierung chemische, physikalische [spektrophotochemische, s. Heilbron-Kamm-Morton (595), auch Webster-Bourdillon (1493)] Verfahren nicht, sondern ausschließlich das biologische Tierexperiment in Betracht. Ungeachtet der Schwierigkeiten, die auch dieser Methode anhaften [Adams-Mc Collum (14)] liefert sie bei strikter Einhaltung bestimmter Kautelen doch die gewünschten Ergebnisse und läßt eine zuverlässige Schätzung der antirachitischen Kraft einer Substanz zu.

Im Gebrauch stehen zur Zeit die Methoden von Poulsson-Löwenskiold (1143), Coward (243), Schultz (1302), Scheunert-Schieblich (1267) [vgl. auch Verfasser (556)]. Den ersten 3 liegt das „therapeutische", der letzten das „prophylaktische" Prinzip zugrunde, d. h. bei den ersten 3 Verfahren wird die unterste Heildosis, beim letzten Verfahren die niedrigste Gabe, die die Rachitis bei einer großen Anzahl von Ratten zu verhüten imstande ist, ermittelt. Der antirachitische Effekt wird bei Coward in erster Linie mit Hilfe der sog.

Linienprobe, bei den übrigen Methoden röntgenologisch geprüft. Serumphosphatbestimmungen [Adams-Mc Collum (14), Verfasser (556)] oder Knochenaschenanalysen [Bethke-Steenbock-Nelson (102), Chick-Korenchevsky-Roscoe (218), Dutcher-Creighton-Rothrock (298), Howland-Marriott-Kramer (731), Green-Mellanby (495)] würden sich mit einigen Ausnahmen zur Kontrolle der Heilwirkung ebenfalls gut eignen, können aber in der Praxis entbehrt werden.

Für die Wertbestimmung einer rachitisschutzstoffhaltigen Substanz dient bei der Cowardschen Methode ein bestrahltes Ergosterinpräparat von solcher Wirksamkeit, daß an Rachitis schwer erkrankte Ratten durch 10tägige Verfütterung von täglich 0,1 γ vollkommen geheilt werden. Diese Menge von 0,1 γ wird als eine antirachitische Einheit bezeichnet; sie ist in England als Einheit für die Titerbestimmung der Vitamin-D-Präparate angenommen worden. Auch die englischen Radiostolpräparate werden nach dieser Methode ausgewertet und auf einen Titer von 10 000 antirachitischen Einheiten in 1 ccm Öl bzw. von je 5000 antirachitischen Einheiten in den Drageés eingestellt.

Bei der Poulssonschen Methode wird die antirachitische Kraft der zu prüfenden Substanzen mit einem Standard-Lebertranpräparat verglichen, das bei rachitischen Ratten noch in Mengen von 2 mg täglich nach einer 25tägigen Vorbereitungsperiode innerhalb von 6 Tagen eine deutliche Kalkeinlagerung in die rachitischen Metaphysen — beurteilt durch Vergleich der vor und nach der Behandlung verfertigten Röntgenbilder — hervorruft. Die Anzahl der noch wirksamen untersten Dosen in 1 ccm oder g der geprüften Substanz gibt ihre biologische Einheit an: so enthält z. B. der von Poulsson verwendete Lebertran (mit der untersten wirksamen Dosis von 2 mg) 500 Einheiten.

Schultz will den antirachitischen Titer in wieder anderen antirachitischen Einheiten ausdrücken. Eine D-Vitamineinheit (D.V.E.) ist die kleinste Menge eines antirachitisch wirksamen Stoffes, die in der Lage ist, innerhalb von 21 Tagen eine nach 14tägiger Diätfütterung entstandene ++++ Rachitis in eine — Rachitis zu verwandeln. Unter ++++ Rachitis ist eine Rachitis zu verstehen, bei der der Spalt der aufgehellten Metaphyse (Abb. 9) mindestens 2,0, höchstens 2,5 mm beträgt. Die weitere Berechnung kann dann in Analogie zum Poulssonschen Verfahren erfolgen.

Im Gegensatz zu den bisher besprochenen Methoden beruht die von Scheunert-Schieblich angegebene auf dem prophylaktischen Prinzip. Sie besitzt eine besondere praktische Bedeutung, da sie auch bei der Herstellung des Vigantolpräparates in Verwendung steht. „Nach Feststellung der ungefähr wirksamen Grenzverdünnung im Tastversuch werden Versuchsreihen mit verschieden gestaffelten Dosen des betreffenden Präparates angestellt und diejenige Dosis ermittelt, welche gerade junge wachsende Ratten, die 14 Tage auf der Rachitiskost nach Mc Collum gehalten werden, vor Rachitis schützt. Die Diagnose, ob Schutz erfolgt ist, wird mit der Röntgenmethode gestellt. Es läßt sich am Bilde des Kniegelenkes sehr genau feststellen, ob am Schluß des 14tägigen Versuches Rachitis oder Schutz besteht, also normale Entwicklung erfolgt ist. Für jede Dosis, welche geprüft wird, werden 10 Ratten im Anfangsgewicht von etwa 35 g verwendet. Gleichzeitig laufen zu jeder Versuchsreihe 10 Kontrollen, die keine Zugabe erhalten. Von diesen Kontrollen müssen am Ende des Versuches 90%, also 9 Tiere deutlich rachitisch sein. Sie geben dadurch die Sicherheit, daß auch die Tiere der Versuchsgruppen rachitisch geworden wären, wenn sie kein wirksames Präparat erhalten hätten. Als geschützt wird eine Gruppe dann anerkannt, wenn mindestens 80%, also 8 Tiere, sich einwandfrei als geschützt erweisen. Die niedrigste Dose, die dies erzielt, wird als Maßstab der Wertbestimmung zugrunde gelegt. Diese Dose enthält dann eine antirachitische Schutzeinheit (abgekürzt SED. = Schutzeinheit für Vitamin-D). Auf dieser Einheit kann sich eine Berechnung klinischer Einheiten aufbauen. Die das Vigantol herstellenden Firmen bezeichnen als eine klinische Einheit die Menge, die das 100fache der biologischen antirachitischen Schutzeinheit darstellt. Nach dieser Berechnung enthalten das Vigantolöl früher in 1 ccm 250, in der neuen verdünnteren Form 50, 1 Drageé früher 50, jetzt 10, das Radiostol in 1 ccm 20, das Präformin in 1 ccm 8—10 solcher Einheiten, oder in mg ausgedrückt, 1 mg bestrahltes Ergosterin entspricht etwa 20—25 klinischen Einheiten.

Die heute als geglückt zu bezeichnende Standardisierung, die man nicht nur für bestrahlte Ergosterinpräparate, sondern auch für die anderen haltbaren antirachitischen Mittel (Lebertran, bestrahlte Substanzen) einführen sollte, bietet die Gewähr einer genauen gefahrlosen Dosierung. Hierzu ist nur noch die Kenntnis der untersten wirksamen Dosis erforderlich. Für die Ratten wurde diese Grenze auf Grund mehr theoretisch-physikalischer Überlegungen, physikalischer Messungen bei Berücksichtigung der Quantentheorie, von Fosbinder-Daniels-Steenbock (381) auf 10^{-8} g Rachitisschutzstoff angegeben: eine Annahme, die später durch Coward (242) auch experimentell bestätigt werden konnte. Beim Menschen sind ähnliche Reihenversuche nicht ausführbar; hier müssen die klinischen Erfahrungen, die man nur allmählich sammeln kann, den Ausschlag geben. Die im vorhergehenden ausführlich besprochenen Fälle von Vigantolschädigungen bei Kindern, ebenso auch die Übertragung der von Kreitmair-Moll (862) in Tierexperimenten erbrachten Feststellungen auf den Menschen sprechen dafür, daß man sich mit den früher als Norm geltenden Dosen von 1—4 mg beim Säugling und Kleinkind (25—100 klinische Einheiten) bedenklich nahe an der toxischen Grenze bewegt hat. Es unterliegt heute keinem Zweifel, daß man bis in die letzte Gegenwart hinein das bestrahlte Ergosterin, besonders in Form des ursprünglich in Handel gebrachten Vigantols erheblich überdosiert hat. Wenn Vergiftungserscheinungen mit dem Radiostol bisher nicht zur Beobachtung gelangt sind, so liegt es sicherlich daran, daß dieses in weniger konzentrierter Form gebrauchte Präparat allgemein in viel geringeren Dosen verabreicht wurde. Da aber eine Heilwirkung auch bei diesen niedrigen Gaben zuverlässig eintrat, mußte gefolgert werden, daß eine Senkung der Dosen auch beim biologisch mindestens gleichwertigen, vielleicht sogar etwas stärkeren [Scheunert-Schieblich (1267)] Vigantol auch ohne Beeinträchtigung seiner antirachitischen Wirkung möglich und zulässig sei. Dies konnten dann Verfasser (556) und unabhängig von ihm in bisher unveröffentlichten Versuchen Bessau, Rietschel tatsächlich unter Beweis stellen. **Als therapeutische Maximaldosis hat für das Säuglings- und Kleinkindesalter** 1 mg (= 25 klinische Einheiten, 12 Tropfen Vigantolöl, 30 Tropfen Radiostolöl, 2 Vigantol- oder Radiostoldragées) **für das Erwachsenenalter** 5 mg **pro die zu gelten, die für eine sichere, wenn auch vielleicht langsamere Heilung verbürgt, als die bisher üblichen höheren Dosen. Bei manifester Tetanie und schwerer Rachitis können ausnahmsweise zu Beginn der Behandlung vorübergehend 2—3 mg verabreicht werden.** Für die Prophylaxe dürften vermutlich 0,1—0,5 mg bestrahltes Ergosterin (2—10 klinische Einheiten, 1—5 Tropfen Vigantolöl, 2—10 Tropfen Radiostolöl usw.) pro die voll ausreichen. Hier, wie überhaupt hinsichtlich der Möglichkeit bestrahlte Ergosterinpräparate für die Allgemeinprophylaxe zu verwenden, muß jedoch noch größeres Material gesammelt werden. Mit einer Verminderung der hier angegebenen Dosen kann bei Sammlung weiterer Erfahrungen auch noch gerechnet werden.

c) Lebertran.

Während die direkten und die indirekten Bestrahlungsverfahren neueren Ursprungs sind, stellt der Lebertran eine alte Volksmedizin dar.

Als solche wurde der Lebertran zuerst [vgl. Guy (519)] in Irland, Schottland, Skandinavien verwendet, Ende des 18. Jahrhunderts sogar schon in die englische Pharmakopoe als Mittel gegen den Rheumatismus aufgenommen. Bardsley [s. Guy (519)] betonte bereits 1807, daß der Lebertran besonders gegen „rheumatische Attacken nach Geburten" (Osteomalacie?!) wirksam sein soll. Nach Holland und Deutschland kam der Lebertran erst Anfang des 19. Jahrhunderts und wurde vorerst ebenfalls als ein Mittel gegen Rheumatismus, Gicht bezeichnet [Schenk (1265)]. Die ersten ausführlichen Mitteilungen über den sicheren therapeutischen Wert des Lebertrans gegen die kindliche Rachitis stammen von Schütte (1298), später von Schenk (1266). Seither blieb dann der Lebertran gegen all diese Krankheiten längere Zeit weiter im Gebrauch, nicht nur in den erwähnten Ländern, sondern seit 1836 auch in Frankreich, wo Bretonneau, Trousseau (1435) ihn vornehmlich gegen die Osteomalacie, Scrophulose empfohlen haben. Seit Ende des 19. Jahrhunderts wurde der Lebertran hauptsächlich auf Grund der bekannten Kassowitzschen Anschauungen, als ein gut emulgierendes Fett mehr zur Lösung von Phosphor, in Form des Phosphorlebertrans verwendet. Als spezifisches Antirachiticum, als Träger eines besonderen Rachitisschutzstoffes wurde der Lebertran erst neuerdings seit den tierexperimentellen Studiens Mellanbys wieder anerkannt.

Der Lebertran[1] ist das flüssige Fett des großen Seedorsches, Gadus Callarias, eines im nördlichen Atlantischen Ozean und den angrenzenden Teilen des nördlichen Eismeeres im Tiefwasser lebenden Grundfisches. Im Januar begibt sich der Dorsch auf seine Wanderung südwärts, Anfang Februar erreicht er die Westküste Norwegens, u. a. die Lofoten, wo er auf den großen Bänken, die vor der Küste liegen und bis zu 40—80 m unter die Meeresoberfläche reichen, passende Laichplätze findet, sowie die Temperatur, die zur Entwicklung der Eier notwendig ist. Diese Fischschwärme sind sehr gleichmäßig zusammengesetzt und bestehen nur aus den geschlechtsreifen Exemplaren des Gadus Callarias. Die geschlechtliche Reife tritt ein, wenn der Fisch 7 Jahre alt ist und hält wahrscheinlich bis zum 20. Jahre an.

In den Lofoten geht das große Fischen im Februar und März vor sich. Dort liegen auch die meisten großen Fabriken, die ein rasches Verarbeiten der gefangenen Fische ermöglichen. Ende März oder Anfang April ist das Laichen fertig. Der Dorsch wandert dann nördlich der Küste entlang bis Finnmarken und weiter bis zur nördlichen Küste Rußlands. In Finnmarken trifft er die ungeheuren Massen des kleinen der Lachsfamilie zugehörigen Fisches Mallotus villosus, der von seinem arktischen Winteraufenthalt nach Finnmarken kommt, um dort im Sommer zu laichen. In dessen Gefolge befinden sich Scharen jüngerer geschlechtlich noch nicht reifer Dorsche (Gadus Callarias), sowie zwei verwandte Arten: Gadus vireus und Gadus Aegefinus. Sowohl diese Arten wie die jüngere Jahresklasse des Gadus Callarias liefern einen antirachitisch stark wirksamen Tran.

Dorschfischereien und Tranbereitungsstellen gibt es auch in anderen Ländern an der Küste des Atlantischen Ozeans, so in Schottland, Neu-Fundland, doch hat bisher kein anderes Land eine so große Ausbeute an Dampftran erzielt wie Norwegen. Die Dampftranausbeute aller anderen Länder mit Dorschfisch beträgt nur knapp ein Fünftel der norwegischen Ausbeute in den letzten Jahren. Die norwegische Ausfuhr nimmt sogar in der letzten Zeit stetig zu.

Der Rachitisschutzstoff kommt außer in den verschiedenen Dorscharten, auch noch in anderen Fischen vor, so in der Leber des „Pufferfisches" (Spheroides maculatus) Heß-Weinstock, in der Leber und im Rogen von Kabeljau, Flunder, Karpfen, Stint usw. [Heß - Bills - Weinstock - Honeywell - Rivkin (669), v. Bosanyi (154)]. Eine praktische Bedeutung haben jedoch diese Tranbefunde bisher nicht erlangt.

Ebenso wie in Norwegen werden auch in anderen Teilen des atlantischen Ozeans die Dorscharten hauptsächlich vor und während der Laichzeit, in den Frühjahrs- und Sommermonaten gefangen. Zu dieser Zeit ist die Dorschleber besonders fettreich, auch sehr voluminös, ihr Gewicht beträgt nach Angaben aus Schottland [Johnstone - Scott - Smith (790)] $^1/_{36}$ des Gesamtkörpergewichtes mit etwa 48% Fett. Im Herbst nimmt die Leber an Gewicht und Fettgehalt ab: Die entsprechenden Mittelwerte sind dann $^1/_{55}$ bzw. 32%

[1] Eine Reihe wertvoller Aufklärungen, Angaben verdanke ich der Liebenswürdigkeit des Herrn Prof. Poulsson, Direktor des staatlichen Vitamininstitutes in Oslo, dem ich auch an dieser Stelle meinen verbindlichsten Dank aussprechen möchte.

Der Fischfang im Frühjahr und in den ersten Sommermonaten ist demnach viel wirtschaftlicher, denn er liefert viel mehr Tran. Allein der Vitamin-D-Gehalt der Leber geht mit ihrer Größe keineswegs parallel. Im Gegenteil. „Eine kleine und fettarme Leber liefert wohl wenig, aber einen besonders aktiven Tran" [Heß - Bills - Honeywell (671), im Gegensatz zu früheren Angaben von Drummond (291, 292)]. Der antirachitische Titer einer Tranprobe aus einer kleinen Leber kann den aus einer fettreichen, großen Leber um das 1000fache übersteigen.

Herstellung des Lebertrans. Früher hat man die frischen Lebern in großen Kesseln ohne irgendwelche äußere Einwirkung belassen, bis schließlich die Leberzellen geplatzt sind, und der ausgeschiedene Tran sich dann an der Oberfläche gesammelt hat. Das gewonnene Erzeugnis, der rohe Medizinallebertran, ist von abschreckendem Geruch und Geschmack (infolge seines reichlichen Gehaltes an verschiedenen Fettsäuren, Fäulnisbasen), wird heute meist nur zu technischen Zwecken, als Medizin nur noch von den Völkern des Mittelmeeres verwendet (sogar bevorzugt), die wahrscheinlich die neuen Sorten für weniger wirkungsvoll halten. Obwohl der Tran bei diesem Herstellungsverfahren wochen- und monatelang der Luft ausgesetzt ist, soll er kaum weniger Vitamin enthalten, als die jetzt modernen Sorten. Infolge ihres viel besseren Geruches und Geschmackes werden heute die nach der Möllerschen (1017) Methode bereiteten Dampftranpräparate dem rohen Medizinallebertran vorgezogen. Hier gibt es verschiedene Modifikationen in der Herstellungsweise. Nach der „indirekten Dampfmethode" werden die von der Gallenblase und größeren Blutgefäßen befreiten, möglichst frischen Lebern in doppelwandigen mit Deckel und Sicherheitsventil versehenen Behältern durch Dampf bei etwa 90° erhitzt. Das Ausschmelzen des Trans beansprucht einige Stunden. Bei der „direkten Dampfmethode" wird Wasserdampf in die Lebermasse hineingeleitet. Die Temperatur ist etwas höher als bei der vorgenannten Methode, das Ausschmelzen erfolgt etwas schneller, in etwa $^1/_2$ Stunde. Nach der Abkühlung wird der obenschwimmende Tran abgeschöpft, bleibt, bis er ganz gekühlt ist, zum Klären stehen und wird filtriert. Eine letzte gebräuchliche Herstellungsart besteht in der Erhitzung der Lebern in Kohlensäureatmosphäre. Zum Schluß werden die Transorten raffiniert. Dies besteht darin, daß der Tran in Winterkälte oder künstlicher Kälte bis auf einige Grad unter Null abgekühlt wird. Die höher schmelzenden Fette werden auskrystallisiert und der Tran filtriert, wodurch man erreicht, daß sich der Tran nachher auch im Winter klar erhält [vgl. auch Holmes (700), Holmes-Wyman - Smith - Pigott (701)]. Dieser Prozeß ist jedoch irrationell, da die abfiltrierten Sterine auch Vitamine enthalten. Der antirachitische Titer der durch verschiedene Verfahren gewonnenen Tranarten weist keine besonderen Unterschiede auf, allein im Geruch, Geschmack, Aussehen bestehen gewisse Differenzen.

Die Quelle des Rachitisschutzstoffes im Lebertran und überhaupt im Organismus der Dorsch- und der übrigen genannten Fischarten kann heute noch nicht genau angegeben werden. Vermutlich entstammt er kleinen Fischen, die den Dorsch- und den anderen erwähnten Fischarten zur Nahrung dienen, letzten Endes aber dann dem Seeplakton, hier in erster Linie besonderen Spaltalgen, Diatomeen, die in den oberflächlichen Seewasserschichten durch die reichlichen Ultraviolettstrahlen der Polarkreissonne in antirachitischem Sinne aktiviert werden [s. Wejdling (1500, 1502)]. Im Laboratorium bei Ultraviolettabschluß gewachsene Spaltalgenkulturen, so die Nitzschia Closterium, weist keine antirachitische Wirkung auf [Leigh, Leigh - Clare (903)]. Die im Lebertran befindliche antirachitische Substanz ist allem Anschein nach mit dem durch Bestrahlung im Ergosterin entstandenen antirachitischen Prinzip völlig identisch. Hierfür sprechen die spektroskopische Identität, die Inaktivierbarkeit durch langdauernde Bestrahlung mit Ultraviolett, ihre Absorbierbarkeit durch Tierkohle [Adam (12)]. Sie ist durch Digitonin nicht fällbar [Nelson - Steenbock (1046)] und befindet sich in der sog. unverseifbaren Fraktion [Zucker - Pappenheimer - Barnett (1568), Zucker - Barnett (1570), Poulsson (1143), Steenbock - Jones - Hart (1359), Dubin (294)]. Die unverseifbare Lebertranfraktion enthält demnach den Rachitisschutzstoff entsprechend stark konzentriert. Sie kann sowohl bei der experimentellen tierischen wie der spontanen menschlichen Rachitis, z. B. in Form des Handelspräparates Ostelin, mit Erfolg verwendet werden [Behrendt (80), Fischer (366), Koch-Cahan-Gustavson (844), Sabatini (1232), Wilkins-Kramer (1526), Wagner (1479)].

Der Lebertran ist das am Rachitisschutzstoff reichste Naturprodukt. Schon geringe Mengen (2—5—7 mg täglich) eines zuverlässigen Tranpräparates genügen, die experimentelle Rattenrachitis zur Heilung zu bringen [Goldblatt-Zilva (467), Dubin (294), Poulsson (1143), Holmes-Wyman-Smith-Pigott (701)]. Einen Unterschied in der Intensität und der Sicherheit der Heilwirkung zwischen Lebertran einerseits und den ultravioletten Strahlen andererseits lassen diese Rattenexperimente nicht erkennen. Demgegenüber wurde die spezifisch-therapeutische Lebertranwirkung bei der menschlichen Rachitis noch bis vor kurzem von einer ganzen Reihe Forscher und Kliniker [auch Heubner (674), Czerny (251a) u. a.] in Abrede gestellt. Nach den neuesten Erfahrungen, die sich außer der klinischen Beobachtung auch auf objektive Merkmale des Genesungsprozesses (Röntgenogramm, Blutchemismus) stützen können, dürfte solche Skepsis prinzipiell kaum mehr zulässig sein. Mit Hilfe einer planmäßig durchgeführten Lebertranmedikation (mit einem zuverlässigen Präparat) läßt sich diese spezifische therapeutische Wirkung gewissermaßen experimentell demonstrieren. So konnte Verfasser (521) bei einem $4^1/_2$ Monate alten Säugling schon am 18. Tage der „Lebertranperiode" sowohl klinisch, wie auch röntgenologisch den Heilungsbeginn deutlich feststellen. Gleichzeitig stieg der Serumkalkwert von 8,8 mg$^0/_0$ auf 10,5 mg$^0/_0$ und die Phosphatzahl von 2,9 mg$^0/_0$ auf 5,4 mg$^0/_0$; der normale Blutchemismus wurde demnach unter dem Einfluß des Lebertrans schon in so kurzer Zeit völlig hergestellt. Analoge Beispiele würden sich in großer Anzahl aus der neueren Literatur anführen lassen [Park-Howland (1091), Howland-Kramer (729), Wimberger (1537), Hottinger (715) u. a.]. Nach D. Galbraith (426) (unter Findlay) brachte Lebertran 91$^0/_0$ der behandelten Fälle im Winter zur radiologisch festgestellten Besserung und Heilung. Auch Jundell berichtet über eine größere Anzahl genau verfolgter und kontrollierter Fälle, die uns die zuverlässige therapeutische Wirkung eines guten Lebertranpräparates eindringlich vor Augen führen (796, 797, 799, 801). Ebenso wie bei der kindlichen Rachitis bewährt sich der Lebertran auch bei der kindlichen Tetanie [Rosenstern (1221) und seither zahlreiche andere Forscher] und bei der Osteomalacie [vgl. noch Trousseau (1435), Latzko (891, 892)], neuerdings bei Hungerosteopathie [Hume-Nirenstein (749)]. Dürfte demnach auch an der spezifischen Lebertranwirkung [stoffwechselchemisch besonders durch Schabad (1245—1254), Schloß (1279 bis 1283) geprüft] kein Zweifel mehr bestehen, so müssen wir anderseits zugeben, daß die Lebertranmedikation bei der menschlichen Rachitis nicht mit der Sicherheit und meist auch nicht in der Kürze den Erfolg ze.tigt, wie wir es bei der direkten oder indirekten Strahlenwirkung zu sehen gewohnt sind. Auch einige völlige Versager müssen zugegeben werden [so bei Rachitis der Brustkinder, Schloß (1280), de Buys-v. Meysenbug (259)]. Bei der Rattenrachitis tritt diese unterschiedliche Wirkung der beiden therapeutischen Faktoren — Licht (direkt oder indirekt) und Lebertran — nicht zutage.

Auch in der prophylaktischen Bekämpfung der Rachitis hat sich der Lebertran nicht nur bei Tieren (Ratten), sondern auch bei Kindern gut bewährt. Als Vorbedingung müssen zunächst naturgemäß erfüllt sein: 1. Die Zuverlässigkeit des Präparates; 2. die tatsächlich eingehaltene Verordnung (bei mangelhafter Aufsicht sind Zweifel in dieser Hinsicht besonders bei ambulanter Behandlung, aber auch in Kinderheimen äußerst berechtigt) und 3. ungestörte Verdauungs- und Resorptionsvorgänge im Darm. Bei exakter Durchführung scheint die Lebertranprophylaxe durch einen fast konstant einsetzenden Erfolg begleitet zu sein. So konnte Findlay bei 85% seiner Versuchskinder einen prophylaktischen Rachitisschutz nach Lebertranverabreichung feststellen. Heß-Unger (615) berichteten über ähnliche, an Negerkindern in New-York ausgeführten Versuche mit folgender tabellarischer Zusammenstellung der erhaltenen Resultate:

Gesamtzufuhr an Lebertran im Mittel	Dauer der Verabreichung in Monaten	Zahl der Kinder	Rachitis	Keine Rachitis	% der Nichtrachitiker
1550 g	6	32	2	32	93
655 g	6	5	1	4	80
600 g	4	12	5	7	58
—	—	16	15	1	6

Ähnlich und zum Teil noch eindrucksvoller fielen die Versuche von H. Chick und ihren Mitarbeiterinnen an der Wiener Kinderklinik aus (213, 214). 24 Kinder der Gruppe A wurden in der üblichen Weise meist mit gewöhnlichen Milchmischungen ernährt, während 26 Kinder der Gruppe B außerdem noch täglich eine reichliche Lebertranzulage erhielten. Im Sommer blieben beide Gruppen rachitisfrei. Im Winter konnten bei 14 Kindern (meist bei Säuglingen im Alter von 4—6 Monaten) der Gruppe A (58%) deutliche rachitische Symptome nachgewiesen werden, während die Gruppe B völlig gesund blieb (0% Rachitis). Gebhart (439) führte mit Hilfe von geschulten Fürsorgeschwestern in einem italienischen Wohnungsbezirk New-Yorks ebenfalls mit sichtbarem Erfolg die Rachitisprophylaxe durch Lebertran aus. 70% der Lebertrankinder blieben von der Rachitis verschont, während von den ungeschützten Kindern nur 30% frei von rachitischen Symptomen (röntgenologische Kontrolle) befunden wurden. Gleich günstige Resultate teilte neuerdings Eliot (325) aus New-Haven mit. Die klinische und röntgenologische Kontrolle, die meist sofort nach der Geburt begann, erstreckte sich in dieser groß angelegten Versuchsreihe auf mehrere 100 Fälle. Die prophylaktisch erfolgreich geschützten Kinder erhielten im 1. Lebensmonat täglich 2mal $^1/_2$ Kaffeelöffel, im 2. Monat 2mal 1 und im 3. Lebensmonat 2mal $1^1/_2$ Kaffeelöffel Lebertran. Gerstenberger-Nourse (446) erreichten bereits mit viel geringeren Mengen (3,5, ja 2,2 ccm Lebertran auf 1 Liter Milchmischung) bei sehr frühzeitigem Beginn der Medikation eine zufriedenstellende vorbeugende Wirkung. In Anbetracht der erdrückenden Fülle des Tatsachenmaterials dürften wir die prophylaktische Lebertranwirkung als gegeben erachten. Sie ist jedoch auch hier nicht ganz so zuverlässig wie die direkten und indirekten Bestrahlungsmethoden. Versager können gelegentlich vorkommen [Wilson (1534), Birk-Schall (123), Klotz (835)], so in erster Linie bei Frühgeburten [Garland (434), Wyman

(1558a)], bei denen es allerdings fraglich ist, ob z. B. eine Kraniotabes tatsächlich stets echt rachitischer Natur ist. Denn für diese monosymptomatische Kraniomalacie der Frühgeburten versagen häufig auch die übrigen, sonst sichereren antirachitischen Verfahren.

Die Tatsache, daß man in Deutschland auch noch in der letzten Zeit gar nicht so selten unbefriedigendere Resultate mit der Lebertranprophylaxe und Therapie erhalten hat [Birk - Schall (123), Klotz (835), L. F. Meyer (1009), Rosenbaum (1208) u. a.], als in Amerika oder in England, findet wahrscheinlich darin ihre Erklärung, daß in Deutschland vielfach nur minderwertiger Tran im Handel ist. Eine zuverlässige antirachitische Wirkung kann nur durch hochwertige standardisierte Präparate, deren Haltbarkeit — nach den Untersuchungen Poulssons — über viele Jahre gesichert zu sein scheint, gewährleistet werden. Auch zur Vermeidung einer Überdosierung, die auch beim Lebertran zu befürchten ist[1], sind standardisierte Lebertranpräparate als sehr erwünscht zu bezeichnen. Solche Standardisierung findet jetzt schon im Osloer staatlichen Vitamininstitut statt. So könnte man fordern, daß nach Deutschland nur amtlich im Ursprungsland standardisierte Lebertransendungen zugelassen werden. Dieses Standardisierungsverfahren soll in Norwegen in der Zukunft sogar gesetzlich geregelt werden. Nach dem einschlägigen Gesetzentwurf haben die Exporteure ihren Tran in großen Behältern zu sammeln, denen die Proben durch öffentliche sog. „Probenehmer" entnommen werden und die dann zu versiegeln sind. Das Abfüllen des untersuchten Tranes aus den Behältern in Fässer, Flaschen oder andere Gefäße muß ebenfalls unter öffentlicher Aufsicht erfolgen. Auf diese oder ähnliche Weise, eventuell auch erst in Deutschland kontrollierte und standardisierte Lebertranpräparate sind in den entsprechenden Dosen für die Rachitisprophylaxe und Therapie durchaus brauchbar. Allerdings sind die zu verabreichenden Mengen besonders bei der therapeutischen Verwendung, recht beträchtlich. Wenn die niedrigste erforderliche Dosis von einem hochaktiven bestrahlten Ergosterinpräparat für die Ratte $^1/_{20\,000}$ von einem ebenfalls stark wirksamen Lebertran etwa 2 mg beträgt, so würden die entsprechenden Lebertrandosen für den Säugling etwa 20 ccm für die Rachitistherapie, und 2—3 ccm (pro die) für die Rachitisprophylaxe betragen[2]. Von einem weniger aktiven Lebertranpräparat müßten entsprechend mehr verabreicht werden. Auch schon dieser Umstand verbietet es, dem Lebertran zukünftig für die allgemeine Rachitisprophylaxe eine größere Rolle zuerkennen zu wollen. Für die individuelle Rachitistherapie und Prophylaxe ist der Lebertran auch weiterhin zu empfehlen.

Außer dem nativen Lebertran können auch Lebertranemulsionen, sowie mit Zusätzen versehene Lebertranpräparate [Phosrachit - Körte, Goldblatt-Rosenbaum-Thoenes (472), Maltosellol, Jochims (788) u. a.] — vorausgesetzt, daß sie antirachitisch wirksam sind [das Jemalt fand Hottinger unwirksam (715)] — verwendet werden.

Stets soll der Lebertran vor der Mahlzeit auf leeren Magen gegeben werden [Gerstenberger (448)].

---

[1] Siehe S. 201.

[2] Eine Berechnung auf das Kilogramm Körpergewicht ist weder für die bestrahlten Ergosterinpräparate [v. Pfaundler (1122)] noch für den Lebertran zu empfehlen.

Eine besondere Bedeutung in der Rachitistherapie kam in früheren Zeiten, seit den 80er Jahren, dem mit gewöhnlichen Elementarphosphor versetzten Lebertran, dem sog. P-Lebertran zu. Auf Grund der bekannten Wegnerschen Untersuchungen (1498) glaubte Kassowitz (809, 810) und im Anschluß an ihn eine Reihe anderer Autoren [1] mit Hilfe eines „Phosphoröls" bei Rachitis eine „Sklerosierung", „Verkalkung" der rachitisch veränderten, kalklos gebliebenen Knochen erzielen und auf diese Weise eine Heilung der Rachitis herbeiführen zu können. Das Öl, so auch der mehr oder minder nur durch Zufall häufig verwendete Lebertran sollte nur die Rolle eines geeigneten Vehikels, Suspensionsmittels erfüllen [Hochsinger (690)]. Ungeachtet der Tatsache, daß sowohl Kassowitz, wie seine zahlreichen Anhänger, die Annahme von der spezifischen antirachitischen Wirkung des Phosphors hauptsächlich nur indirekt mit den Wegnerschen tierexperimentellen Befunden, und direkt ausschließlich durch, beim damaligen Stand der Rachitislehre (ohne Röntgenoskopie, ohne blutchemische Daten) sehr anfechtbare, „klinische Eindrücke", die übrigens auch nicht unwidersprochen geblieben sind [s. z. B. die eingehenden Untersuchungen Rosensterns (1221)] zu stützen vermochten, hat sich die Phosphortherapie mit der Zeit allgemein eingebürgert und stand, zumindest in Deutschland, bis vor kurzem noch stark im Schwange. Allein schon Schabad (1247), Frank - Schloß (384) gelang es zu zeigen, daß in der Kombination von Phosphor und Lebertran eine spezifische antirachitische Wirkung auf den Kalkphosphatstoffwechsel nur dem Lebertran zukommt. Ein Lebertranpräparat ohne Phosphor übt auf die Kalk- und Phosphatretention keine schwächere Wirkung aus, als ein Lebertran gleicher Provenienz mit P-Zusatz. Nachdem nun neuerdings Heß-Weinstock (652) in eingehenden Studien zeigen konnten, daß elementarer Phosphor bei rachitischen und bei gesunden Ratten wohl die schon von Wegner beschriebene subepiphysäre Phosphorschicht zu erzeugen imstande ist [vgl. auch Phemister (1124)], jedoch die epiphysäre Osteoidveränderung bei Rachitis unbeeinflußt läßt, und auch sonst in keiner Beziehung einen Heileffekt auf die rachitische Knochenveränderung entfaltet, können wir keinen einzigen stichhaltigen Grund anführen, der uns berechtigen würde, den Phosphor als spezifisches Antirachiticum weiter zu verwenden [2]. Aber selbst als unspezifisches Mittel, sei es als Stoffwechselstimulans [K. Engel (335), Seel (1307, 1308)], sei es als Aktivator des Ergosterins — eine von Stoeltzner geäußerte (1383) seither von Weese (1497), widerlegte Ansicht — oder als Konservierungsmittel des Rachitisschutzstoffes im Lebertran, worauf vor kurzem Haase - Koeppe (558) allerdings ohne biologische Kontrollen hingewiesen hat, ist der Phosphor von so zweifelhafter Bedeutung, daß man auf ihn fürderhin in der Lebertrantherapie und Prophylaxe ruhig verzichten kann.

[1] Eine ausführliche Literaturzusammenstellung findet sich in der neueren Arbeit von Haase - Koeppe (558).

[2] Die unbestätigt gebliebene, selbst von den Autoren noch nicht als endgültig angesehene Angabe von Phemister - Miller - Bonar (1125) über günstige Beeinflussung der kindlichen Rachitis durch Phosphor betrifft nur 2 Fälle aus Sommermonaten (?!).

Sonstige Behandlungsmethoden der Rachitis.

Mit der direkten und indirekten Strahlentherapie sowie mit der Lebertranmedikation ist die Reihe der sicher und rasch wirkenden spezifisch-antirachitischen Verfahren bereits erschöpft. Sowohl bei einer individuellen wie auch bei einer allgemeinen Rachitisprophylaxe, ebenso auch bei der Rachitistherapie sollten jedoch gewisse diätetische, allgemein-hygienische oder unspezifisch-therapeutische Maßnahmen nicht völlig außer acht gelassen werden. Nicht als ob die für die Prophylaxe in Frage kommenden neueren stark und zuverlässig wirksamen antirachitischen Verfahren allein schon einen vollen Erfolg nicht in sichere Aussicht stellen würden, sondern mehr zu ihrer Unterstützung, gleichsam als Sicherheitsventile. Der scheinbar nächstliegende Weg, eine reichhaltigere Ausstattung des Kostzettels mit natürlichen Nahrungsstoffen, die reich an Rachitisschutzstoff sind, kommt hierfür nur wenig in Betracht. Dies hauptsächlich aus dem Grunde, weil das sog. D-Vitamin, mit Ausnahme des Lebertrans in stärkerer Konzentration nur noch im Eigelb vorkommt. Der Nachweis dafür ließ sich sowohl in Tierexperimenten wie auch in therapeutischen Versuchen an Kindern [Casparis - Shipley - Kramer (207), Heß (631), Heß-Weinstock (632), Tso (1438a), Jundell (797—799), Rohr-Schultz (1201)] eindeutig erbringen. Die röntgenologisch kontrollierte Kalkeinlagerung in die Diaphysengrenze, sowie die Zunahme des anorganischen Serumphosphors konnten bei Kindern bereits in der 3. Woche der Eiermedikation (täglich 1—2 Eier) einwandfrei festgestellt werden. Die bisher besonders in Deutschland vorherrschende Lehrmeinung, die auch in Laienkreise stark durchgesickert ist, von der schädlichen Wirkung der Eifütterung im Säuglingsalter (Verschlimmerung einer „exsudativen Diathese“ oder einer Neuropathie usw.) ließ aber eine ausgedehnte Verwendung von Eiern in der Therapie und Prophylaxe der Rachitis zunächst nicht zu. Wissen wir doch, daß auch Ärzte im Banne dieser theoretischen Voraussetzung Kindern in den ersten 2 Lebensjahren Eier auch heute noch ohne jegliche individualisierende Beweisführung vorzuenthalten pflegen. Daß bei manchen Kindern eine alimentäre Überempfindlichkeit gegen Eier besteht, soll keineswegs geleugnet werden; doch wäre es verfehlt, diese Ausnahmen schematisch zur Regel stempeln zu wollen. Überzeugt man sich in einer „Vorprobe“ vom Fehlen jeglicher anaphylaktischen Reaktionssymptome nach Eizufuhr, so halten wir es für überaus begrüßenswert, in den täglichen Speisezettel solcher Säuglinge vom 4.—5. Lebensmonat an, auch das Eigelb — hauptsächlich schon wegen seines Gehaltes an Rachitisschutzstoff — aufzunehmen [Moro (1025), Still (1378)]. Heß - Matzner (633) haben zu diesem Zwecke sogar eine besondere Milchmischung, die in 1 Liter Milch 21—28 g Orangen- oder Zitronensaft und 1 Eidotter enthält, empfohlen. Immerhin müssen wir dessen eingedenk bleiben, daß das Eigelb als eine nur mäßige Vitamin-D-Quelle die intensiveren antirachitischen Verfahren nicht zu ersetzen, höchstens zu unterstützen vermag.

Das aus der unverseifbaren Fraktion des Eidotters dargestellte Antirachiticum Steudels (1376) dürfte wohl das antirachitische Prinzip bereits in stark konzentrierter Form enthalten, indessen für die Rachitisprophylaxe und Therapie schon aus wirtschaftlichen Gründen ausscheiden.

Sehen wir vom Eigelb und der außerordentlich Vitamin-D-armen, wenn auch nicht völlig Vitamin-D-freien Milch und den Milchprodukten als konstanten

Bestandteilen der Säuglings- und Kindernahrung ab, so ist gleichzeitig auch die Reihe der Vitamin-D-haltigen Nahrungsprodukte fast überhaupt erschöpft. Gemüse-Obstarten sind nach neueren bereits besprochenen[1] Befunden entweder völlig frei vom Rachitisschutzstoff oder enthalten diesen nur im Sommer und auch dann nur in verschwindend geringen, selbst für die Unterstützung der Prophylaxe kaum in Betracht kommenden Mengen. Andererseits sind aber Gemüse-, Obstzulagen und eine gemischte Kost so wichtige Forderungen der allgemeinen Säuglingsdiätetik, daß man sie auch bei der Rachitisprophylaxe und Therapie nicht völlig außer acht lassen soll. Sie erleichtern auch die Vermeidung von einseitiger Milchüberfütterung, deren unspezifische rachitogene Wirkung bereits Glisson bekannt war. Umgekehrt konnte erst vor kurzem Jundell (796—799) in ausgedehnten Versuchsreihen den heilsamen Effekt einer leichten Unterernährung (höchstens 60—70 Calorien pro kg) bei der Therapie der Rachitis, allerdings natürlich nur in Kombination mit spezifischen antirachitischen Mitteln, erneut eindrucksvoll vor Augen führen.

Da eine gewisse Schutzwirkung der natürlichen Ernährung, zumindest in bezug auf die Abschwächung rachitogener Reize nicht in Abrede gestellt werden kann, dürfte bei einer allgemeinen, und ebenso auch bei einer individuellen Rachitisprophylaxe die Stillpropaganda, die Brusternährung einen nicht zu unterschätzenden Faktor abgeben.

Ältere und neuere Erfahrungen sprechen dafür, daß die rachitische Stoffwechselstörung, im besonderen die Hypophosphatämie und die „Stoffwechselträgheit" auch durch bestimmte Organextrakte, Hormone in mäßigen Grenzen günstig beeinflußt werden kann. So konnten schon früher Stoeltzner (1381), Bossi (158, 159) zeigen, daß wiederholte Adrenalininjektionen auf die Rachitis und die Osteomalacie mildernd einwirken [vgl. auch Lehnerdt-Weinberg (901), Edelmann (311)]. Mit der Verwendung von Adrenalin verfolgt man jedoch keine Ersatztherapie: Der gleiche günstige Effekt kann nach den Untersuchungen von Verfasser-Vollmer (537) auch durch andere Organextrakte (Pitu-Thymoglandol usw.) erreicht werden. Auch die percutane Hormontherapie Langsteins und Vollmers (880—882) [s. auch Buschmann (193), Flesch (373), Rosenbaum (1208, 472)] gehört hierher. Fragen wir nach dem praktischen Wert dieser unspezifischen therapeutischen Verfahren, so glauben wir nicht, daß ihnen neben dem Licht und D-Vitamin eine größere Bedeutung beschieden sei. Hierzu ist schon die Zahl der Versager, insbesondere bei schweren Fällen viel zu groß, was uns bei einer unspezifischen und nicht kausalen Medikation auch gar nicht wunder nehmen kann. Als ebenso gering, wenn nicht noch weniger [s. Wimberger (1536), Galbraith (426)] schätzen wir die therapeutische Wirkung der in der Praxis immer noch weit verbreiteten physikalischen Verfahren, wie Massage, Salzbäder ein.

Die mit der Heilung der Rachitis schlagartig einsetzende Verkalkung, beansprucht große Kalkmengen, die meist allein durch den Nahrungskalk gedeckt werden. Auch mit Sonderkalkzulagen [Calcium phosphoricum tribasicum, nach Schloß (1283) 10 g auf 100 g Lebertran, oder aber mit organischen Kalkpräparaten z. B. mit milchsaurem, essigsaurem Kalk — Schabad (1251) — kann man den gesteigerten Ansprüchen der heilenden Rachitis entgegenkommen.

Für die osteoporotische Form der rachitisch-malacischen Erkrankungen empfiehlt Alwens (29, 30) die kombinierte Verabreichung von Strontium-Kalksalzen mit einem spezi-

[1] Siehe S. 206.

fischen Antirachiticum. Das Strontium soll, im Sinne Lehnerdts (900), Stoeltzners (1384), die Bildung von Osteoid, von Knochengrundsubstanz fördern, die sich dann mit den Kalksalzen, unter dem Einfluß des Antirachiticums rasch imprägnieren (verknöchern).

Die Frage, ob ein Rachitiker seine Knochen belasten, Bewegungen ausführen darf, wurde in früheren Zeiten strikte verneint, aus Angst, die Knochendeformitäten dadurch zu fördern. Auch wurden außerdem noch eine Reihe von Verhaltungsmaßnahmen angegeben, um die drohende Ausbildung dieser Verkrümmungen nach Möglichkeit zu verhindern. Heute, wo wir die aktive Rachitis in kurzer Zeit, meist in einigen Wochen heilen können, haben diese Methoden an Aktualität stark verloren, denn in dieser kurzen Zeit ist die Entstehung von schweren Deformitäten usw. nicht zu befürchten. Da die Knochenverbiegungen meist auf eine mangelhafte Ausbildung der Innervationsvorgänge beruhen, diese sich aber durch Übung nur bessern können, so halten wir es sogar für geboten [worauf in letzter Zeit Czerny (251a) mit Nachdruck hinwies], daß dem normalen Bewegungsdrang der im Heilungsstadium befindlichen Rachitiker keine Schranken gesetzt werden sollen. Auch die Ausführung besonderer Übungen [so z. B. bei Sitzkyphose Bauchlagerung, Schaukeln im Epsteinschen Schaukelstuhl, „Kitzelbewegungen" der Wirbelsäule in Bauchlage usw. — Engel (336)], Turnen, Massage [s. Dresel (287)] sind durchaus anzuraten. Eine unnatürliche Forcierung der Statik und Motorik soll aber bei der Rachitistherapie stets vermieden werden.

Die Knochendeformitäten als Restzustände haben mit dem rachitischen Krankheitsprozeß als solchem nichts mehr gemeinsam. Ihre Therapie gehört in das Gebiet der orthopädischen Chirurgie [vgl. auch die neueren Arbeiten von Magnus - Duken (967), Rabl (1158, 1159)].

Die Beeinflussung der Rachitis auf dem Umwege über den mütterlichen Organismus.

Die kindliche Rachitis kann nicht allein durch die direkte Einwirkung spezifisch-antirachitischer Verfahren, sondern auch mittelbar, auf dem Umwege über den mütterlichen Organismus beeinflußt werden. Die Grenzen dieses „indirekten" Verfahrens sind jedoch nicht sehr weit gesteckt; zumindest beim heutigen Stand der Forschung vermag es keine der sicher, rasch zuverlässig wirkenden direkten Methoden zu ersetzen.

Für die allgemeine Rachitisprophylaxe von Wichtigkeit ist die Tatsache, daß auch die Resistenz des kindlichen Organismus rachitogenen Reizen gegenüber, scheinbar also die Konstitution des Kindes, von der seine Anfälligkeit auch der rachitischen Erkrankung gegenüber nicht in letzter Linie abhängt, durch pränatale äußere Einflüsse, allerdings nicht in sehr starkem Maße, verändert wird. So konnte in ausgedehnten Rattenexperimenten gezeigt werden, daß bei Würfen mit Lebertran [Korenchevsky - Carr (850—851), Goldblatt (469), Byfield - Daniels (196), Grant (492), Grant - Goettsch (493), Weech (1496), Mc Collum - Simmonds - Becker - Shipley (960), van Leersum (897)], mit bestrahltem Ergosterin [Guggisberg (517)] ernährter Muttertiere eine rachitische Erkrankung auf experimentellem Wege viel schwerer zu erzielen ist, als bei Vitamin - D - arm gehaltenen Kontrolltieren. Die vereinzelt gebliebenen negativen Befunde von Heß-Weinstock (630, 635), sowie von Macy - Outhouse (964) beweisen nur, daß Ausnahmen, wahrscheinlich hauptsächlich infolge unzureichender Vitamin-D-Zufuhr, vorkommen können, vermögen aber keineswegs die Stichhaltigkeit der obigen sehr reichhaltigen positiven Ergebnisse zu erschüttern.

Besonders eindrucksvoll sind auch noch die im Prinzip hierher gehörigen Versuche an Hennen. So führt direkte Bestrahlung oder Lebertran zu einer verstärkten Legefähigkeit der Hennen und zu einer erheblichen Erhöhung der Bebrütbarkeit und des Vitamin-D-Gehaltes der Eier [Hart - Steenbock - Lepkovsky - Kletzien - Halpen - Johnson (578), Hughes - Payne - Titus - Moore (736), Heß - Russell - Weinstock - Rivkin (668)]. Im Laufe der Entwicklung der Kücken werden diese Vitamin-D-Vorräte völlig aufgebraucht.

Durch Zufuhr von hohen Dosen bestrahlten Ergosterins an trächtige Ratten lassen sich Überdosierungssymptome, wie schwere Wachstumshemmungen, Verkrümmungen, Osteoporose mit Frakturen auch beim jungen Wurf experimentell erzeugen [Kreitmair - Hintzelmann (863), Selye (1311), Schoenholz (1296a)]. Im Hinblick auf diese, wenn auch bisher nur an Ratten erwiesene Möglichkeit und Gefahr, ist bei der heute allgemein üblichen Verabreichung von bestrahlten Ergosterinpräparaten an schwangere Frauen, eine vorsichtige, möglichst niedrige Dosierung dringend geboten. Zwischenfälle brauchen dann nicht gefürchtet zu werden.

Auch im postnatalen Leben kann der kindliche Organismus indirekt, auf dem Umwege über den mütterlichen Organismus therapeutisch und prophylaktisch wirksame antirachitische Reize empfangen. Für Brustkinder kommt hierfür die Anreicherung der Frauenmilch an Rachitisschutzstoff und zwar durch Zufuhr desselben an die Mutter in Betracht. Dies läßt sich sowohl durch direkte Bestrahlung der Mutter [Heß-Weinstock - Sherman (658), Gerstenberger - Hartmann - Smith (447, 450)] oder durch innere Gaben von bestrahltem Ergosterin [Aurnhammer - Kollman (43), vgl. auch Guggisberg (517) und Eufinger-Wiesbader - Focsaneanu (342)], aus rein quantitativen Gründen weniger oder kaum durch Lebertran [Heß-Weinstock (637), Gerstenberger - Hartman - Smith (447)] erreichen. Die antirachitische Kraft der Frauenmilch bleibt allerdings auch dann noch eine recht mäßige. Eine sichere Rachitisprophylaxe und Therapie wird durch dieses Verfahren nicht gewährleistet.

Bei künstlich ernährten Säuglingen, ebenso auch im späteren Alter könnte die Stelle der durch antirachitische Behandlung der Mutter an Rachitisschutzstoff angereicherten Frauenmilch, die Milch von ähnlich behandelten Tieren (Kuh, Ziege) einnehmen. Dieser Weg wurde dann in der letzten Zeit vielfach beschritten. So weiß man heute, daß die direkte Bestrahlung bei laktierenden Ziegen [Steenbock - Hart - Hoppert - Black (1365)], weniger — aber noch deutlich — bei Kühen [Völtz - Kirsch - Falkenheim (1460, 1461), Falkenheim (349), Bruck - Bresok - Pirquet-Wagner (181)] mit der Quarzquecksilberlampe die antirachitische Kraft der gelieferten Milch zu erhöhen vermag. Die Anreicherung der Milch an D-Vitamin bleibt bei diesem Vorgehen geringer als bei der direkten Bestrahlung der Milch, aber immer noch deutlich ausgeprägt (s. folgende Tabelle). Daß auch die natürliche Sonnenstrahlung bei Tieren zu einer am Rachitisschutzstoff, wenn auch gegenüber der Norm nur sehr mäßig [Hart-Steenbock-Elvelyem - Scott - Humphry (579), Steenbock - Hart - Riising - Hoppert (1366)] angereicherten Milch führen kann, beweist die Tatsache, daß die Milch der Kühe auf dem Weidegang stärker antirachitisch aktiv zu sein pflegt, als die der am gleichen Grünfutter, jedoch in einem dunklen Stall gehaltenen Kontrollen [Luce (931), Boas - Chick (144), Chick - Roscoe (217), Supplee-Dow (1392)[1]. Für die Praxis haben sich alle diese im engeren Sinne indirekten Methoden, auch die Milch ultraviolett bestrahlter Kühe nicht bewährt. Sie können für eine allgemeine Rachitisprophylaxe und Therapie nicht empfohlen werden und besitzen mehr eine theoretische Bedeutung.

Tabelle nach Steenbock - Hart - Hoppert - Black (1365).

Milchmenge täglich ccm	Milch unbestrahlt	Milch 30′ bestrahlt	Milch einer Ziege, die täglich 30′ bestrahlt wurde. Die Milchzufuhr beginnt am 4. Tage der Bestrahlung	9. Tage	17. Tage
0,2		—			
0,5		+?			
1,0	—*	++	—	—	—
2,0	—	+++	+	+?	—
4,0	—	++++	++	+	++
6,0	—		++	+	+++
8,0	—?	++++	+++	++++	++++
12,0	+		++++	++++	++++

* Die Zeichen — und + bedeuten die Wirkung der Milch auf die experimentelle Rattenrachitis.

Die symptomatische Behandlung der Tetanie.

In der Genese der idiopathischen Tetanie haben wir zwei verschiedene, voneinander scharf getrennte Vorgänge zu unterscheiden. 1. Die vorbereitende, übergeordnete, „rachitische" Stoffwechselstörung, und 2. die Verschiebung der normalen inneren Ionenkonstellation im Sinne der Ca-Entionisierung, die dann die tetanischen Reaktionen auslöst. Es ist zweckmäßig, diese Zweiteilung auch in unserem auf die Therapie und die Prophylaxe gerichteten Bestreben einzuhalten.

Eine erfolgversprechende kausale Therapie und Prophylaxe wird nur durch die Bekämpfung bzw. Verhütung der Grundstörung zu erreichen sein. Die Maßnahmen, die die Rachitisprophylaxe und die Therapie beherrschen, so in erster Linie die direkte Bestrahlung oder Zufuhr von bestrahltem Ergosterin, bestrahlten Nährstoffen und vom Lebertran, gelten ebenso auch für die Tetanie.

Die therapeutische Wirkung dieser direkt auf die rachitische Grundstoffwechselstörung gerichteten Verfahren tritt erst nach Ablauf von mehreren Tagen, meist Wochen, jedenfalls aber nicht sofort in den ersten Behandlungstagen in Erscheinung. Bei vollentwickelter Tetanie mit schweren Krampfäußerungen (Apnoe), eklamptischen Krämpfen usw. können und dürfen wir uns demnach mit der Einleitung der antirachitischen Therapie nicht begnügen. Hier müssen

[1] Zufuhr von Lebertran ist bei Kühen unwirksam [Wagner-Wimberger (1478), da er in nativem Zustande bei Herbivoren gar nicht oder nur wenig, erst in Emulsionsform resorbiert wird [Völtz - Kirsch - Falkenheim (1461)].

zumindest in den ersten Tagen, bis die Störung des Kalk- und Phosphatstoffwechsels wieder behoben ist, zur Abwendung der Lebensgefahr auch symptomatisch wirkende Mittel, die die zweite, die auslösende Bedingung, die Ca-Entionisierung zu bekämpfen helfen, zur Anwendung gelangen. Die bereits erwähnte anfängliche tetanieverschlimmernde Wirkung der ultravioletten Strahlen ist dabei ebenfalls zu berücksichtigen.

Die theoretischen Voraussetzungen und Möglichkeiten der symptomatischen Bekämpfung der Tetanie haben wir schon bei der Besprechung der Pathogenese ausführlich erörtert. An dieser Stelle sollen aus den vielen Einzelheiten nur noch die praktischen Folgerungen gezogen werden.

Die Behandlung kann durch Medikamente oder aber auch — freilich eher nur zur Unterstützung der ersteren — mit Hilfe einer besonderen Ernährungsregelung erfolgen.

Unter den Arzneien, die den erweiterten Loebschen Quotienten im gewünschten „antitetanigenen" Sinne zu verändern vermögen, sei an erster Stelle der Kalk genannt [Netter (1048), Göppert (460), Blühdorn (140, 141) u. a.]. Besonders bewährt haben sich und trotz ihres schlechten Geschmackes zu bevorzugen sind die Halogenverbindungen des Kalkes, in erster Linie das Calciumchlorid. Die spezifische Kalkwirkung wird hier noch durch die acidotische Umstimmung des Stoffwechsels verstärkt. Ein sicherer Erfolg tritt aber nur bei Anwendung hoher Dosen ein [Göppert (460), Blühdorn (140, 141), Klose (834) u. a.]. Man gibt bei manifester Tetanie der Kinder täglich 5—6 g, bei Erwachsenen 10 g Calcium chloratum siccum — verteilt auf die einzelnen Mahlzeiten —, entweder allein, in einer 10%igen Lösung, oder aber in der folgenden Form (Göppert).

Calcium chloratum sicc.	30,0/250,0
Liqu. ammonii anisat.	3,0
Gummi arab.	2,0
Syrup ad	300,0

M.D.S. 5—8mal täglich ein Kinderlöffel.

Das Repocal ist ein fertiges besser schmeckendes $CaCl_2$-Präparat. An Stelle des $CaCl_2$ kann auch das $CaBr_2$ in gleichen Dosen verwendet werden [Wolff (1552)].

Die anorganischen Kalksalze dürfen nur mit der Nahrung (Milch) vermischt verabreicht werden. Die unverdünnte, stark dissoziierte Salzlösung kann sonst leicht zu einer Verätzung der Magenschleimhaut führen, die sich dann klinisch in einem schweren, vergiftungsähnlichen Krankheitsbild kundgibt [blutiges Erbrechen, Herzschwäche, Kollaps, erschwerte dyspnoische Atmung usw. — Verfasser (550)]. Diesen lokalen Salzeffekt (Ätzung) vermögen nur die Eiweißkörper der Milch — vielleicht ebenso noch andere Schutzkolloide — auszuschalten.

Durch die weniger wirksamen[1] organischen Kalkverbindungen (Calcium lacticum, aceticum) können Erfolge nur bei Verwendung sehr großer Salzmengen 15—30 g pro die, erzielt werden.

Bei peroraler Applikation tritt der gewünschte Kalkeffekt erst nach Stunden, meist sogar nur nach den ersten 24 Stunden ein. In dringenden Fällen (Status eclampticus, schwere gehäufte apnoische Krämpfe) kann auch der parenterale

[1] Siehe S. 140.

Weg beschritten werden: 2—5 ccm einer 10%igen $CaCl_2$-Lösung oder $^1/_2$ bis 1 Ampulle Afenil beheben bei intravenöser Zufuhr momentan sämtliche tetanische Symptome. Das gluconsaure Kalksalz [„Sandoz" — Rothlin (1227)] kann auch intramuskulär, ohne die Gefahr von Gewebsnekrosen gegeben werden.

Die antitetanigene Kalkwirkung klingt sowohl nach peroraler wie auch nach intravenösen Gaben in einigen Stunden wieder ab. Zur Verhinderung des stets drohenden Rückfalls muß die Kalkzufuhr so lange fortgesetzt werden, bis die parallel dazu eingeleitete kausale Therapie diese Gefahr vollauf beseitigt[1]. Die parenterale Applikation kann auch auf eine einzige Injektion beschränkt bleiben, sofern nur gleichzeitig auch schon mit der peroralen Zufuhr begonnen worden ist.

Auf indirektem Wege, allein durch Erzeugung einer Acidose, läßt sich — wie schon ausführlich erörtert — bei der Tetanie ebenfalls leicht eine symptomatische Heilung erzielen. So wirkt peroral verabreichtes Salmiak (NH_4Cl) in auf die einzelnen Mahlzeiten verteilten Dosen von 4—6 g pro die prompt und zuverlässig antitetanigen [Freudenberg-Verfasser (404), Blühdorn (143), Johannsen (789), Lindberg (918), Woringer (1554), Gamble-Roß (430), auch bei der Erwachsenentetanie Dennig (271)].

Die 10%ige NH_4Cl-Stammlösung muß ebenso wie die $CaCl_2$-Lösung zur Abschwächung der Ätzwirkung stets mit Milch vermischt verabreicht werden. Toxische Nebenerscheinungen, die bei der Salmiakmedikation in seltenen Fällen zur Beobachtung gelangen, beruhen entweder auf einer doch nicht völlig verhüteten Verätzung der Magenschleimhaut oder auf einer unvollständigen Neutralisation des NH_4-Radikals in der Leber (durch Harnstoffsynthese) und somit auf einer Ammoniakvergiftung.

Das wegen seines besseren Geschmackes anstatt des Salmiaks empfohlene saure Ammoniakphosphat [Adlersberg - Porges (16)] kann bei der Tetanie der Erwachsenen (in Dosen von 15—20 g täglich) mit Erfolg verwendet werden, scheidet jedoch für die Therapie der Säuglingstetanie wegen seiner darmgärungsfördernden abführenden Eigenschaften aus [Verfasser (536)].

Der gleiche indirekte Effekt wie durch Ammoniaksalze wird auch durch eine mit Salzsäure versetzte Milch erreicht [„Salzsäuremilch" — Scheer (1256)]. Zu diesem Zwecke werden 600 ccm Vollmilch mit 400 ccm n/10 oder aber, falls eine so starke Verdünnung nicht erwünscht wäre, mit 40 ccm n/1 HCl verrührt und dann in der üblichen Weise mit Zucker gesüßt. Zur Vermeidung starker Gerinnsel muß die Säure der vorher schon aufgekochten und abgekühlten Milch tropfenweise unter ständigem Rühren beigefügt werden [Scheer - Müller-Salomon (1259)].

Im Verlaufe der Salzsäuremilchtherapie, wie überhaupt nach Zufuhr von acidotisch wirkenden Mitteln kann es gelegentlich zu einer mehr oder minder starken Cylindrurie kommen, der jedoch keine pathologische Bedeutung zukommt [Freudenberg (412), Feuchtwanger - Lederer (358), v. Bernuth - Duken (100)].

Die geforderte Umstellung der tetanigenen Ionenkonstellation an der Grenzfläche Nerv: Gewebssaft führen auch subcutan oder intramuskulär verabreichte Magnesiumsalze herbei [Berend (88)]. Zur Beseitigung schwerer manifester Erscheinungen bedarf es etwa 0,2 g Magnesium sulfuricum pro Kilogramm Körpergewicht aus einer 8%igen Lösung. Die Wirkung tritt danach rasch ein, klingt aber nach einigen Stunden wieder ab.

---

[1] Diese Schlußfolgerung gilt für die Gesamtheit der symptomatisch wirkenden Mittel.

Auch Strontiumsalze haben sich sowohl nach peroraler wie auch nach intravenöser Zufuhr bei der Tetanie der Erwachsenen und der Säuglinge gut bewährt [Hirsch (684), Freudenberg (411), Tezner (1420)]. Sie schmecken fast so schlecht wie die Kalksalze und verlangen gleich hohe Dosierung.

Das sehr teure und neben den erwähnten Mitteln durchaus entbehrliche Parathyreoidhormon eignet sich ebenfalls zur symptomatischen Therapie der Tetanie [Collip-Leitch (230), Leitch (905), Petty-Stoner-Schaffer (1115), Hoag-Rivkin (688, 689), Beumer-Falkenheim (110), Brehme-Verfasser (172), Gibson (454), Moll (1018), Shohl-Wakemann-Shorr (1336)] versagt jedoch nach unseren eigenen Erfahrungen [vgl. auch Hoag-Rivkin, Gibson, Shohl-Wakemann-Shorr u. a.], auch in dieser Hinsicht gar nicht selten. Außerdem führt es gelegentlich, auch ohne ausgeprägte Hypercalcämie zu unangenehmen toxischen Symptomen (Erbrechen, Blässe, Durchfall — Brehme-Verfasser).

Bei akuter Lebensgefahr oder bei besonders schweren Krampfäußerungen können auch echte Narkotica oder sedativ wirkende Mittel mit Erfolg verwendet werden. Freilich einer tiefen Äther- oder Chloroformnarkose braucht man sich heute, im Gegensatz zu früher, in keinem Falle mehr zu bedienen. Schon Chloralhydrat (per os 0,25—0,5 g, als Verweilklysma 0,5—1,0 g), Urethan (1,0 g per os oder in Klysma), auch Luminal (0,06—0,1 g per os oder subcutan 0,08—0,12 als lösliches Luminalnatrium in 20% der Lösung) leisten bei der symptomatischen Bekämpfung der Tetanie zur Unterstützung der gleichzeitig eingeleiteten Kalk- oder Salmiaktherapie vortreffliche Dienste.

Bei schweren apnoischen Anfällen mit Atemstillstand oder drohender Herztetanie empfehlen Kassowitz (811) „kräftiges Anblasen des Gesichtes aus unmittelbarer Nähe oder klatschendes Begießen mit Wasser", Heubner (674) die künstliche Atmung, wieder andere die Herzmassage, intrakardiale Adrenalin-, Atropin- [Corsdreß (241)] und intravenöse Kalkinjektionen.

Die Ernährungstherapie der Tetanie besteht in einer zweckentsprechenden Regelung der Ernährung, mit dem Ziele tetanigen wirkende Komponente aus der Nahrung tunlichst fernzuhalten. Dies läßt sich — wie schon dargetan — am sichersten durch den Übergang von der künstlichen zur natürlichen Ernährung erreichen. Die Frauenmilch spielt sogar auch schon in der Prophylaxe der Tetanie eine gewisse Rolle, denn sie verhindert, trotz vielleicht schon bestehender Rachitis, in der Regel die Ausbildung der tetanigenen Ionenkonstellation. Indes ist diese Prophylaxe häufig ebenfalls nur eine symptomatische; eine einmalige Zufütterung der phosphatreichen und auch in anderer Beziehung tetanigenen Kuhmilch vermag bei solchen Kindern die Tetanie häufig zum Ausbruch zu bringen. Bei schon bestehender manifester Tetanie hilft die Frauenmilch, zumal in Unterstützung einer gleichzeitig eingeleiteten medikamentösen Behandlung, die Übererregbarkeit in kurzer Zeit zu unterdrücken und bei fortdauernder Zufuhr auch ein erneutes Aufflackern zu verhindern.

Angesichts der großen Reihe außerordentlich prompt und sicher wirkender Arzneien hat die Anwendung der Frauenmilch in der Tetanietherapie neuerdings mit Recht viel von ihrer früheren Bedeutung eingebüßt. Wir werden sie mit Ausnahme sonstiger Indikationen (Ernährungsstörungen) in keinem Falle anzuwenden brauchen. Dies um so weniger, als wir mit Hilfe der frühzeitig eingeleiteten kausaltherapeutischen Verfahren in der Lage sind, die rachitisch-tetanische Stoffwechselstörung heute bereits in einigen Wochen restlos zu heilen. Unter diesen Umständen werden wir aber bei den vorher künstlich ernährten Kindern nicht allein auf die natürliche Ernährung verzichten, sondern die Ernährungsregelung auch sonst auf das Notwendigste beschränken können.

Zu Beginn der Behandlung bedient man sich mit Vorliebe der erregbarkeitsherabsetzenden Wirkung kurzer Hungerperioden (höchstens 12 Stunden) oder einer Mehlnahrung [Mehlsuppe, Fischbein (365), Finkelstein (364)]. Die Einschränkung der Milchzufuhr in Form von gewöhnlichen Milchverdünnungen oder sonstigen milcharmen Gemischen [z. B. das Sahnemilchzuckergemisch von Wernstedt (1514, 1515), der Eimehlbrei — mit Kalk — von Klinke (827)], bei gleichzeitig kalorisch ausreichender Ernährung, soll nach Möglichkeit während der ganzen Dauer der Behandlung durchgeführt werden. Überfütterung mit der stark tetanigenen Kuhmilch ist stets zu vermeiden. Zufütterung von Gemüse, von Fleischbrühe soll bei bedrohlichen tetanischen Manifestationen ebenfalls unterbleiben. Bei Einhaltung dieser spärlichen Vorschriften wird auch die im Hinblick auf die Tetanie besonders unzweckmäßige künstliche Ernährung den Heilungsprozeß nicht zu stören vermögen. Damit hätten wir aber unseren Zweck vollauf erreicht.

Sachverzeichnis.